临床护理指南丛书

名誉总主编　成翼娟　李继平
总　主　编　胡秀英　宁　宁

老年护理手册

第 2 版

主　编　胡秀英

科学出版社

北 京

内 容 简 介

本书共10章，包括绪论、老化理论与老化伴随的各种功能变化、老年人的健康综合评估、与老年人的沟通、老年人的日常生活护理、老年综合征的护理、老年人常见疾病与护理、老年人的临终关怀护理、老年人安全风险防范护理、老年人的健康保健护理等。强调老年护理专科特色，用较大篇幅介绍老年人的健康综合评估、老年综合征的护理、老年人的日常生活护理以及临终关怀护理。对老年人常见疾病与护理，除了突出老年病护理特点外，以概述、病因、诊断要点、治疗、主要护理问题、护理目标、护理措施、并发症的处理及护理、前沿进展、特别关注、知识拓展等板块进行了编写。本书旨在帮助读者树立新的老龄意识和老年护理理念，提高老年护理知识、技能及解决问题的能力，从而真正为病人提供规范化优质护理服务。本书的编写内容简明扼要，易于快速理解与掌握，适合广大护理同仁阅读，尤其适用于各级老年相关机构、医院及老年科的护理人员查阅。

图书在版编目（CIP）数据

老年护理手册/胡秀英主编. —2版. —北京：科学出版社，2015.6
（临床护理指南丛书/胡秀英，宁宁主编）

ISBN 978-7-03-045122-4

Ⅰ.老… Ⅱ.胡… Ⅲ.老年医学–护理学–手册 Ⅳ.R.473-62

中国版本图书馆CIP数据核字（2015）第133831号

责任编辑：杨小玲 戚东桂/责任校对：胡小洁

责任印制：李 彤/封面设计：黄华斌

科 学 出 版 社 出版

北京东黄城根北街16号
邮政编码：100717
http://www.sciencep.com

北京凌奇印刷有限责任公司 印刷
科学出版社发行 各地新华书店经销

*

2011年1月第 一 版　　开本：787×960 1/32
2015年6月第 二 版　　印张：15 5/8
2022年6月第六次印刷　　字数：330 000

定价：59.00元

（如有印装质量问题，我社负责调换）

《临床护理指南丛书》编委会

名誉总主编 成翼娟 李继平

总主编 胡秀英 宁 宁

编 委（按姓氏汉语拼音排序）

陈 红（四川大学华西医院）

陈 林（四川大学华西医院）

陈正香（南京大学医学院附属鼓楼医院）

陈云涛（北京大学口腔医院）

陈茂君（四川大学华西医院）

邓立梅（四川大学华西口腔医院）

董 艳（首都医科大学附属北京同仁医院）

董颖越（北京协和医院）

刁永书（四川大学华西医院）

杜春萍（四川大学华西医院）

方进博（四川大学华西医院）

冯 灵（四川大学华西医院）

付红英（贵州省人民医院）

符 琰（四川大学华西医院）

甘 露（北京大学口腔医院）

辜德英（四川大学华西医院）

龚 姝（四川大学华西医院）

何为民（四川大学华西医院）

何其英（四川大学华西医院）

胡秀英（四川大学华西医院）

黄　浩（四川大学华西医院）

黄　燕（四川大学华西第二医院）

黄雪花（四川大学华西医院）

黄桂玲（武汉大学中南医院）

贾晓君（北京大学人民医院）

蒋　艳（四川大学华西医院）

蒋玉梅（西安交通大学第一附属医院）

姜文彬（青岛大学附属医院）

江　露（第三军医大学西南医院）

冷亚美（四川大学华西医院）

雷春梅（西安交通大学第一附属医院）

李　卡（四川大学华西医院）

李　芸（四川大学华西医院）

李　敏（中国医科大学附属第一医院）

李　燕（泸州医学院附属医院）

李春蕊（中日友好医院）

李俊英（四川大学华西医院）

李秀娥（四川大学华西口腔医院）

李小麟（四川大学华西医院）

李尊柱（北京协和医院）

廖　燕（四川大学华西医院）

廖天芬（四川省人民医院）

黎贵湘（四川大学华西医院）

梁　燕（四川大学华西医院）

林　英（上海交通大学附属第一人民医院）

刘　玲（四川大学华西医院）

刘　俐（四川大学华西医院）

刘　霆（四川大学华西医院）

刘晓艳（四川大学华西医院）

刘智平（重庆医科大学附属第一医院）

罗春梅（第三军医大学新桥医院）

卢　敏（中国人民解放军成都军区总医院）

卢嘉渝（中国人民解放军成都军区总医院）

吕嘉乐（香港东区尤德夫人那打素医院）

马　婕（第四军医大学口腔医院）

马　莉（四川大学华西医院）

马青华（四川省人民医院）

宁　宁（四川大学华西医院）

倪　钊（美国杜克大学护理学院）

彭莉萍（深圳市南山区人民医院）

钱卫红（广州军区武汉总医院）

秦　年（四川大学华西医院）

任建华（四川大学华西第二医院）

申文武（四川大学华西医院）

孙丽华（贵阳医学院附属医院）

宋　敏（中国人民解放军成都军区总医院）

宋晓楠（北京协和医院）

史晓娟（第四军医大学西京医院）

唐承薇（四川大学华西医院）

田永明（四川大学华西医院）

童莺歌（杭州师范大学护理学院）

万群芳（四川大学华西医院）

王　英（四川大学华西医院）

王丽香（中国人民解放军成都军区总医院）

王春丽（北京大学口腔医院）

王黎梅（浙江省嘉兴市第一医院）

王海玲（首都医科大学宣武医院）

王晓云（山西省人民医院）

王颖莉（四川大学华西医院）

文　秀（澳门镜湖护理学院）

文艳秋（四川大学华西医院）

吴小玲（四川大学华西医院）

向明芳（四川省肿瘤医院）

鲜均明（四川大学华西医院）

谢徐萍（四川大学华西医院）

谢双怡（北京大学第一医院）

徐玉斓（浙江大学医学院附属邵逸夫医院）

许瑞华（四川大学华西医院）

武仁华（四川大学华西医院）

严　红（北京大学口腔医院）

杨　旭（北京协和医院）

杨　蓉（四川大学华西医院）

杨玲凤（中南大学湘雅医院）

杨小莉（四川大学华西医院）

袁　丽（四川大学华西医院）

游　潮（四川大学华西医院）

游桂英（四川大学华西医院）

余　蓉（四川大学华西医院）

余春华（四川大学华西医院）

张　琳（北京大学口腔医院）

张铭光（四川大学华西医院）

张明霞（北京大学人民医院）

赵佛容（四川大学华西口腔医院）

曾继红（四川大学华西医院）

曾子健（香港微创泌尿中心）

甄立雄（澳门仁伯爵综合医院）

周昔红（中南大学湘雅二医院）

周莹霞（上海交通大学医学院附属瑞金医院）

邹树芳（泸州医学院附属医院）

朱　红（四川大学华西医院）

总编写秘书　陈佳丽　吕　娟

《老年护理手册》（第2版）
编者人员

主　编　胡秀英

副主编　陈　茜　张雪梅

编　者（按姓氏汉语拼音排序）

陈　茜	邓秀琳	邓泽蓉	范丽娟
封　燕	高浪丽	郭菊红	韩曾利
胡　雪	胡春艳	胡翠林	胡晓宜
胡秀英	黄兆晶	李　芸	李　智
李蓉琼	李亚琴	廖再波	刘　俐
刘　敏	刘红琼	刘祚燕	龙　纳
蒙张敏	蒲丽辉	任　静	阮顺莉
王　英	王晓玲	王苑蓉	王艳艳
吴琳娜	谢冬梅	谢灵灵	徐　凌
余　姣	杨　玲	杨婉玲	袁冬梅
张　元	张晓军	张晓艳	张雪梅
赵艺璞	钟文逸	郑　萍	郑玉霞
左满花			

秘　书　胡春艳

《临床护理指南丛书》前言

　　《临床护理指南丛书》（第1版）作为口袋书，小巧、实用，便于护理人员随身携带并查阅。本套丛书是在查阅大量国内外文献的基础上，结合作者丰富的临床护理经验编撰而成，贴近临床并适用于临床。自出版以来，本套丛书受到国内各大医院的临床护理工作者及护理院校师生的欢迎与追捧，获得了广大读者的肯定。为适应医学科学技术与临床护理工作的不断发展与变化，提升丛书质量，使丛书能够更好地为专科护理人员服务，满足不断增长的临床护理工作者的需求，我们对《临床护理指南丛书》中业界评价较高、读者反响较好的分册进行了再版。

　　《临床护理指南丛书》（第2版）共包含24个分册，内容涵盖了临床护理的各个专科，包括内科、外科、妇科、口腔等各临床护理领域。随着疼痛作为第五大生命体征的确立，全国各层次医院疼痛关爱病房的建立，疼痛护理已成为临床护理工作中不可分割的一部分，基于此，第2版新增《疼痛科护理手册》，以指导临床护理，促使疼痛护理更加规范、加速疼痛专科护理人才向专业化转型及学科发展。各分册在遵从丛书编写基本要求的基础上，遵循"专病专护"原则，结合各专科特色并融入快速康复理念，不断关注学科前沿进展，站在护理的角度辅以图文并茂的方式全面系统地展开了全书的编撰工作。

　　在编写形式上，本套丛书结构层次清晰，文字简洁、精练，紧密结合临床护理工作实际，以病人为中心，以具体疾病护理为纲，要点式地重点介绍护理措施，特别注意描述护理关键环节、难点及其对策和护理细节。在结构体系上彻底改变了护理学专业多数教辅资料按照护理程序编写的共同模式，根据医护人员的临床思维，在综合以往各专科护理常规与理论的基础上，发展符合现代临床需要的科学模式。本丛书的一大亮点还在于，遵循"科学、实用，通俗、易懂"的基本原则，兼顾不同地区、不同层次临床医护人员对各专科常见疾病、多发疾病临床护理的认识，同时结合案例、图片等多种编撰和展现形式，进一步提高本套丛书的可读性与临床实用性。整套丛书内容简要而不失详尽，浅显易懂又全面丰富，既包含临床知识技能，又纳入许多相关知识或科普故事，让全书不致过于严肃死板，读者在丰富临床理论之余，还能了解更多其他知识，使得临床各专科护理的学习变得更为生动有趣，提高读者学习阅读的积极性。

本丛书作为临床专科护理指南，对从事临床一线护理工作的护理同仁具有较大的参考价值，同时还可作为各级医院各专科新手岗前培训、规范化培训、继续教育及临床实习辅导丛书，从而从各个层次的专科人才培养着手，提高各专科临床护理水平，促进护理质量的进一步提高。

参加编写《临床护理指南丛书》（第2版）的作者除四川大学华西医院护理专家外，还有来自全国多家医学院校及医疗机构的临床护理专家，她们多在临床一线工作，在繁忙的临床和管理工作之余完成了本套丛书的编写工作，在此向她们表示衷心的感谢。

　　全体编者均以高度认真负责的态度参加了本丛书编撰工作，但由于编写时间仓促且涉及众多专科领域，各专科编写人员思维方式、知识层次、经验积累存在差异，因此书中难免存在不足之处，敬请广大读者给予批评指正！

编　者

2015 年 6 月

前　言

　　人口老龄化已成为当今世界的一个突出的社会问题。退休人口数量增加、人类寿命延长及少子化加速已使劳动力短缺，加重了劳动人口与整个社会的负担。根据联合国最新资料统计，目前全球老龄人口总数已达6.29亿，平均每10个人中就有一位60岁或65岁以上的老人。到2050年，60岁以上的老龄人口总数将达到20亿，占总人口数的21%，并将超过14岁以下儿童人口的总数。我国已经进入老龄化社会，2012年底我国老年人口1.94亿，占总人口数的14.3%，其中80岁以上高龄老年人达到2273万人；2013年老年人口已突破2亿大关，老龄化给我国包括卫生保健在内的各个领域带来深远的影响。

　　为应对人口老龄化和老龄社会挑战，对老年护理进行体系化和规范化建设，《老年护理手册》第一版于2011年出版，旨在适应护理模式的改革及临床护理工作的需要，帮助从事老年护理的临床实践与教学人员，尤其是未接受过老年护理教育的大量临床护士，树立新的老龄化意识和老年护理理念，提高老年护理知识、技能以及解决问题的能力，从而为老年人提供规范化优质护理服务，培养有能力和高素质的"实用型"老年护理人才。

　　作为老年科护理同仁临床工作的口袋书，第一版老年护理手册总结了老年科临床护理工作中的护理关键环节、难点及其对策和护理细节。该书推出后，受到了国内老年护理同行的广泛好评。老年医学及老年护理学是一个迅速发展的学科，近几年针对老年人的基础理论、护理技术的研究层出不穷，出现很多新知识、新技术和新理念，鉴于此，我们对第一版《老年护理手册》进行了修订。

《老年护理手册》第二版仍分为十章，包括绪论、老化理论与老化伴随的各种功能变化、老年人的健康综合评估、与老年人的沟通、老年人的日常生活护理、老年综合征的护理、老年人常见疾病与护理、老年人的临终关怀护理、老年人安全风险防范护理和老年人的健康保健护理。

本书在第一版注重突出"以人为中心"的整体护理思维方式和现代护理程序化工作方法，体现基础理论、基本知识、基本技能的"三基"原则，注重思想性、科学性和适用性的基础上，对各章节均进行了更新和完善。本书列出了各个学者对老化理论的最新研究，特别为读者介绍了老化的中医学理论，结合我国的中医特色来理解老化。本书参考最新的资料，更新了老年人的健康综合评估具体方法以及评估时的注意事项；为读者提供了与认知功能障碍老年人的沟通技巧，方便读者在临床实际工作中灵活运用；根据国内外最新的各领域指南，对老年综合征和老年人常见疾病的诊断标准和护理措施进行了修正，确保为读者提供最新、最科学的护理理念和护理技术。因前列腺增生在老年男性中的发病率高，本书特别在疾病护理章节为读者增加了老年前列腺增生与护理的知识，希望对临床工作有所帮助。随着老年医学及老年护理学的发展，以及人们生活水平的提高，人们越来越注重健康保健，《老年护理手册》第二版更强调疾病的三级预防，关注老年人的预防保健和疾病的健康教育。

本书作者均为从事老年护理工作的临床和教学人员，根据各自的专长安排编写相应章节，旨在使本书更具权威性和实用性，方便读者通过速查本书解决在实践工作中遇到的问题。

本书在修订的过程中，得到了卫计委有关部门的指导和大力支持，也得到了参编者的大力合作，在此致以诚挚的谢意。

限于编者的能力与水平，本书在文字及专业水平方面难免存在错误与疏漏，恳请读者谅解并惠予指正。

胡秀英

2015 年 4 月

目　　录

第一章 绪 论

第一节 老年与老化相关概念

一、寿命、老年、老年人的定义

（一）寿命相关名词

人的寿命（lifespan）是指从出生经过发育、成长、成熟、老化至死亡前机体生存的时间，通常以年龄为单位来衡量。因为基因及环境的不同，人与人之间的寿命具有一定的差别。衡量人类寿命主要有以下几种指标：平均期望寿命、最大或最高寿命、健康期望寿命。

（1）平均期望寿命（average life expectancy）：又称平均寿命或预期寿命、平均余命。它是指通过回顾性死因统计和其他统计学方法，计算出一定年龄组的人群能生存的平均年数，一般常用出生时的平均预期寿命。平均寿命是以死亡作为终点。它代表一个国家或地区人口的平均存活年龄，是衡量人口老化程度的重要指标。

（2）最大或最高寿命（maximum lifespan of human）：也称最高寿命、极限寿命，是指在没有外因干扰的条件下，从遗传学角度人类可能存活的最大年龄。现代科学家们用各种方法来推测人的最高寿命，经多种科学方法测定，人的最高寿命在 $100 \sim 175$ 岁。例如，①按生长期计算：$（20 \sim 25）$ 岁 $\times（5 \sim 7）=100 \sim 175$ 岁；②按性成熟计算：$（14 \sim 15）$ 岁 $\times$

（8～10）=112～150岁；③按细胞分裂次数计算：（40～60）岁×2.4=110～175岁；④按结构组织变异系数计算：226天×17.77×15.15≈11年×15.15≈167岁等。但是，由于受到疾病和生存环境的影响，目前人类寿命与最高寿命的差距仍然较大，但随着科学的发展，人类的平均寿命有可能逐渐接近或达到最高寿命。

（3）健康期望寿命（active life expectancy）：是除去残疾和残障及依赖他人照顾后生活不能自理所得的人类健康生存年龄，也就是老年人能够维持良好的日常活动功能的生存曲线或年限。健康期望寿命的终点是日常生活自理能力的丧失；健康期望寿命的结束即提示老年人进入寿终前的依赖期。健康期望寿命的测定指标主要是日常生活能力（activity of daily living，ADL），健康期望寿命占平均期望寿命的80%～90%。因此，尽量延长老年人的健康期望寿命，缩短生活不能自理依靠他人照顾和住院治疗高消费期，可以提高老年人生命质量。

（二）老年人（older person）及其划分标准

世界卫生组织（WHO）把老年人定义为超过一定的年龄的人，并提出两个标准：在发达国家将65岁及以上的人群定义为老年人，而在发展中国家则将60岁及以上人群称为老年人。世界各国的老年人划分标准往往与其退休年龄有关。按照生物年龄大致把老年人群分为三个阶段：60（65）～69（74）岁为年轻老年人（young old）；70（75）～89岁为老老年人（old old）；90岁及以上人群为非常老的老年人或长寿老年人（very old or the longevous）。我国老年人定义为60岁及以上人群。

（三）老年期（the old age）及其划分标准

老年期是继婴幼儿期、童年期、青年期、中年期之后，正常生命历程的最后阶段。国际上至今还没有界定老年期的统一标准，根据 WHO 老年人划分标准，发达国家大多接受 65 岁这一界值作为步入老年期的标准；发展中国家更倾向于在 50～65 岁选择一个界值作为老年期的标准。对老年期还可划分为不同阶段，我国采用的是中华医学会规定的标准（表 1-1）。

表 1-1 我国划分老年期的标准 （单位：岁）

老年前期	老年期	长寿期	百岁老人期
45～59	60～80	≥ 90	≥ 100

二、人口老龄化及其特点与对策

（一）老化相关概念

1. 人口老龄化（aging of population）**及其划分标准**

（1）人口老龄化：人口老龄化简称人口老化，是人口年龄结构的老龄化。指老年人口占总人口的比例不断上升的一种动态过程，即人口年龄结构的老龄化。出生率和死亡率的下降，平均预期寿命的延长，青年人口外迁的增多等因素直接影响人口的老龄化。

（2）老龄化社会：关于老龄化社会，WHO 有两个划分标准（表 1-2）。

1）发达国家标准：65 岁以上老年人口数达到总人口的 7% 及以上，定义为老龄化社会（老龄化国家或地区）。

2）发展中国家标准：60 岁以上老年人口数达到人口总数的 10% 及以上，定义为老龄化社会（老龄化国家或地区）。

表1-2 老龄化社会划分标准

类 型	发达国家 （≥ 65 岁的人口系数）	发展中国家 （≥ 60 岁的人口系数）
青年型社会或国家	＜ 4%	＜ 8%
成年型社会或国家	4% ～ 7%	8% ～ 10%
老年型社会或国家	≥ 7%	≥ 10%

2. 健康老龄化（healthy aging）　健康老龄化是指老年个体、老年群体、老年家庭和老年社会都是健康的，是大多数的老年个体、老年群体和老年家庭同科学文明、健康幸福、经济发展、秩序稳定、有保障的老龄化社会的相互适应与协调。世界卫生组织（WHO）于1990年提出实现"健康老龄化"的目标。根据世界卫生组织1946年章程中关于健康的经典定义："健康是身体、心理和社会功能的完美状态"。因此，"健康老龄化"是老年人个体、老年群体、老年家庭达到身体、心理和社会功能的完美状态。近十余年来，"健康老龄化"的理论和实践在发达国家受到普遍的重视。随着我国人口老龄化进程的迅速发展，国内有关专家对于如何评价和实现健康老龄化的探讨也十分活跃。

3. 积极老龄化（active aging）　积极老龄化是指人到老年时，老年个体或老年群体为了提高生活质量，使健康、参与和保障的机会尽可能获得最佳机会的过程。积极老龄化的观点是以联合国提出的"独立、参与、尊严、照料和自我实现"的原则为理论基础而概括出来的一个政策理论，为老龄政策提供了新的视角。

"积极老龄化"口号是世界卫生组织在1999年国际老人年的世界卫生日提出的。"积极老龄化"表达的意思比"健康老龄化"更为广泛，"积极"一词不仅是指身体活动能力或参加体力劳动，而且也是指不断参与社会、经济、文化、精神和公民事务。积极老龄化的目的在于使所有年龄组的人们，包括那些体弱者、残疾者和需要照料者，延长健康预期寿命和提高生活质量。世界卫生组织强调以生命全程观点看待老龄化，老年人不是一个均一的群体，而且随着增龄，个体差异有加大的趋势。越来越多的研究表明，一些慢性疾病的初始危险，在童年早期甚至开始更早就开始了。因此，在生命各个阶段进行干预，如从"从童年开始预防老化"、创建支持性的优良环境和促进健康的选择是很重要的。

4. 和谐老龄化（harmonious aging） 和谐老龄化是指老年人在行使公民权利的时候不损害他人和社会的利益，在不损害他人福利甚至增进社会总福利的前提下享受和增进老年人自身的福利。和谐老年化站在了社会和谐发展的立场上来思考和促进家庭关系、社会关系的和谐。这里的"和谐"是和而不同、求同存异的过程，"和谐老年化"实际上是经济学所描述的帕累托最优状态（Pareto optimality）。老龄问题不仅仅是发展的问题，也是社会关系问题、文化发展问题和制度规范问题。家庭关系、社会关系、人际关系的和谐不仅有助于社会的总体和谐，也必然有助于提高老年人的幸福感和满意度。

5. 成功老龄化（successful aging） 成功老龄化是指在 65 岁以上的老年人群中，日常生活、生理能力方面没有问题，一般体力活动方面没有太大困难，在认知能力测验中取得高分，自评健康状况良好或好，目前心境及情绪的自我评价好或尚好，是生物 - 心理 - 社会概念上的健康老年人。这是综合国内外研究趋势，从 4 个维度，即"日常生活能力、认知功能、心理状况自评、躯体残疾情况"对成功老龄化进行的定义。

一般情况下，随着年龄的增长，与年龄相关的躯体与认知功能下降，这是正常老龄化不可避免的后果，但是，成功老龄化也是可能存在的，它是人类共同期望的目标。成功老龄化已成为世界老年医学领域中的新焦点。

（1）成功老龄化（successful aging）四大原则

1）远离疾病与疾病造成的身心障碍；

2）维持高度的身心功能；

3）积极地投入生活；

4）正向的灵性，保持乐观进取的人生观。

总之，从"健康老龄化"到"积极老龄化"再到"和谐老龄化"的认识路线，使我们认识到其实人类真正需要的不仅是健康的、积极的、和谐的老龄化。"成功老龄化"是多维度的集合概念，是健康、积极、和谐老龄化的交集。

（2）成功老龄化的"实现度"可分类如下：

1）最成功的老龄化是健康老龄化、积极老龄化、和谐老龄化的集合；

2）亚成功的老龄化则既可以是健康老龄化、积极老龄化的结合，也可以是健康老龄化、和谐老龄化的结合，或者是积极老龄化、和谐老龄化的结合；

3）偏成功的或次成功的老龄化，则意味着健康老龄化、积极老龄化、和谐老龄化处在分离和相对独立的状态；

4）不成功的或失败的老龄化，就是与健康老龄化、积极老龄化、和谐老龄化不相关的病理性、消极性和风险性的老龄化。

（二）与老化有关的概念

1. 功能性年龄（functional age） 功能性年龄指结合个人所处年代、生理、心理及情绪状态，能轻松且较好完成个人所期望的功能和社会化活动的一种年龄状态。对老年护理工作人员，个人年龄最重要的指标是身体健康、心理安宁及有能力从事个人所期望的功能性和社会化活动。老年学家建议以功能性年龄取代出生年龄的概念。不过功能性年龄不像出生年龄那么精确。功能性年龄的定义强调心理、社会功能多于生理功能，对老的知觉有较正向的关系。

2. 老年歧视（age discrimination） 老年歧视是对特定老年群体的歧视，认为老年人衰弱，不值得注意或不适于工作的负向态度。这个名词是在1968年由巴特勒所创，他把其定义为：对老年人有刻板印象和歧视的系统化过程，就像种族歧视和性别歧视的原因是来自他们的肤色和性别。传统老年歧视观念是指把老年人看成社会和家庭的沉重负担，认为老年人衰弱、无价值、贫困，把老年人看成社会边缘人群。

3. 老年尊重（respect the elderly） 老年尊重是指老年人享有人权和基本自由，包括充分尊重他们的尊严、信仰、需要和隐私，并尊重他们对自己的照顾和生活品质做抉择的权利。中国历来有敬老、爱老的优良传统，具有尊重、关爱老年人的传统美德。在老年人身心功能逐渐走向衰亡时，社会各界不应该把老年人作为社会的负担，而应该看到老年人口中蕴藏的智力资源，包括老年人的劳动能力、技术专长、文化知识、生活经验和劳动经验等。

（三）老年人健康及其维护

1. 老年人健康（elderly health） "健康"一词包含了很多的内容和含义。1948 年 WHO 提出健康一词的定义为：健康不仅仅是身体没有疾病或不虚弱，而是身体、精神健康和良好适应社会能力的总称。1989 年 WHO 再次深化了健康的定义，即"健康不仅是没有疾病，而且包括躯体健康、心理健康、社会适应良好和道德健康"。但这些对老年人来说都不太现实，斯潘雷和比尔把老年人健康定义为：只要老年人有生活能力，在社会上有功能以及能运用自我和自主性达最大范围，但不需要没有疾病。对大多数老年人而言，健康的观念主要强调心理健康状态。

2. 老年健康维护（elderly healthy maintenance） 老年人的健康维护是指一系列减少老年人特殊疾病危险因素的活动，从认知的角度促使老年人正确维护自己的健康。具体来讲，指通过健康体检、合理饮食、适当运动、良好作息、正确用药等身体健康的维护，以及保持老年人的自尊和自信，保持其稳定的情绪和正常的人际交往，促进其心理健康的维护，从而提高老年人及周围的人对健康维护的良好认知，实现老年人身心健康的维护与促进。

第二节　人口老龄化现状、趋势与挑战

一、世界各国的人口老龄化

（一）世界人口老龄化状况

联合国资料统计，目前全球老龄人口总数已达 6.29 亿，平均每 10 个人中就有一位 60 岁或 65 岁以上的老年人。到2050年，60岁以上的老龄人口总数将近20亿，占总人口21%，并将超过14岁以下儿童人口的总数。百岁老人将从2002年的约21万增长到320万。到2050年，非洲老龄人口将从4200万上升到2.05亿；亚洲从3.38亿增加到12.27亿；欧洲1.48亿增加到2.21亿；美洲从9600万增加到3亿。目前全球人口老龄化最严重的国家是意大利，占总人口25%。

目前，在全世界192个国家和地区中，有60多个国家和地区已进入"老年型"。联合国发布了《世界人口老龄化：1950—2050》，本报告第二次老龄问题世界大会的辩论及其后续行动在人口统计方面提供坚实的基础。报告审查整个世界、较发达及较不发达区域、主要地区与区域，以及个别国家的人口老龄化进程。对每一个国家提供1950～2050年的人口统计概况，突出人口老龄化的相关指标。联合国和许多国家如中国、日本、瑞典、法国等国都组建了一些较为完善的老龄科研组织和机构，从自然科学和社会科学两个方面加强对老龄问题的综合研究。联合国于1982年在维也纳举行了第一届老龄问题世界大会，在以后16年的历届大会上都涉及了老龄化问题，并先后作出了一系列重大决议：《维也纳老龄问题国际行动计划》、《十一国际老人节》、《联合国老年人原则》。1991年联合国大会把每年10月1日确定为"国际老人节"。1992年联大通过了《1992年至2001年解决人口老龄化问题的全球目标》和《世界老龄问题宣言》。

人口老龄化已成为当今世界的一个突出的社会问题。退休人口数量增加、人类寿命延长及少子化加速已使劳动力短缺，加重了劳动人口与整个社会的负担。以欧盟为例，2000年底，欧盟国家73%的劳动力养活27%

的退休者，而到 2050 年，将由 47% 的劳力养活 53% 的 65 岁以上的退休老年人。

（二）世界各国和地区老龄化程度

（1）发达国家世界老龄化程度最深：目前居首位的国家是日本，达到了 27%，是世界大国中老龄化最严重的；其次是意大利和德国，分别为 26% 和 25%，这三个国家均为发达国家。

（2）高老龄化也集中在发达国家：目前老年人口比例达到或超过 20% 以上的国家有 27 个，其中 19 个为发达国家。

（3）老年人口比例达到或超过 10% 以上的国家有 74 个，占 10%～20% 的国家 47 个，其中发达国家 13 个，占 27.66%。

（4）老龄化程度 10% 以下的国家有 118 个，均为发展中国家。由此可见发达国家老龄化程度均在 10% 以上，明显高于发展中国家，但据统计近年发展中国家老龄化加深的速度明显比发达国家快得多。

（5）人口老龄化问题最开始主要涉及发达国家，如今在发展中国家也越来越突出。人口老龄化的加剧将会深深影响所有个人、家庭、社区及国家。

二、我国的人口老龄化

我国进入老龄化社会以来，呈现出老年人口基数大、增速快、高龄化、失能化、空巢化趋势明显的态势。截至 2013 年底，我国 60 周岁及以上人口 20 243 万人，占总人口的 14.9%，65 周岁及以上人口 13 161 万人，占总人口的 9.7%。2015 年 2 月 26 日，国家统计局发布公报显示，2014 年年末我国 60 周岁及以上人口数为 21 242 万人，占总人口比重为 15.5%；65 周岁及以上人口数为 13755 万人，占比 10.1%，首次突破 10%。《中国人口老龄化发展趋势预测研究报告》到 2020 年，中国老年人口将达到 2.48 亿，老龄化水平将达到 17.17%；到 2050 年，老年人口总量将达 4 亿，老龄化水平推进到 30% 以上。中国将面临人口老龄化和人口总量过多的双重压力。而且，相对于其他进入老龄化社会的国家或地区，中国所走的将是世界前所未有的"在低收入阶段进入老龄化"的道路。

（一）我国人口老龄化具有以下特点

1. 人口老龄化进程的持续性及进程速度快 我国人口老龄化按照其发展趋势可大致分为三个阶段。

（1）1982～2000 年为第一阶段（过渡阶段）：这一阶段的主要特点是少年儿童人口的比重快速下降，人口抚养系数下降，而老年人口、劳动年龄人口的比重开始迅速增加。我国人口由成年型人口向老年型人口转变。

（2）2000～2025 年为第二阶段（发展阶段）：这一阶段的主要特点是：人口老龄化速度很快，劳动年龄人口快速老化，劳动年龄人口在 2010 年左右达到峰值后开始下降。

（3）2025～2055 年为第三个阶段（高峰阶段）：这一阶段的特点是高龄老年人的比重将会迅速上升，尤其是 80 岁以上的老年人的数量。人口老龄化和高龄化都将达到高峰。从国际上通用的衡量老龄化速度的指标中，我们可以看到中国和其他国家老龄化速度明显的差异。

2. 老年人口数量大且老龄化的进程不均衡 我国是世界上人口最多的国家同时也是老年人口最多的国家。由于社会经济发展的不均衡，我国将沿着东部、中部和西部地区的顺序进入人口老龄化社会，前后相距

20～30年。人口老龄化的进程不仅在地区之间存在着不平衡，而且城乡之间差异也很大。城市比农村更快进入老龄化，但是随着城镇化的进程，农村劳动力的外流，农村地区的人口结构较前也发生了很大的变化。农村老年人口比重大，我国70.2%的老年人居住在农村，城乡之间基础设施、生活水平、工作条件的差异，将直接影响中国老龄化问题的解决和工作的开展，出现了很多所谓的"空巢老人"，因此，农村的老龄化形势比城市更加严重。

3. 中国老年人口呈现高龄化趋势且存在性别差异　我国80岁及以上老年人在1997年占全部老年人的比例为8.8%。目前每年以7.9%的速度增长，是60岁老年人增长速度的1.5倍，2050年该比例将增加到20%左右。2000年我国80岁以上的高龄老年人已经达到1199万，约占总人口的比例的1%，预计到2050年将会提高到近7%，构成了中国庞大而且不断增长的高龄老年人口的绝对规模。从我国的人口普查来看，我国人口的性别比随年龄增长而下降（年龄越大、男性比例越小），这种情况与世界上大多数国家一致。

4. 中国"在低收入阶段进入老龄化"，社会保障制度尚不完善　发达国家进入老龄化社会时的人均国民生产总值大多在0.5万～2万美元以上，已具有解决老龄问题的经济实力。而我国人均国内生产总值在2000年时只有848美元，由于经济的欠发达，中国老龄化呈现"未富先老"的特征有别于发达国家的"先富后老"，使人口老龄化问题面临巨大的困难。目前中国的家庭功能尚较弱，社会保障制度还不完善，人口老龄化与经济及社会制度发展之间存在"时间差"。

三、人口老龄化带来的挑战及其对策

（一）人口老龄化的挑战

1. 劳动力老化及老年抚养系数的增大对经济发展的挑战 劳动人口中老年劳动人口比例的增加称为劳动力的老化，将影响国家经济的可持续发展。劳动年龄人口的老龄化将直接或间接地影响到劳动生产率的提高，影响经济发展的速度。人口老龄化必然伴随着消费方式和投资结构的变化、产业结构上的变化、社会财政支出结构的变化和家庭结构的变化，并将对经济社会的可持续发展形成巨大的压力。国家应该全面综合制定人口发展的总战略，重视老龄化的现状，制定适应老龄化社会的经济发展政策，并重视人口与经济、社会和资源环境的协调发展。

2. 加剧对传统养老方式的挑战 随着家庭小型化、核心家庭逐渐成为主流的家庭形式，传统的养老方式也逐渐地发生了变化。例如，"尊老敬老"是中华民族光荣传统，我们几千年来一直延续下来的传统养老方式是老年人在多子女的大家庭里得到家庭成员的照顾和扶持，得以安享晚年。但目前我国也出现了大量的"空巢家庭"，这样就弱化了传统的家庭养老方式，迫切需要寻找出一种既符合国情，又维护传统的人性化养老服务发展道路。

3. 对社会公共支持系统提出的挑战 预计2030～2050年，世界各国老年人口比例将会超过少儿人口比例，老年抚养比例将会超过少儿抚养比例。抚养的重点将由少儿人口转向老年人口。老龄化社会在老年人口增加的同时，高龄老人数也在增加。这些高龄老人往往需要大量的保健和社会援助；特别是痴呆、卧床老年人的大量增加，给家庭照料老人增加了巨大的压力；独身老人、老夫妇家庭也大量在增加，照料老人的问题会越来越突出。社会保障的负担越来越重，很难在短期建立起像发达国家那样的社会保障体系，依靠社会保障来承担养老重负。这对我们的社会保障体制提出巨大的挑战，需要国家积极、稳妥地解决好社会保障体制问题。

（二）我国人口老龄化的对策

老年人患病种类多、患病时间长，所以老年人群是医疗保健服务需求量最大的人群。老年人所花费的医疗费远高于一般人群，对整个医疗费用的承受能力和医疗保健资源提出了严峻的挑战。因此建立适合我国国情和地方条件的医疗保障体系势在必行，具体包括以下方面：

（1）尽快建立与经济发展水平相适应的社会医疗统筹保障制度，使医疗经费有稳定的来源和合理的筹措机制。

（2）增设老年康复训练中心、老年家庭病床、老年医院、老年门诊、老年病房等其他向老年人服务的机构。积极调整医疗卫生保健服务政策：加快推进社区卫生服务体系建设，完善社区卫生服务机构功能并加强社区老年卫生服务工作。

（3）从生物、心理、社会等方面积极开展老年医学研究工作，以发现老年病的防治规律。同时还要研究人口老龄化对社会、经济和卫生带来的影响；研究如何向老年人提供优质的保健服务；如何发挥中国传统文化和社会制度的优越性来解决我国的人口老龄化问题。

总之，人口老龄化是社会进步的标志，是人类社会发展的必然趋势，但它也会给社会带来一系列亟待解决的问题。面对高龄化社会的挑战，基于我国老龄化的特点，我们必须应对人口老龄化带给我们的种种问题，只有这样才能让我国的老年人有一个幸福的晚年，让我国的社会、经济、文化继续保持持续健康的发展。

第三节 老年护理学的发展

一、老年护理实践的概念基础

老年护理实践的相关概念如下。

1. 老年学（gerontology） 老年学是研究老龄化和寿命延长的综合性学科，即老年学并不仅仅是研究个体老化过程的，还以人类个体与群体老龄化为研究对象，包括老龄化形成的过程、现状、发展规律及其与人类生活环境的关联，以及人类社会和个体如何适应老龄化的变化等。其分支学科包括：老年自然科学（老年医学、老年生物学、老年心理学等）、老年社会科学（老年社会学、老年法学等）和老年人文科学（老年史学、老年文学）等。

2. 老年医学（geriatrics） 老年医学是老年学的一个分支学科。老年医学是一门既古老又年轻的综合学科，研究内容包括：老年流行病学、老年临床医学、老年基础医学及老年康复医学四大学科，基本涵盖了内科领域的各个专业。其主要研究老年病及老年保健的特点，研究老年期疾病的发病机制，探讨预防、早期诊断和治疗的有效方法，制订老年人的保健措施，减轻老年人因残疾和疾病遭受的痛苦、缩短临终依赖期。

3. 老年心理学（psychology and aging） 老年心理学也称老化心理学，是研究老年期个体的心理特征及其变化规律的发展心理学分支，也是老年学的重要组成部分，同时也是发展心理学进展为个体生命全过程的突出标志。老年心理学是在19世纪开始受到注意,第二次世界大战以后迅速发展起来的新兴学科。在我国虽然老年心理学的思想源远流长,但发展心理学从20世纪60年代才逐步被人们接受,而科学的老年心理学的研究却是80年代才开始的,在认知和行为方面取得了部分进展。

4. 老年社会学(elderly sociology) 老年社会学研究与老年人有关的社会、经济、文化和环境因素以及相关的社会制度、家庭结构和风俗习惯等相关问题。包括:老年人社会福利、教育、保健和环境保护等问题研究。

5. 老年护理学(geriatric nursing) 老年护理学老年护理学是一门跨学科、多领域并具有独特性的综合性学科,它是研究、诊断和处理老年人对自身健康问题的反应的学科,与老年学、老年医学密切相关,同时与社会科学、自然科学相互交叉渗透。老年护理学的范畴很广,包括老年人健康状况的评估、老年人的日常生活照护、老年综合征的护理、疾病护理、临终关怀、安全管理等。

6. 老年医学相关伦理(elderly medical ethnics) 老年医学相关伦理是医学伦理的一个重要方面,是研究与老年人之间行为准则和规范的一门学科,要求我们给予老年人及其老年患者最大的利益。这包括抢救生命、预防疾病、治疗疾病、对慢性病的护理及照料、提高生活质量,对某些疾病的给予或撤出治疗,应遵照的伦理原则如下:尊重老年人的原则、老年潜在患者原则和卫生健康者原则。

二、老年护理学的发展

老年护理学的发展起步较晚,与老年医学一样是相对年轻的学科。老年护理发展大致经历了以下四个阶段:①理论前期,即1900~1955年,在这一阶段没有任何的理论作为指导护理实践的基础；②理论初期，即1955～1965年，在这一阶段随着护理专业的理论和科学研究的发展，老年护理的理论也开始发展和研究，第一本老年护理教材问世；③推行老人医疗保险制度后期，即1965～1981年，在这一阶段老年护理的专业活动与社会活动开始结合；④完善和发展期，即1985年至今，是全面完善和发展的时期。

（一）我国老年护理的发展状况与趋势

在我国，为积极应对人口老龄化，加快发展老龄事业，陆续颁布《中华人民共和国国民经济和社会发展第十二个五年规划纲要》、《中华人民共和国老年人权益保障法》和《中共中央国务院关于加强老龄工作的决定》（中发［2000］13号）等政策，并出台了《中国老龄事业发展"十二五"规划》（下称《规划》），明确提出了老年健康管理的方向和内容。《规划》提出，政府重点投资兴建和鼓励社会资本兴办具有长期医疗护理、康复促进、临终关怀等功能的养老机构。这意味着将来大量的护理人力需要投入到社区及居家长期护理、老年病医院、护理院、老年康复医院和综合医院老年病科等机构和设施中。要应对这些变化，满足社会需求，护理学科应科学地规划好人才培养计划，在今后的护理教育改革中加强老年护理人员队伍建设，提高护理人员老年护理服务能力，培养出能够在不同老年照护机构工作的护理人员，同时加强养老护理员的培训，建立老年护理人力资源库。

（二）世界各国老年护理的发展

国外老年护理学的发展已经经过几十年的历史，在老年护理实践、教育与研究方面都取得了较好成效。

1. 国外老年护理学实践的发展状况与发展趋势

（1）明确了老年护理学实践的专科化：美国护士协会早在20世纪60年代就已提出发展老年护理专科护士。现今很多国家已成立了老年护理专科组织，提倡专业化的老年护理实践，以提升老年人的照护质量。在很多西方国家已经有老年护理高级实践护士（如开业护士和临床护理专家），他们对老年人的健康相关结局有深远的影响，如可以改善病人的不良用药情况，减少病人重复入院率，以及降低国家的医疗花费等。为了更好地应对老龄化社会的急剧到来，国外的老年护理专家认为所有在职护士都应该具备老年护理实践的知识和技能，把老年护理延伸至各个护理专科，使不同类型的专科护士均具备一定的老年护理相关知识与技能，是国外老年护理学的重要发展里程碑，对护理专科组织的发展方向和专科课程的设置改革具有重大影响。

（2）大力开展老年护理实践中的循证护理：老年循证护理的开展使得老年护理学发展成为一门以研究为基础的专科。由美国哈特福德老年护理基金（Hartford institute for geriatric nursing，HIGN）管理的网站（http：//consultgerirn.org）是一个大规模的老年循证护理数据库，提供老年护理实践中常见问题的循证护理知识、评估工具和实践指南等，使老年循证护理措施能被世界范围内的老年护理人员所获取并在实践中应用。在2001年，苏格兰进行了一个为期6年的老年循证护理推广项目，通过发展沟通机制、研究知识转化过程和提供实践学习途径，支持老年专科病房、日间医院、养老院等推行老年循证护理。

（3）老年护理专科护士在多个工作场所中承担多样

化的角色：除了传统的医院病房外，老年专科护士的工作场所还扩展到社区、居家、养老机构等各个涉及老年人照护的地方，进一步体现了老年专科护士要为老年人提供连续性照护的特点。另外老年专科护士已经开始积极参与社会性活动，向社会人群宣传健康老龄化、积极老龄化的理念，提倡尊重老年人和保护老年人应有的权利。

（4）逐步提升老年专科护士的领导力：目前，国外的老年护理学者正积极为国际期刊及老年国际组织撰写文章，参与制定老年政策、财政预算讨论等工作，作为老年群体权利的倡议者和维护者来提升老年人的整体生活质量。

（5）加强老年人群的初级卫生保健工作，拓展服务对象至老年前期人群：通过开办讲座和制定相关指南等方式，进一步加强老年人群的初级卫生保健工作，提升老年人个体的自主维护健康能力。除了让他们获得健康知识，更要增强他们处理和了解健康信息及选择服务的能力，尽早对老年疾病作出预防，以维持老年健康生活和作出有利于健康的决定。

2. 国外老年护理学教育的发展状况与发展趋势

（1）世界各国老年护理的发展：世界各国老年护理发展状况不尽相同并各有特点。例如，1870 年荷兰成立了第一支家居护理组织，此后老年人家居护理在荷兰各地相继建立起来；德国在 1900 年老年护理成为一种正式职业；英国 19 世纪末创建教区护理和家庭护理，在1967 年创办世界第一所临终关怀医院；日本 1963 年成立了老人养护院；美国从 20 世纪 70 年代开始发展老年护理教育，前瞻性地探索培养硕士学历的具备熟练专业知识技能、能够以综合方式处理老年人复杂的照顾问题的高级执业护士（advanced practice nurses，APNs）道路。此后许多国家的护理院校陆续开设了老年护理学本科、硕士、博士课程。

（2）国外老年护理学科的发展经验表明必须具备足够的老年护理专科人才，才能带动老年护理的专科发展。国外大部分国家已将老年护理课程作为护士注册前课程的必修科目，其中包括理论和临床实践两部分。除了继续整合护士注册前课程，突出老年护理学的专业特色外，国外护理教育者还在探讨老年护理课程的教学模式。目前国外老年护理教育中还关注如何进一步完善老年护理领导力的课程建设，建议增设领导技巧、人际关系沟通、组织变革技巧、行政事务管理技巧等教学内容。

3. 国外老年护理学研究的发展现状与发展趋势

（1）与老年护理实践直接相关的护理研究主题：注重探讨预防或管理老年综合征和老年常见疾病的临床护理措施，并以老年人健康结局、护理成效、老年人对护理服务的满意度等作为研究的结果指标。研究对象涵盖医院、居家和养老机构等不同照护场所的老年人。

（2）针对老年领域的热点问题进行跨专业的合作研究：很多老年领域的研究问题需要多专业的合作，以使研究成果具有更广泛的影响力和应用性。在各个方面与临床医学、社会学、心理学、政治学等专业人士进行研究合作。

（3）围绕老年人及其照顾者开展相关研究：将护理人员、老年人和照顾者共同纳入到老年人的照护方案制订中，可以充分体现对老年人的整体照护观念。

（4）研究多元文化与老年护理的关系：国外很多国家都是多元文化社会。不同文化群体的健康特征、社会经济状况、家庭照护的期望等产生了具有文化特异性的老年护理方法。

（5）与老年护理人力资源相关的研究主题：了解老年护理人员的工作现况是老年护理学专业持续发展的要素，有助于管理者讨论和拟订管理架构、进行人力资源分配等。

（6）开展多学科研究合作，探讨循证依据转化的有效方法：除了与其他医学专业、社会科学等学科的合作外，还致力于与政策、经济、保险、市场学等专业领域合作。多专业的科研合作更能汇集老年领域相关的研究资源，研究成果可以进一步推动老年护理学的专业化。

4. 国外老年护理学发展现状对我国的启示 我国老年护理学的发展正处在一个新的历史起点上，目前已经得到国家各级政府部门，中华护理学会、中国老年学学会等学术团体的高度重视，为我国老年护理学的发展带来了新的契机。国外老年护理学的发展经验可以为我国老年护理学的发展提供相应的新观念和新信息，开拓符合我国国情特点的老年护理学发展之路。主要体现在以下三方面：

（1）依据国家相关政策，制定我国老年护理学的学科定位和发展策略。

（2）明确人才培养目标和能力标准；加快培养老年护理专科人才。

（3）多方开展国际间的学术交流活动和建立学术联系，发展和推广具有中国文化特色的老年护理。

我国老年护理处于探索阶段，护理界需要借鉴国外成功的经验，吸取教训，加快研究步伐，不断探索，通过我们的共同努力和研究，积极向政府提供科学依据，提高社会对老年护理的认识。同时加快老年护理教育内容和方法的改革步伐，根据社会需求促进不同层次的老年护理人才的培养，培养技能型、应用型老年护理人才，促进我国老年护理专业的健康发展。

三、老年护理专科发展状况

为了适应社会的需求，护理的专科化已成为许多国家临床护理实践发展的策略和方向，专科护士已经在适应医学发展、满足人们对健康的需求及提高专科专病护理等方面起着越来越重要的作用。

国内外在护理专科人才方面，有专科护士与临床护理专家两个概念。其中，专科护士是指在某一特定专科领域，具有熟练的护理技术知识，完成了专科护士所需要的教育课程，考试合格的注册护士；临床护理专家是指取得硕士或博士学位后，经过学习并接受实践的监督，在某一特定知识领域或临床护理领域中成为专家的护士。

（一）国（境）外专科护士发展状况

（1）美国是专科护理发展最早的国家，1900 年在护理杂志的一篇题 "Specialties in Nursing" 的论文中首次提出专科护理概念；1910 年提出培养在临床某一专科或专病领域具有较高理论水平和实践技能的高级专科护理人才（专科护士）；从 1954 年开始，美国专科护士的培养向临床护理专家发展，逐渐定位于硕士以上水平的教育，并扩展到临床的许多专业，包括 ICU 护理、急救护理、糖尿病护理、瘘口护理、癌症护理、老年护理、临终护理、感染控制等领域，至今已经在 200 多个专科领域培养了近 10 万名专科护士，有效提高了临床护理实践与护理科教研水平。为适应社会老龄化，美国已经拥有 750 位老年护理专家，至 2020 年老年护理专家目标人数预计达到 25 000 人。

（2）加拿大和英国在 20 世纪 60 年代也开始实施专科护士培养制度，但并非全部定位于硕士学历教育，而是根据专科特点，设置包括理论、实践、研究等方面在内的专科教育课程进行培训。

（3）日本于1993年由日本护理协会成立了专科护士认定制度委员会，并开始在ICU护理、老年护理、糖尿病护理、感染管理、癌症护理、社区护理、精神护理等19个护理专科领域培养专科护士。至今已有2000多名专科护理人才，其中，临床护理专家451名，专科1601名。为应对老龄化问题，日本已经拥有24位老年护理专家、600余名老年护理相关专科护士。

（4）中国香港地区于1992年成立了13个护理专家组，开发了21个专科护理领域；1993年开设了专科护士的职位；1999年34个专科共有约185名专科护士。中国台湾地区护理专科发展从2001年起步，目前有7个护理领域。

（二）国内老年护理专科发展状况

1. 老年护理专科发展的背景与趋势 中国将面临人口老龄化和人口总量过多的双重压力。而且，所走的将是世界前所未有的"在低收入阶段进入老龄化"的道路。这给医疗保健福利体系带来巨大的压力，教育领域和护理领域也面临严峻的挑战。同时，中国的老年护理教育起步较晚，难以满足中国急剧老龄化的健康护理需求。目前我们严重缺乏有老年知识背景的专业健康照护者；而老年人临床症状表现不典型，一些轻微的不尊重就造成其日常生活的失衡，需要一双"培训过的眼睛"来观察其轻微的表现和即将发生的症状，同时，现行研究已经证实：有老年专科护士的医疗团队提供的服务远比单纯由一般医护人员组成的医疗团队提供的服务好得多；经由在老年科培训过的护士对老年患者进行照护后，其身体被限制程度降低、再入院率降低、由照护机构被不合理转送至医院率降低。

2. 专科护士培养的提出与加强　我国于 20 世纪 80 年代末 90 年代初提出在专科领域培养专科护士的观点；20 世纪 90 年代末有文献报道专科护士的工作内容；21 世纪专科护士少量出现，比较成熟的有造口和 ICU 两个专科；2007 年卫生部提出加强专科护士培养，在向全国下发《专科护理领域护士培训大纲》中，只提到重症监护（ICU）专业护士、手术室专业护士、急诊专业护士、器官移植专业护士、肿瘤专业护士五个领域。

以上这些背景提示我国护理迫切呼唤老年专科护理的发展。

3. 中国老年护理专科的发展前景　随着我国急剧的老龄化趋势，以及诊疗技术的发展和医学分科的不断细化，培养高素质的老年护理人才投身于护理实践，并在老年护理专业领域发挥带头人作用已成为新时期面临的新课题。而且，我国在世界前所未有的"在低收入阶段进入老龄化"道路上，如何发展老年护理专科，还需要各级护理同仁共同研究与探讨。近年来，借鉴国内外的护理专科发展经验，并经过潜心研究，初步形成老年护理专科建设的草案，将部分内容发表在这里，希望能对老年护理专科发展起到抛砖引玉的作用。

（1）老年护理专科护士的种类

1）老年临床护理专家（geriatric clinical nurse specialist, GCNS）：老年临床护理专家具有对患者及其家庭方面丰富的临床经验，具有设计卫生和社会政策的专业知识。多数在医院内工作，作为多科医疗协作组的咨询顾问，并协助在职护士在医院、养老院或社区卫生代理机构之间建立联系。

2）老年护理专科执业护士（geriatric nurse practitioner,

GNP）：老年护理执业护士在多种场所（老年医院或综合医院老年科、老年医疗中间机构、社区等）为老年人提供初级保健。其中，老年人社区卫生服务主要由老年护理执业护士来管理。

（2）老年护理专科护士的角色

1）临床专家：直接护理者和护理的指导者，提供、管理、指导和评价老年护理专科护理。

2）协调者：为实现共同的目标与多学科专业的人员协调合作。

3）教育者：除了是老年疾病知识及保健知识的宣教者外，还有帮助和促进专业人员的学习。

4）临床顾问：向咨询者提供专家意见和建议。

5）研究者：通过科学研究获取新的知识以丰富临床护理知识体系和改进护理实践。

6）管理者：应用管理程序（计划、组织、指导、控制和评价），营建一个有利于护理实践的环境。

（3）老年护理专科护士的智能和作用

1）利用老年护理领域的专科知识、专长和技术为老年人群提供护理服务与相应的健康教育，促进康复和提高老年人群的自我护理能力。

2）对同业的护理人员提供老年护理专科领域的信息和建议，指导和帮助其他护理人员提高对老年人群的护理质量。

3）开展本专业老年护理专科领域的护理研究，并将研究的结果应用于老年护理专业实践领域。

4）参加相应的管理委员会，参与护理质量、护理效果的考核评价工作和成本效益的核算工作。

（4）老年护理专科领域的研究课题

1）描述老年人及其健康需求的研究：对老年人生

理、心理和社会适应能力方面的问题进行护理的研究；延缓衰老，发挥残存功能，提高生命质量的研究；建立生命质量保障环境的研究；老年健康教育的研究。

2）描述老年护理人员的特征、教育和态度的研究。

3）老年综合征护理研究：如约束、跌倒、压疮、失禁、谵妄与痴呆、疼痛等老年人的处理与护理。

4）老年护理场所的创新实践模式、长期护理照顾、家庭护理等问题研究。

四、老年护理未来发展趋势

（一）观念会发生转变

针对医疗保健护理领域中老年人这样一个特殊的脆弱群体，大多数医务工作者未意识到老年医疗保健护理与普通内外科医疗保健护理的差异，在全国开展老年医疗保健护理知识教育和培训的医科院校或医疗机构为数甚少，同时，国内目前尚无完整的老年健康评价体系，致使老年人得不到具有老年专业特色的评估、治疗、保健、护理，使其老年病和老年综合征的防治受到限制，老年医疗保健护理难以满足中国老龄化社会的需求。因此，随着全球老龄化的加速，从事老年护理的工作者要转变观念，意识到老年护理是一个特殊的专科，需要培养大量涉足教学、临床、社区和家庭的不同层次的专业人员来从事教学，帮助老年人进行综合管理和护理干预，达到促进其健康的目的。专科护士也已经在适应医学发展，满足人们对健康的需求及提高专科专病护理等方面起着越来越重要的作用。相对我国老年专科护士的发展，美国早在1910年就提出，要培养在临床某一专科或专病领域具有较高理论水平和实践技能的高级专科护理人才，20世纪70年代，将其称为临床护理专家，目前，他们已经在

40多个专科领域培养了60 000多临床护理专家。因此,老年医学新业务新技术的开展呼唤老年护理专科护士的培养。

(二)护理人员的角色功能会发生转变

护士的角色是根据卫生服务对象和基本职责来确定的。随着日间照护中心、老人院、起居协助中心等社区机构的建立,对老年人的照护逐步从医院扩展到社区和家庭,因此老年护理既具有医院护理属性,又具有社区护理的属性。护士的角色将从传统的单纯照顾者角色逐渐转变为照顾者、健康教育者、健康咨询者、健康管理者、康复训练者、研究者等多重角色。随着职责范围的扩大,护士的角色功能逐步转变为面向所有老年人的支持和帮助,帮助其应对疾病、健康危险因素、意外伤害、日常生活自理困难等问题,同时积极寻求社会支持系统,给予心理援助。而且,老年人的照护模式也发生改变,其照顾的连续性需求增加,其对居住选择的需求也不断增加。然而,有报道说,无论是接受社区治疗的老年人或是住院的老年人,他们所认为的护理重点与护理人员考虑的应对护理需要之间总是存在偏离。许多研究也已经证实了这些事实,并且暗示沟通不足是造成实施最有效护理的障碍所在。对护士关于同老人交流的情感态度和自我效验的评定可以为教育干预指明方向。许多老年病人抱怨有关疾病、康复、用药、出院后的生活规则等方面的信息,护士很少告知。护士要清楚的是,住院的老年患者及他们的家庭真正需要的和关心的并不仅仅是对其进行每天例行公事的简单生活照顾,也不只是对其可利用资源的充分利用,而是要求我们与他们进行心与心的真诚交流。因此,如何扮演好老年专科护理的角色功能,促进老年护理专科发展,是对老年护理专业的巨大挑战，也是我们值得思考、规范和研讨的问题。

（三）学科间的合作会加强

老年护理学综合了老年医学、康复医学、预防医学、保健医学等现代医学内容。随着医学模式的转变，老年护理将从生物－心理－社会整体观来为老年患者提供连续性、综合性、协调性、个体化和人性化的医疗保健服务。除了与老年医学相辅相成外，老年护理与预防医学、保健医学和康复医学的交流与合作会加强，临床与社区、家庭的联系会更密切。通过学科间合作，真正实现老年护理以人为中心，以家庭为单位，以整体健康的维护与促进为方向的长期负责式照顾，并将预防、医疗、康复与健康促进有机结合，将个体保健与群体（社区）保健融为一体的全科医学观。因此，各学科间应以相互尊重为基础，实现学科间的合作与分享，让所有老年人受益。

第四节　老年护理执业范围与老年护理实践模式

一、老年护理的执业范围

对老年人健康的照顾服务过程中，越来越多的活动是护理人员占据主导地位。在 1987 年美国护理学会称"老年护理是医务工作中最具挑战性的一个专业"，并将老年护理的服务范围规定如下：老年人护理业务包括老年人健康和功能状态的评估，计划并提供适当的护理和其他服务，评估这些照顾的有效性，强调增进日常生活的功能性活动的能力，维持、恢复和促进身心健康，预防和减少急性或慢性疾病所造成的残障程度，以及维持生命的尊严与舒适，指导死亡。老年护理从业人员可在任何情况下行使其执业能力。例如，医院、老人护理院（nursing home）、社区、老年人自己家中。强调护理人员对老年人进行护理时，要多加关注老年人及其家属两方面的照顾。而且，随着时代的变迁，护理专业的发展，护理服务对象范围的增多，老年护理人员的角色有了更新。除了承担传统的照顾责任外，护理人员还需要担任患者及其家属的咨询者、教育者、协调者、领导者等。此外，老年护理人员的服务领域也日益扩大，除了传统的医院、服务对象家中等，日间医院、康复中心、敬老院、保护性服务机构等也是其服务地点。从另一方面来讲，越来越多的护理人员意识到残障老年人需要更大的关心和照顾，护理人员也会有更多的机会拓展其角色。所以，护理人员不仅要评估老年人的需要，也要评估主要护理者的需要；护理人员必须掌握多学科的知识，以适应不断发展的现代医学；要参与科室、院内病例的讨论，与多学科的医务人员，如医生、康复理疗师、社会人员等保持良好的沟通和交流，力求掌握先进的医学前沿知识，以便更好地为老年人服务。

二、老年护理的执业标准

从广义上来讲，执业标准只是一个概念框架，它提供给护理人员有关老年专科护士能够做什么以及通过他们的所做，其独特的贡献是什么的概念。从法律方面讲，执业标准可以被看做是护理人员在其特殊专业领域中确定个人责任的指路明灯。执业标准主要是作为价值导向的参考，也就是什么是执业环境中最重要的因素，它被用来区分护理人员对患者照顾质量的等级，如一般、好、很好等标准。护理的执业标准的作用体现在以下几个方面：①协助护理人员评价及改善自己的工作标准；②当护理人员各项操作很标准时，可提供其满足感；③提供更客观的标准来评估护理人员的表现；④作为参照物，决定临床护理人员的需求；⑤确认护理人员发展计划的需要和内容；⑥规划课程内容和作为评价学生的标准；⑦为改善健康护理提供依据；⑧确立研究重点，未来的研究应着重强调老年人是一个功能性的整体。

制定老年护理执业标准的国家并不多，在1987年美国护理学会制定了老年护理的执业标准，提出护理人员在提供老年护理服务时应当担负的责任，其具体内容如下。

（1）所有的老年护理服务必须是有计划、有组织且由护理人员执行管理。

（2）护理人员参与理论的发展和研究，为临床决策奠定基础；以理论概念为指导进行有效的老年护理工作。

（3）老年人的健康状态需要定期调整，必须做到完整、精确和系统的评估，在健康评估中所获得的数据和健康护理小组的成员分享，也包括老年人及其家属。

（4）护理人员使用健康评估数据与资料决定护理诊断。

（5）护理人员和老年人及其照顾者共同完善和发展护理计划。计划包括护理的目标、护理问题的优先顺序、护理方式以及评估方法，以满足老年人的治疗性、预防性和康复性需求。帮助老年人得到连续的照顾，且在必要时修改。护理计划的顺利实施可帮助老年人达到及维持最高程度的健康、安宁的状态，提高其生活质量，或实现平静的死亡。

（6）依据护理计划，护理人员提供护理措施，以恢复老年人的功能性活动能力，并且预防并发症和残障的发生。护理措施取决于护理诊断并以老年护理理论为基础。

（7）通过持续地评价老年人和家属对护理措施的反应，以决定目标完成的进度，并以此作为修正护理诊断和护理计划的依据。

（8）护理人员与健康护理小组进行团队式合作，在各种不同的情况下给予老年人照顾服务。小组成员定期开会以评价老年人及其家属的护理计划的有效性，并依其需要的改变而及时调整护理计划。

（9）护理人员参与研究设计以发展有组织的老年人护理知识宣传并在临床上运用。

（10）护理人员依据美国护理学会所制定的"护理人员守则"作为临床伦理决策的指标。

（11）护理人员应对老年护理专业发展负有责任，并且应对健康护理小组成员的成长做出贡献。

三、老年人的特点与护理实践要素

（一）健康老年人的特点与护理实践要素

1. 老年人的生理特点与护理实践要素　见表 1-3。

表 1-3　老年人的生理特点与护理实践要素

老年人的特点	护理实践要素
视觉、听力减退，平衡功能减退操作能力和反应速度降低等内外环境的适应能力降低	做好安全评估，采取有效地措施和必要的居住环境基础设施，防跌倒、噎呛、烫伤、意外伤害
身体储备能力减弱免疫功能下降	在家属或养老机构提供帮助的基础上尽量保持其日常生活的自我照顾能力
容易出现各种慢性退行性疾病	社区护理人员提供必要的健康教育

2. 老年人的心理特点与护理实践要素　见表 1-4。

表 1-4　老年人的心理特点与护理实践要素

老年人的心理特点	护理实践要素
精神活动能力减弱，运动反应时间延长	帮助树立正确的人生观和生死观
学习和记忆功能能力减退	保持健康的心理
各种应激容易导致负性情绪和人格改变	做好心理咨询和心理保健

3. 老年社会问题与护理实践要素　见表 1-5。

表 1-5　老年社会问题与护理实践要素

老年社会问题	护理实践要素
家庭角色适应不良	正确指导角色的转变和过渡
	调整和建立老年人特有的生活方式
社会角色适应不良	建立与完善老年医疗保健福利综合体系

（二）患病老年人的主要特点与护理实践要素

患病老年人的主要特点与护理实践要素见表 1-6。

表 1-6　患病老年人的主要特点与护理实践要素

患病老年人的主要特点	护理实践要素
多种疾病并存	高度的责任心、细心、耐心、爱心
容易出现并发症	实践老年护理专科特色，包括老年综合征的
用药的多重性	护理，老年人的健康综合评估、日常生活照顾、安全管理等
病情进展迅速	实践多重护士角色功能，包括照顾者、健康教育者、健康咨询者、健康管理者、康复训练者、研究者等多重角色
病恢复慢	加强与预防医学、保健医学和康复医学的合作，密切临床与社区、家庭的联系
交流沟通困难	强化心理护理

四、老年护理实践模式

老年护理实践模式如表 1-7 所示。

表 1-7　老年护理实践模式

老年护理实践模式	主要内容
支持与健康指导性护理模式	患者需要进行学习并且能够学会如何自护，即患者有能力完成自我照护活动，但需要暂时性的帮助，护士所提供的帮助是心理上的支持、技术上的指导及提供一个所需要的环境
一部分代偿性护理模式	护士和患者在满足治疗性的自护需要时都能起到主要作用，护士"帮"患者完成自护活动，弥补患者自护方面的不足，根据患者需要予以帮助，调整其自护能力，患者则尽力完成本人所能独立完成的部分，调整其自护能力，满足自护需要，接受护士帮助
全代偿性护理模式	适用于那些没有能力进行自护活动，需要给予全面护理帮助的患者，即由护士负责照顾患者以满足其全部需要。护士必须"替"这类患者做任何事情，才能满足其治疗性的自护需要，代偿患者在自护上的无能为力，并支持和保护患者

第五节　老年护理观与老年护理目标

一、老年护理观

（一）老年观

有两种老年观。①传统老年观：认为老年期是丧失期，老年期的变化是衰退，而没有发展；②积极老年观——毕生发展观：这是 20 世纪 60 年代由德国的巴尔斯特（P. Baltes）提出，毕生发展观认为个体发展贯穿人的整个生命过程，并不是传统发展心理学所描述的那样简单：从出生到成熟是个体心理发展期，成年后处于平稳状态，然后老年期进入退行性发展。事实上，个体发展是多层次、多方面的。个体的心理发展的目标包括3个可以转换的系统：成长、保持和调整。其中，调整是指当原有的心理水平在功能上不能修复时就在较低水平上加以调整，主要体现在老年期。在个体发展的每一个阶段，都存在着选择发展方向和目标、优化发展结果和补偿资源丧失三者相协调。毕生发展观认为老年人的一些功能确有衰退，但一些复杂功能却在继续增强；衰退在一定程度上是可以延缓的，并可通过干预措施来改善和预防衰退。

（二）护理观

护理观影响着护士自身的实践，这个护理实践的根本问题是护理人员的永久性的课题。

护理学家威登贝克（Wiedenbach, E）较先提出老年相关护理观，其观点：

（1）敬畏生命的观念。

（2）维护老人人性的尊严，尊重其价值观和自律性的观念。

（3）结合老人的信念，有提供让其生机勃勃生活的护理决心。

四川大学华西临床医学院/华西医院经过近30年的探索，提出"尊重与关怀"的老年护理观，并在实践中取得让老年患者满意的效果。通过教学与培训等方式，"尊重与关怀"的老年护理观正在正向传播。

二、老年护理目标

1. 增强老年人自我照顾能力（increase self care capacity） 面对老年人的虚弱与需求，不仅要寻求社会资源的协助，同时要善于运用老年人自身的资源，尽量发挥老年人的主观能动性，以健康教育为干预手段，引导老年人继续生涯学习，尽量维持老年人的自我照顾能力，不断适应现代社会发展和现代生活，如继续为社会发展贡献力量，做到老有所为；或者年轻老人照顾老老年人，互相协作，美化心灵；或者为家庭生活出把力，替儿女分担家务，减轻社会和家庭负担，从而保持老年人的自尊，增强老年人生活的信心，提升自身价值感，提高生活满意度指数，促进老年人的成功老龄化。

2. 延缓恶化及衰退（delay deterioration and decline） 提高老年人的自我保健的意识，广泛开展健康教育，改变不良的生活方式和行为，增进自护能力。可以通过三级预防策略，对老年人进行管理；避免和减少健康危险因素的危害，做到早发现、早诊断、早治疗、积极康复；对疾病进行有预测性的干预，预防并发症的发生，防止病情恶化或伤残。

3. 促进与提高老年人生活质量（promote the quality of life） 老年人的健康不仅仅是疾病的转归和寿命的延长，而是老年人在生理、心理和社会适应方面达到一个比较完美的状态，体现生命意义和价值。借助我们的护理，让老年人在健康基础上长寿，做到年高不老，寿高不衰，更好地享受人生，全面促进与提高老年人的生活质量。

4. 做好临终关怀护理（hospice care） 对待临终老年人，护理人员要做好综合评估与分析，护理工作者应从生理、心理和社会全方位为他们提供护理服务。帮助临终老人及其家属平和面对死亡，更深刻地理解与尊重生命。给予临终老人全程的关怀，并给予家属以安慰，告诉家属老人状态与预后，医护人员可以做什么、家属应该怎么做，让临终老人感受到家属和医护人员及周围人群的关怀，能够有尊严地安详地度过他（她）生命的最后时光。这也是我们老年护理的最高目标之一。

（胡秀英　蒲丽辉）

参 考 文 献

2014年国民经济和社会发展统计公报. http: //news. 163. com/15/0226/09/AJCCPBLA00014JB5. html

董碧蓉，吴红梅. 2009. 老年病学. 成都: 四川大学出版社，2～16

冯孝义，冯向荣. 1994. 医学发展的一个必然趋势——老年学研究将取得突破. 医学与哲学，8: 49，50

李克均. 1997. 人口老龄化与卫生事业的发展对策. 中国农村卫生事业管理，17(3): 16

林殷. 2006. "老年学"能否更名为"年老学"?. 科技术语研究，8(4): 29～31

刘宇，郭桂芳. 2011. 我国老年护理需求状况及对老年护理人才培养的思考. 中国护理管理，11(4): 5～9

刘宇，孙静等. 2014. 国外老年护理学发展状况及对我国的启示. 中国护理管理，14(1): 22～26

彭兰地. 2011. 发达国家老年护理经验及对我国老年护理的展望. 护理研究，25(5a): 1132～1134

宋丽芳，杨彤. 2009. 浅谈21世纪"健康"一词. 中国医学创新，6(28): 140

陶立群. 2006. 我国人口老龄化的趋势和特点. 科学决策，4: 8～10

王晖，戴红霞. 2003. 我国老年护理现状分析及发展构想. 当代护士综合版，6: 28，29

王良嘉. 2001. 创立哲科分立、门类齐全的现代老年学. 医学与社会，14(1): 8，9

王亚林. 1997. 人类生活方式的前景. 北京: 中国社会科学出版

社，11

邬沧萍. 1996. 人口老龄化过程中的中国老年人. 上海: 华东师范大学出版社，12～37

许淑莲，吴振云. 1993. 老年心理学的近期研究. 老年学杂志，13(6): 368，371

阎青春. 2004. 我国人口老龄化的特点、发展趋势和对策研究. 社会福利，5: 4～7

余柱艳. 2004. 老年健康与健康维护之浅见. 世界今日医学杂志，5(1): 32～33

张玲. 2006. 近20年国内外老年心理学研究现状. 国际中华应用心理学杂志，3(4): 385～387

赵宝椿，李田. 2005. 我国人口老龄化的特点与发展老年体育. 赣南师范学院学报，26(1): 97～101

郑晓瑛，陈立新. 2006. 中国人口老龄化特点及政策思考. 中国全科医学，9(23): 1919～1923

Population Division, Desa, United Nations. World population ageing:1950～2050. http://www.un.org/esa/population/publications/worldageing19502050/index. html

Tolson D, booth J, Schofield I. 2011. Evidence informed nursing with older people. Oxford: Blackwell Publishing Ltd, 23

WHO. 2010. Definition of an older or elderly person. http://www. WHO. int/healthinfo/survey/ageingdefnolder/en/index. html

第二章 老化理论与老化伴随的各种功能变化

第一节 老化理论与护理

老化又称衰老，通常是指在正常状况下生物发育成熟后，随年龄增加，自身功能减退，内环境稳定能力与应激能力下降，结构、组织逐步退行性变，趋向死亡的现象。衰老机制研究可为延缓衰老提供理论和实验依据，并为阐明老年病发病机制提供线索。老化是一个复杂的过程，是很多因素共同作用的结果，目前还没有一种理论能解释所有的衰老现象。

一、老化的生物学理论

老年生物学创始人之一 Edmund Cowdry（1942）认为：老化既可以看做是内源的过程，也可以看做是外源的过程。在生物内源观看来，老化是不以个人意志为转移的，而是由于时间的推移导致了细胞向不利方向发生变化，这种不利的变化不断积累最终就表现为衰老；在生物外源观看来，衰老是由于感染、事故或外在环境中有毒物质的损害而造成的结果。生物科学在解释老化的生物基础时，有的把衰老视为生物组织受到随机伤害的结果，有的把衰老视为由基因所支配的生物过程的必然结果。但是，生物学老化研究都非常关注如何才能把衰老和疾病区分开来的问题。Solomon（1999）指出有一些老年期高发病在衰老过程中是可以避免的，例如癌症和心脏病等，它们之所以在老年期高发，可能源于免疫系统的功能下降，增加了老年人对这些疾病的易患性，而免疫系统的功能下降才是衰老过程的正常结果。

（一）基因程控理论

Hayflick 认为每种生物就像设定好时间的生物个体，体内细胞的基因有固定的生命期限，并以细胞分化次数来决定个体的寿命。生物体的衰老与基因的调控有关。不同种类生物间的寿命差异很大，同一种群不同个体之间的寿命差异也很大，并且这种差异有遗传倾向。

1. 细胞定时老化论　认为体内细胞的基因有固定的生命期限，并以细胞分化次数来决定个体的寿命。1973年，前苏联科学家 Olovnikov 提出人体细胞不能改变其DNA 复制时染色体两端的缩短。随后，研究证实随着细胞每一次的分裂，染色体都会丢失一部分端粒序列，当其缩短到一个临界长度，即末端限制性片段的长度时，细胞不再分裂，逐渐衰老直至死亡。因此，端粒又被称为决定细胞衰老的"生物钟"。

2. 基因突变论　美国麻省理工学院 Johnson 等把DNA 损伤列为引起生物衰老的重要因素。人类细胞中的DNA 在内环境（如自由基）和外环境（如阳光中的紫外线、化学物质）等有害因素作用下发生断裂，导致断裂后的遗传信息不能准确地传至下一代。虽然细胞具有修复DNA 链断裂的酶系，保证遗传信息的完整性。但DNA 的这种修复能力随增龄而减退，致基因表达异常，错误遗传信息不断累积，细胞功能逐渐减退，最终导致细胞衰老直至死亡。

（二）衰老的免疫学说

免疫老化是 20 世纪 60 年代由美国病理学家 Wolford 首先提出，认为免疫系统从根本上参与了机体的衰老过程。目前，主要有以下两种学说。

1. 免疫功能的衰老 是造成机体衰老的原因。

2. 自身免疫学说 衰老并非是细胞死亡和脱落的被动过程，而是最为积极地自身破坏过程。该学说认为免疫功能退化是导致衰老的重要因素。由于胸腺萎缩及功能衰退，外周血中幼稚性 T 淋巴细胞减少，记忆性 T 淋巴细胞代偿性增多，导致机体对抗原的识别及效应能力均逐渐减弱，出现对"异己"分子应答能力的下降及对自身抗原应答能力的增强。从而导致老年人感染性疾病、肿瘤及自身免疫性疾病等发病率上升。有关免疫老化与机体增龄性改变之间的确切关系尚不十分清楚，但有些事实，如以细胞移植使老年动物免疫能力加强，且延长寿命，表明免疫学在衰老研究中也是一个不容忽视的领域。

（三）神经内分泌学说

该学说认为衰老是神经指导下的内分泌激素的随龄衰减而引起的身体各部的功能逐渐丧失。随着年龄的增长，内分泌系统的合成、分泌、调节等功能有所下降；机体靶组织对某些激素或活性物质的反应性发生改变（如受体表达的降低），使机体的内环境发生改变，加速衰老。如老年人大脑中的神经信号传导分子乙酰胆碱（Ach）、去甲肾上腺素（NA）、5- 羟色胺（5-HT）以及多巴胺（DA）逐年减少，与神经信号传导分子相关的许多酶的活性显著下降，导致机体生长发育和繁殖等功能衰退，体液循环、气体交换、物质吸收和排泄功能紊乱，加速衰老。

（四）长寿和衰老理论

长寿和衰老理论不仅研究人类长寿的原因，更注重老年人的生活质量。1982年，Kohn提出衰老理论，该理论解释了老化、健康观及健康行为之间的关系。而老年人群的死亡，老化是直接原因。在对百岁老年人的研究结果显示，与健康长寿相关的因素有：笑口常开，没有野心，日常生活规律，健康的信仰，家庭和睦，自由和独立，行为有目的，积极的人生观。外在因素有：遗传因素，物理环境，终生参与运动，适量饮酒，维持性生活至高龄，饮食因素，与社会环境有关的因素。

（五）预期寿命和功能健康理论

预期寿命和功能健康理论强调对老年人提供的护理应着重于维护其功能健康，提高其生活质量。而为老年人提供护理，最重要的是将仅仅注意疾病的病理过程或机体器官的疾病，转向促使个体尽力恢复其因疾病失去的健康。社会、生理、心理等因素均会影响老年人的功能状态和预期寿命，另外，老年人年龄与疾病的变化也会影响其健康状态。

（六）细胞损耗理论

该理论用来假设细胞老化现象的产生是起自受损的细胞，或细胞分子结构的生成速度不及破坏的速度快，或细胞来不及完全修复所致。细胞衰老机制能够抑制受损细胞的增殖，但随着年龄的增长，增龄性衰老的细胞积聚于各种组织和器官中，它们所分泌的物质可能会破坏组织结构和功能。当大量的细胞耗损，而不能及时得到修复时，机体功能则受到影响；细胞受损后不能再生，生命也随之终结。研究结果显示衰老细胞是引起衰老相关机体失调的因素之一，清除这些衰老细胞有助于延缓组织病变的发生。

（七）脂褐质和游离放射理论

游离放射物质带有额外的电能或游离电子，因此会伤害到其他分子或 DNA，造成杂质堆积在细胞核和细胞质，而产生基因型病变，使正常细胞功能受损而死亡。随着年龄的增长，机体的防御功能逐渐减弱，抗氧化物减少，接触游离放射物质的概率增加。当人体不能及时清除过剩的游离放射物质时，则导致脂褐质沉积，造成细胞损伤增加。老化现象随之出现。

二、老化的生物学理论与护理

老化的生物学理论的主要观点如下：

（1）生物老化影响所有有生命的生物体；

（2）生物老化是随着年龄的增长而发生的变化；

（3）年龄增高引起个体老化改变的原因，根据每个人的特点而各自不同；

（4）机体内不同器官和组织的老化速度各不相同；

（5）生物老化受非生物因素的影响；

（6）生物老化过程不同于病理过程；

（7）生物老化可增加个体对疾病的易患性。

基因程控理论可以帮助护理人员指导老年人正确面对老化甚至死亡，让老年人知道每一种生物都有其恒定的年龄范围，老化是必然过程，不是偶然的机遇。

免疫理论可解释老年人对某些疾病易患性的改变，指导护理人员在老年护理工作中能有意识地防范感染，并注意观察老年人出现感染的早期症状，以便早发现、早诊断、早治疗。

神经内分泌理论帮助护理人员正确理解老年人为何

常常出现多疑、忧郁、孤独、失去自我控制能力等心理特征，以便有的放矢做好老年人的心理护理，促进老年人的心理健康。

应用这些知识，护理人员在关心延长老年人寿命的同时，更应关注提高老年人的生活质量。健康行为可影响个体的健康状态和寿命。要协助老年人建立健康的生活方式，消除不良的生活习惯。

三、老化的心理学理论

（一）需求理论

马斯洛理论把人的需求分成生理需求、安全需求、社交需求、尊重需求和自我实现需求五类，依次由较低层次到较高层次排列如下。

1. 生理上的需要 这是人类维持自身生存的最基本要求，包括呼吸、水、食物、睡眠、生理平衡、分泌、性。如果这些需要（除性以外）任何一项得不到满足，人类个人的生理功能就无法正常运转。马斯洛认为，只有这些最基本的需要满足到维持生存所必需的程度后，其他的需要才能成为新的激励因素，而到了此时，这些已相对满足的需要也就不再成为激励因素了。

2. 安全上的需要 它包括人身安全、健康保障、资源所有性、财产所有性、道德保障工作职位保障、家庭安全。马斯洛认为，整个有机体是一个追求安全的机制，人的感受器官、效应器官、智能和其他能量主要是寻求安全的工具，甚至可以把科学和人生观都看成是满足安全需要的一部分。当然，当这种需要一旦相对满足后，也就不再成为激励因素了。

3. 情感和归属的需要 它包括友情、爱情和性亲密。人人都希望得到相互的关系和照顾。感情上的需要比生理上的需要更细微，它和一个人的生理特性、经历、教育及宗教信仰都有关系。

4. 尊重的需要 该层次包括自我尊重、信心、成就、对他人尊重和被他人尊重。尊重的需要又可分为内部尊重和外部尊重。内部尊重是指一个人希望在各种不同情境中有实力、能胜任、充满信心及能独立自主。外部尊重是指一个人希望有地位、有威信，受到别人的尊重、信赖和高度评价。马斯洛认为，尊重需要得到满足，能使人对自己充满信心，对社会满腔热情，体验到自己活着的用处和价值。

5. 自我实现的需要 它包括道德、创造力、自觉性、问题解决能力、公正度和接受现实能力。它是指实现个人理想、抱负，发挥个人的能力到最大限度，最终达到自我实现最高层次的需要。马斯洛提出，为满足自我实现需要所采取的途径是因人而异的。

（二）自我概念理论

自我概念（self-concept）是个人人格结构的重要基础，其发展标志着个体社会性的发展和人格的健全程度。但不同的学者对自我概念有不同的解说。例如，Bengtson 等认为，自我概念是个人对自己的形象或意象、认知、情感、意志的总体看法。Shavelson 等认为自我概念是个体对自我的知觉。Hattie 则把自我概念定义为个体对自我特性的认知评估。而彼得罗夫斯基等认为自我概念是个体关于自己本身的一个相对稳定的被意识到的、被体验到的独特的表象系统和对待自己的态度。简单地说，自我概念就是个体对自己的知觉和评价。自我概念是一个复杂的心理系统，它由多种成分所构成，学者们对此已提出了许多理论假设。其中最有影响的一种理论是 Fitts 把人的自我概念区分为 9个维度，即生理自我、道德伦理自我、心理自我、家庭自

我、社会自我、自我认同、自我满意、自我行为和自我总
体知觉。

（三）人格发展理论

埃里克森（E. H. Erikson，1902）是美国著名精神病
医师、新精神分析派的代表人物。他把自我意识的形成和
发展过程划分为八个阶段：婴儿期、幼儿期、学龄前期、
学龄期、少年期、青年期、成年期和晚年期（表2-1）。
这八个阶段的顺序是由遗传决定的，但是每一阶段能否
顺利度过却是由环境决定的，所以这个理论可称为"心
理社会"阶段理论。每一个阶段都是不可忽视的。老年
阶段的发展任务就是自我整合。

表2-1　自我意识形成、发展各阶段

分期	年龄（岁）	冲突
婴儿期	0～1.5	基本信任与不信任的心理冲突
儿童期	1.5～3	自主与害羞和怀疑的冲突
学龄初期	3～5	主动与内疚的冲突
学龄期	6～12	勤奋与自卑的冲突
青春期	12～18	自我同一性与角色混乱的冲突
成年早期	18～25	亲密与孤独的冲突
成年期	25～65	繁衍与自我专注的冲突
成熟期	65以上	自我调整与绝望期的冲突

由于衰老，老年人的身体功能状态下降，对此他们
必须做出相应的调整和适应，所以被称为自我调整与
绝望感的心理冲突。当老年人们回顾过去时，可能怀
着充实的情感与世告别，也可能怀着绝望走向死亡。
如果一个人的自我调整大于绝望，他将获得智慧的品
质，埃里克森把它定义为："以超然的态度对待生活
和死亡。"

埃里克森认为，在每一个心理社会发展阶段中，解决了核心问题之后所产生的人格特质，都包括了积极与消极两方面的品质，如果各个阶段都保持向积极品质发展，就算完成了这阶段的任务，逐渐实现了健全的人格，否则就会产生心理社会危机，出现情绪障碍，形成不健全的人格。

四、老化的心理学理论与护理

老化的心理学理论作为临床实践活动的指南之一，指导健康问题的分析与诊断，帮助制定科学合理的护理计划，指导护理效果的评价，为护理人员提供评估心理健康的方向。老化的心理学理论可以帮助护士理解老年人的行为表现。在进行健康教育时，还是应该应用相关理论对老年人进行指导。老年人应该用一定的时间和精力来回顾和总结自己的一生，护士应该协助老年人完成此过程，可以通过列出一些老年人较为敏感且愿意回答的问题，来帮助老年人回顾过去。

五、老化的社会学理论

（一）隐退理论

1961 年 E. Cumming 和 W. Henry 提出隐退理论。该理论主张社会平衡状态的维持，决定于社会与老年人退出互相作用所形成的彼此有益的过程。该理论可用以指导老年人适应退休带来的各种生活改变，主张"天下没有不散的筵席"。但隐退理论将老年人等同为无权、无能、无力的人，使社会对老年人的漠视合情化、排斥合法化、歧视合理化。

（二）活跃理论

该理论认为老年人的生理、心理及社会的需求，不会因为生理、心理及身体健康状况的改变而改变，一个人到老年时仍然期望能积极参与社会活动，保持中年生活形态，维持原有的角色功能，以证明自己仍未衰老。该理论还认为老年人若能保持参与社会活动的最佳状态，就可能更好地促进老年人生理、心理和社会等方面的健康发展。活跃理论忽略了老年人之间的个体差异。忽略了年轻老年人与高龄老年人的差别。

（三）持续理论

持续理论1968年提出，主要探讨老年人在社会文化约束其晚年生活的行为时，身体、心理及人际关系等方面的调适。该理论更加注意老年人的个体性差异，承认每个老人都可能是不同的。

（四）次文化理论

1962年，Rose提出次文化理论，次文化理论可能唤醒社会对老年群体的关注，也可能加剧老年人与主流社会的疏离感。

（五）年龄阶层理论

1972年，Riley提出年龄阶层理论，主要观点如下。

（1）同一年代出生的人不仅具有相似年龄，而且拥有相似的生理特点、心理特点和社会经历。

（2）新的年龄层群体不断出生，并会对历史有不同的感受。

（3）社会可根据不同的年龄及其所属的角色被分为不同的阶层。

（4）社会不断变化，各年龄阶层的人群以及他们的角色也一样不断地变化。

（5）人的老化与社会变化之间的相互作用是呈动态的，因此，老年人与社会总是不断的相互影响。

但该理论过于强调整体性和统一性，对个体性和差异性很少关注。

六、老化的社会学理论与护理

老化的社会学理论帮助护士从"生活在社会环境中的人"这个角度看待老年人，以及了解老年人生活的社会对他们的影响。

在使用隐退理论时，护理人员需注意评估那些正在经历减少参与社会活动的老年人，提供足够的支持和指导，以维持其平衡。

护理人员可运用活跃理论辨别想要维持社会活动的老年人，评估其身心能力是否足以从事某项活动，帮助老年人选择力所能及且感兴趣的活动。

护理人员可依据持续理论评估老年人的发展及其人格行为，制定切实可行的计划，协助老年人适应这些变化。

在照顾老年人时，不仅要知道老化的相关理论，还必须了解不同理论是以不同角度以及不同老年人群来研究、了解影响老年行为表现模式的因素与原因。各种老化理论都有其适用性上的限制，护理人员在应用老化理论时需慎选，并应该应用不同的概念于不同的老年人。

第二节　老化伴随的各种功能变化

"老化"是一种必然的、不可逆的过程，当人体的生理器官达到成熟后，其就会逐渐发生退行性改变。因此，了解老年人各个系统的变化特点，对保持和促进老年人的身心健康具有十分重要的意义。对老年人来讲，影响健康最重要的因素不在于疾病本身，而是体现在其功能和认知的改变。老化的发生，使其对生理、心理、社会等层面的需求，与一般的成年人不同。

一、身体功能的变化

（一）运动功能的变化

人的一切随意活动都是由大脑皮质发出冲动，然后经锥体系统和锥体外系统传至相应功能区域支配人体产生的。中央前回是躯体运动的皮质代表区。锥体系统主要起控制、支配各种随意活动和技巧性的活动的作用；锥体外系统则主要调节肌肉的紧张度，维持身体的姿势，协调动作。随着老化现象的进展，造成老年人的脑细胞数量减少，脑回变浅，脑沟增宽，导致其相应的冲动传导功能下降，进而影响随意运动和身体姿势的维持。

（二）感觉功能的变化

1. 皮肤的变化　见表2-2。

表 2-2　皮肤的变化

项目	内　容
表皮	皮肤表皮层变薄，再生缓慢，使皮肤的抵抗力下降，易受机械、物理、化学等刺激而损伤
皮下组织	皮下脂肪减少，弹性纤维变性、缩短皮下肌肉受牵拉，出现皮肤松弛、皮纹，且年龄越长，皱纹越多而深
腺体	皮脂腺减少、萎缩，皮脂分泌减少，皮脂成分改变，导致皮肤干燥、粗糙、无光并伴有糠秕状脱屑，部分老人皮脂腺反而增生，皮肤光亮而油腻
色素	沉着皮肤色素沉着增加，多出现在颜面、四肢等暴露部位
毛细血管	较稀疏，因此面部皮肤变得苍白减少和变性，供血减少，血管脆性增加，容易发生出血

2. 眼和视觉的变化 见表 2-3。

表 2-3 眼和视觉的变化

项目	内 容
眼部肌肉	眼弹性减弱，眼眶周围脂肪减少，出现眼睑皮肤松弛，上眼睑下垂，下眼睑脂肪袋状膨出
角膜	角膜弓的形成、泪腺分泌的减少，导致角膜失去光泽
晶状体	调节和聚焦功能减退，出现"老视"，非水溶性蛋白逐渐增多，出现晶状体混浊悬韧带张力降低，有可能导致眼内压力上升
玻璃体	玻璃体液化和玻璃体后脱离
视网膜	周边带变薄，出现老年性黄斑变性 血管变窄、硬化，甚至闭塞 色素上皮层细胞及其细胞内的黑色素减少，脂褐质增多

3. 听觉的变化 见表 2-4。

表 2-4 听觉的变化

项目	内 容
耳郭软骨、弹性纤维减少，容易受到外伤因素的损害	
软骨膜	耳郭表面皱襞松弛，凹窝变浅，辨别声音方向的能力降低
听神经	声波传导功能障碍，听力逐渐减退或丧失 耳鸣呈高频性，由间断性逐渐发展为持续性
听觉中枢	反应迟钝，定位功能减退，噪声环境中听力障碍明显

4. 味觉 味蕾数量逐渐减少，味觉功能逐渐减退。其中，对于甜、咸感受器的影响最大。

5. 嗅觉 嗅球萎缩，嗅觉敏感性降低，对气味的分辨能力下降，男性尤为明显。这使得老年人对危险环境的辨别力降低。又因为嗅觉与味觉彼此相关，因此，嗅觉功能的减退会造成食欲缺乏，从而影响机体对营养物质的摄取、吸收和利用。

（三）生理功能的变化

1. 呼吸系统的变化 见表2-5。

表 2-5 呼吸系统的变化鼻黏膜

项目		内　容
鼻	黏膜	变薄，加温、加湿和防御功能降低，容易患鼻窦炎及呼吸道感染
	血管	已发生血管破裂而出血
	鼻道	变宽，使空气流动阻碍，易产生口干、喉咙痛，鼾声加大
咽喉	咽	咽黏膜和淋巴组织萎缩，易患下呼吸道感染
		易出现吞咽功能失调，引起窒息
	喉	变薄，防御反射迟钝，易发生吸入性肺炎
		肌肉和弹性组织萎缩，声带弹性下降，发音强度减低
气管和支气管		黏膜上皮、黏液腺退行性变，容易患老年性支气管炎
		黏膜萎缩；细支气管壁弹性减退及其周围组织的弹性牵引力减弱，使肺残气量增加，易致感染
肺		肺萎缩，弹性下降，肺通气不足
胸廓及呼吸肌	胸廓	胸腔前后径增大，出现桶状胸
		胸壁肌肉弹性降低
	呼吸肌	肋间肌和膈肌出现迟缓性退行性变

2. 循环系统的变化 见表2-6。

表 2-6 循环系统的变化

项目	内　容
传导系统	增厚、柔韧性降低，易出现心脏杂音
	发生退行性变，容易出现心律失常
血管	血管壁弹性纤维减少，动脉血管内膜发生粥样硬化，导致血压上升
	自主神经调节血压的功能降低，易发生直立性低血压

3. 消化系统的变化 见表 2-7。

表 2-7 消化系统的变化

项目		内 容
口腔	唾液腺	萎缩、分泌减少，常引起口干和说话不畅及影响食物的吞咽
	牙龈	萎缩，牙本质磨损，牙根暴露；对冷、热、酸、甜、苦、辣等刺激容易过敏，产生酸痛感
	牙槽骨	萎缩，牙齿部分或全部脱落
食管	非蠕动收缩	增强，输送食物的功能下降
	食管下括约肌	压力下降，增加老年人患反流性食管炎的概率
	平滑肌	萎缩，使食管裂孔增宽，增加老年人食管裂孔疝的发生率
	黏膜	萎缩，胃酸分泌减少，胃蠕动减慢
	胃蛋白酶原	分泌减少，影响维生素、铁等吸收和利用
胃	运动	蠕动减慢，代谢产物、毒素等不能及时排出
肝、胆	肝	萎缩（70 岁以后），其储存与合成蛋白质的能力减弱，但整体上影响不大，结缔组织增生，容易造成肝纤维化和肝硬化肝功能减退，易引起药物性不良反应
	胆	对胆固醇的吸收力比年轻时减低，易发生胆结石
胰腺		功能下降，脂肪酶分泌量减少，易产生脂肪泻分泌胰岛素的生物活性下降，导致葡萄糖耐量降低
肠道	小肠	黏膜和肌层萎缩、肠上皮细胞数减少小肠液分泌减少，吸收功能减退肠壁血管硬化，血液供给减少，使肠蠕动减弱
	大肠	结肠黏膜萎缩，结肠壁肌肉或结缔组织变薄骨盆底部肌肉及肛提肌紧缩力减弱，易发生直肠向外下脱出

4. 泌尿系统的变化　见表 2-8。

表 2-8　泌尿系统的变化

项目		内　容
肾脏	肾实质	肾实质萎缩，其中主要是肾皮质的减少
	肾小球	数量不断减少，出现生理性肾小球硬化
	肾小管	间质纤维化，引起肾小管梗阻
	激素	前列腺素的分泌量减少，血浆肾素活性降低，使水钠失衡
		红细胞生成素减少，易发生贫血
	排泄力	排泄下降，易发生药物中毒、水钠潴留和急性肾衰竭
输尿管		老年人输尿管收缩降低，容易反流，引起肾盂肾炎
膀胱	容量	容量减少，250～300ml（一般成人为300～500ml）
	膀胱肌	收缩能力减弱，容易发生慢性尿潴留、尿外溢等
	尿失禁	因盆底肌肉松弛，老年女性尿失禁的发生率增加
尿道	括约肌	松弛，尿液流出速度减慢或排尿无力
	疾病	老年女性易发生泌尿系感染；老年男性易发生前列腺增生

5. 内分泌系统的变化　见表 2-9。

表 2-9　内分泌系统的变化

项目		内　容
下丘脑		代谢的紊乱引起中枢调控失常，导致各种功能的衰退
垂体	腺垂体	生长激素减少

续表

项目		内容
性腺	神经垂体	抗利尿激素减少，出现多尿、夜尿增多
	男性	睾丸供血减少
		精子生成障碍，有活力精子减少
	女性	卵巢发生纤维化
		子宫和阴道萎缩，分泌物减少，易发生老年性阴道炎
甲状腺	甲状腺素	甲状激素的生成率减少，以血清 T3 减少最为明显，T4 维持不变
	甲状旁腺素	甲状旁腺素分泌的甲状旁腺刺激素的量减少
肾上腺		下丘脑-垂体-肾上腺系统功能减退，使老年人对外界环境的适应能力和对应激的反应能力明显下降
胰岛		胰岛功能减退，胰岛素分泌减少

6. 运动系统的变化　见表 2-10。

表 2-10　运动系统的变化

项目	内容
骨骼	有机物质如骨胶原含量减少或消失，骨质密度减少骨细胞老化，骨修复与骨再生能力减退骨折后愈合的时间延长，不愈合的比例增加皮肤变薄，皮下脂肪减少，骨凸格外明显
关节软骨	关节软骨面变薄、粗糙、破裂，行走时可出现疼痛感边缘常出现骨质增生，形成骨刺
滑膜	弹力纤维和胶原纤维增多，引起滑膜表面和毛细血管的距离扩大，造成循环障碍
椎间盘	椎间盘推行性变，易导致椎间盘相关病变的发生
关节软骨的营养和代谢障碍	关节受压，使关节软骨的营养供给减少，使软骨进一步老化
肌肉	肌纤维萎缩、弹性下降，肌肉总量减少

7. 神经系统的变化 见表 2-11。

表 2-11 神经系统的变化

项目		内 容
脑与神经元	脑重量	减轻，脑萎缩主要见于大脑皮质，以额颞叶最明显
	神经元	神经轴突和树突减少，出现蹒跚步态，容易发生跌倒
	脑血管	脑动脉粥样硬化，常导致脑供血不足、脑血管破裂出血
		血脑屏障功能减弱，容易发生神经系统的感染性疾病
知觉功能		常出现记忆力减退、思维判断能力降低等，但通常不会严重影响日常生活偶尔会出现良性原发性震颤，其头部、腭部、唇或手部会以类似帕金森病发作时的速率及振幅颤抖
反射功能		反射易受抑制，使反射动作减慢

二、心智功能的变化

心智功能的变化表 2-12。

表 2-12 心智功能的变化

项目	内 容
智力的变化	在限定时间内加快学习的速度不如年轻人，学习新事物不如年轻人，与个体因素、社会环境因素相关
记忆的变化	近期事件的长期记忆受影响，远期记忆基本不受影响；有意识记忆为主，无意识记忆为辅；意义记忆尚完好，但机械记忆不如年轻人；再认能力尚好，回忆能力较差；在规定时间内的记忆速度减慢
学习力的变化	可以学会新的知识（技巧、信息），但是其反应速度变慢
其他变化	思维、人格、情感与意志等方面较稳定、固定

三、社会功能的变化

社会功能的变化见表 2-13。

表 2-13 社会功能

项目		内 容
角色功能	社会角色的变化	退出一线岗位,由社会主宰者到社会依赖者,由财富创造者退居至财富消费者
		上述变化的不适应,使其表现出沮丧、强制行为
	家庭角色的变化	常上升到祖父母的位置,家庭角色增加
		丧偶的主要阶段,老伴过世,造成其某些角色缺失
	角色期望的变化	承认角色变化的现实,改变对老年角色的看法
		承认放弃一些角色,同时又努力创造属于老年期的典型角色
适应环境的能力	社会环境	涉及经济、文化、教育、生活方式、社会支持等诸多方面通过了解上述方面,来感知环境带给老年人生活的影响
文化与家庭的认知变		价值观、信念和信仰、习俗等
		通过家庭成员基本资料、家庭类型与结构、家庭成员的关系、家庭功能与资源以及家庭压力等方面,了解老年人对所处家庭的认知情况

【知识拓展】

老化的中医学理论

（一）五脏虚损致衰学说

藏象学说是《内经》理论的核心内容,该学说认为脏腑是人体生命活动的中心。脏腑,尤其是五脏,是人体基本生命活动的主宰者和执行者,任何一脏的虚衰都会使衰老加速。

1. 肾虚致衰说 《素问·上古天真论》中说"女子七

岁，肾气盛……，丈夫八岁，肾气实，发长齿更；二八肾气盛……故能有子；三八肾气平均，筋骨劲强……五八肾气衰，发堕齿稿……七八肝气衰，筋不能动，天癸竭，精少，肾藏衰，形体皆极；八八则齿发去。"肾中精气的主要生理功能是促进机体的生长发育和生殖。老年人肾精不足，肾阴肾阳亦虚，无以化生精气，导致五脏六腑生化功能减退，出现一系列衰老的表现。

2. 脾虚致衰说 《素问·上古天真论》云："女子……五七，阳明脉衰，面始焦，发始堕，……"脾胃为后天之本，气血生化之源，若脾胃虚衰会导致气血生化不足，脏腑组织失去濡养，代谢失常，最终致使机体衰老。

3. 心虚致衰说 《素问·灵兰秘典论》云："心者，君主之官……主明则下安，以此养生则寿……主不明则十二官危，使道闭塞而不通，形乃太伤，以此养生则殃。"《素问·六节藏象论》云："心者，生之本，神之变也，其华在面，其充在血脉。"心能运行血脉，协调脏腑，是整个生命活动的主宰。若心气虚衰，则会出现心悸气短、脉沉细迟或结代等表现，从而影响其他脏腑的生理功能，加速衰老。

4. 肝虚致衰说 《丹溪心法》中云："气血冲和，百病不生，一有拂郁，诸病生焉。"《读医随笔》中云："凡脏腑十二经之气化，皆必藉肝胆之气以鼓舞之，始能调畅而不病。"肝气条达则气血畅行，脏腑功能协调，百病不生，若肝失条达，气机不畅，则百病由生也。可见，肝主疏泄的功能失常，则全身气机不畅，脏腑功能失常，导致衰老加速。

5. 肺虚致衰说 《内经》认为肺为"脏之长"。《素问·生气通天论》曰："天气通于肺"。《素问·五脏生成》云："诸气者，皆属于肺。"清代名医江笔花认为："肺气之衰旺，关乎寿命之短长。"由此可见，肺气虚损会促进衰老的发生。

（二）阴阳失调致衰说

《内经》云："阴阳者，天地之道也，万物之纲纪，变化之父母，生杀之本始，神明之府也。"《素问·宝命全形论》曰："人生有形，不离阴阳"。《素问·四气调神大论》说："夫四时阴阳者，万物之根本也。""故阴阳四时者，万物之终始也，死生之本也。逆之则灾害生，从之则苛疾不起。"正常情况下，人体内的阴阳两个方面保持着相对的平衡，一旦这种平衡遭到破坏，任何一方偏盛或偏衰，人体的功能就会发生紊乱，甚至导致疾病。若进一步发展，阴阳不能相互为用而分离，人的生命活动也就停止了。

（三）血气不和致衰说

《内经》把气引入生命科学和医学领域后，"气"便具有微细物质和功能、能量的双重内涵。在脏腑功能活动中，气居主导地位，如《难经·八难》云："气者，人之根本也。"气是脏腑功能活动的具体体现，是推动人体气机升降和血液循环的动力。气为血之帅、血为气之母。二者均是构成人体和维持人体生命活动的基本物质。《气与血在生成、输布、运行等方面相互依存，互为因果，又受脏腑功能的影响，与衰老密切相关。

（胡秀英　赵艺璞　龙　纳）

参 考 文 献

彼得罗夫斯基，雅罗舍夫斯基. 1997. 心理学辞典. 北京: 东方出版社

操明. 2013. T淋巴细胞免疫老化在老年心血管疾病中的作用. 华中科技大学

陈霞. 2011. 衰老机制的中西医研究进展及延缓衰老的途径. 南京中医药大学

林崇德. 1995. 发展心理学. 杭州: 浙江教育出版社, 338

宋佳乐, 李丕鹏. 2011. 胸腺神经内分泌功能与衰老. 中国免疫学杂志, 03: 274～276

王博雯, 李应东, 姚凝. 2011. 衰老机制的分子水平研究进展. 医学综述, 22: 3370～3373

Baker DJ, Wijshake T, Tchkonia T, et al. 2011. Clearence of pl6Ink4a-positive senescent cells delays aging-associated disorders. Nature, 479(7372): 232～236

Birren, James E, Klaus Warner Schaie, et al. 2001. Handbook of the psychology of aging. Vol. 2. Gulf Professional Publishing

Freund AM, Baltes PB. 2002. The adaptiveness of selection, optimization, and compensation as strategies of life management: evidence from a preference study on proverbs. Gerontol B Psychol Sci Soc Sci. 57(5): 426～434

Van Maanen J, Sorensen J B, Mitchell T R. 2007. The interplay between theory and method. Academy of management review, 32(4): 1145～1154

第三章　老年人的健康综合评估

第一节　老年健康综合评估概述

老年健康综合评估起始于 20 世纪 60 年代，近 20 年得到较快发展。它在老年人多种疾病共存，疾病症状不典型、并发症多、疾病易反复、不良生活方式影响康复等背景下产生，是通过将传统的问诊和体格检查、功能检查和治疗方法与功能评估、智力测验法等评估内容相结合，结合不同学科的内容，来建立观察老年患者整体情况的实用方法。它强调从社会、经济、精神、躯体、自理能力等多个维度测量老年人整体健康水平，克服了只从单一方面进行研究的局限性，可以全面深入的反映老年人群的健康状况，为制定卫生政策提供科学依据。对老年综合保健服务起到了重要的指导作用。

【定义】

老年健康综合评估常称为老年综合评估（comprehensive geriatric assessment，CGA），是医疗保健机构对老年人的健康进行全面、综合的评价过程，利用多学科团队评估，以确定其有无功能缺损，医疗、心理和社会问题，建立适当的保健（治疗、护理、保健）计划，帮助解决和改善其整体功能和生活质量。

【评估对象】

老年健康综合评估的对象主要为：①出现新的、严重的或进行性的功能状态缺陷的患者；②筛查发现有新的活动能力丧失的患者；③多病或有老年综合征的患者。通常是住院老年患者、门诊老年患者，居家老年人，护理之家或疗养院的老年人等。

适合 CGA 的老年人包括 80 岁以上的老年人，存在并发症的患者（如心力衰竭、癌症），存在心理障碍的患者（如抑郁、孤独），特殊老年群体（如痴呆、跌倒、功能缺陷的老年人），过往或潜在的高医疗资源利用率老年人，生活环境变化的老年人（如从独立生活到需要协助的生活、养老院或者家庭照护）。门诊老年患者如果存在多个方面的健康问题，有重大疾病，如需住院治疗，或者需要增加家庭资源来满足医疗和功能性的需求，都应该纳入老年综合健康评估的范畴。

住院老年患者，超过 85 岁的老年人，或者存在特殊的医疗、外科手术（比如骨折、营养不良、反复发作的肺炎、压疮等）的老年人均应进行初步的老年健康综合评估。

不适合接受 CGA 者，包括严重疾病者，如疾病末期病患、重症加护病患、严重失智者、活动功能为完全依赖者。另外，健康的老年人无法从中受益者。

【评估目的】

（1）获得老年人目前的基本信息

1）疾病既往史；

2）用药状况及不良反应；

3）症状、疾病、综合征和功能损害状况；

4）卫生保健及照顾的提供者；

5）患者的功能和预后相关的生活环境。

（2）设计有关治疗、康复、安置、拥有资源的优化利用等计划。

（3）恢复健康或维持目前的健康状况。

【评估内容】

老年人健康综合评估主要包括日常生活功能评估、跌倒风险评估、认知功能评估、心理状态评估、多重用药的评估、社会支持系统的评估、经济状态的评估、健康目标的评估、健康保健需求的评估。其他的评估还包括营养状况的评估、尿失禁的评估、性功能的评估、视觉/听觉的评估、口腔状况评估、生活状态评估、宗教信仰的评估。

第二节 老年健康综合评估的原则及注意事项

老年健康综合评估过程中，护理人员应该运用相关的评估技巧，全面、客观地收集老年人的健康资料，并且遵循评估的原则及注意事项。

【评估的原则】

（一）以老年人为中心，重视老年人的权利

CGA 评估是为老年人服务的，故评估时应该尊重老年人。评估人员、指导用语、时间、地点等的选择均应该考虑到老年人的需要。无论以哪种方法实施评估，都可能涉及患者的个人隐私，应该保护患者隐私，评估者应承诺替患者守密，并必须严格遵守职业操守，妥善保管患者的个人资料。评估同样需要患者的知情同意和出于自愿，尊重患者权益，评估者决不可自居职业角色优势，凌驾于患者意愿之上。

（二）客观、准确

老年综合评估应该客观、准确，不能因为时间仓促，评估内容较多而没有认真、客观评估。评估时对个别信息不仅要询问，还需要认真观察其与老年人实践情况是否一致。避免评估者的态度、偏见等对评估结果的影响，力求做出有意义的评估。

（三）选择适当的评估工具

针对不同认知、自理能力的老年患者，应该选择适宜的评估工具。例如自评的评估工具不适用于有认知障碍的老年人。

（四）适当的评估时间、地点

（1）老年人的健康综合评估要选择重要的时间进行评估

1）危及健康或功能状态的衰退出现时；

2）重大事件或不寻常的应急发生后；

3）生活环境发生重大改变时。

（2）评估的地点可以是各种医疗保健、康复机构或社区卫生服务机构。包括：

1）社区卫生服务中心和患者家中；

2）老年护理之家，老年急性病房、老年慢性病房、老年康复病房和精神医院；

3）老年门诊等。

（五）注重个体差异

评估时应该注重患者因年龄、疾病、认知不同等带来的差异，评估者应了解老年人身心变化的特点，明确老年人与其他人群实验结果的差异；重视老年人疾病的非典型性表现。

【评估注意事项】

（一）选择适当的评估者

不同的评估工具，应由不同操作者来执行。老年健康综合评估依赖于由医生、护士和社会工作者组成的核心团队来进行，同时也依赖于由物理治疗师、营养师、药剂师、精神病学家、心理学家、口腔医生、听力学专家、足病医生、眼科医生的多学科合作团队。由于医疗保障制度对老年健康综合评估的开展的限制，现在出现了"虚拟团队"的概念，即在需要进行健康综合评估时，各个评估者在不同时间地点进行评估，然后通过网络或电话的方式进行评估结果的整合。

（二）重视功能状况的评估

在老年健康综合评估中，功能状况的评估的重要性等同于疾病、心理等评估。老年人的多数疾病的治疗效果评价均不能以完全治愈来评价，而是通过其功能状况评估来反应治疗效果。

（三）提供适宜的环境

避免对老年人的直接光线照射，环境尽可能要安静、无干扰，注意保护老人的隐私。注意调节室内温度，以20～24℃为宜。

（四）安排适当的时间，避免劳累

老年人特别是患病的老年人容易感到疲乏，同时老年人由于感官的退化、反应较慢、行动迟缓、思维能力下降，所需评估时间较长，评估者应该根据患者的精神、体力等情况决定安排适当的时间，避免老年人劳累。

（五）运用适当的评估及沟通技巧

1. 提问及评估技巧 如评估打电话的能力时，应该询问"您最后一次打电话是什么时间？"，而不是问"您能够打电话吗？"评估使用交通工具情况应该询问"今天您是怎样到医院来的？"而不是询问"您能够乘坐公共

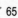

汽车吗？"观察患者进入访谈室，坐下，站立，穿脱衣服，移位等动作也可以得到更多的讯息。评估者在与患者交谈时，一次只提一个问题，问题要提得简单清楚，便于患者有重点的回答问题，问题不要问的过急，要使患者有时间思考和理解。

2. 保证有效交流 对认知正常的老年人，他评或自评时，其听觉、视觉功能改变会影响评估的顺利进行，应该为其提供助听器、眼镜等。评估人员采用关心、体贴的语气，语速减慢，语音清晰，语意通俗易懂，注意适时停顿和重复。注意观察非语言性信息，以便收集到完整而准确的资料。收集认知功能障碍的老人资料时，可由其家属或照顾者协助提供资料。

3. 注意倾听 评估人员与老年人交谈时，注意倾听、准确地理解患者所表达的信息与情感，以及对健康问题的反应。不要打断对方的谈话，不要急于作出判断或者随便评论对方谈话的内容，对对方的谈话要作出必要的反应，如点头、轻微的应答等。

4. 注意情感交流 评估者在与患者交谈时，不仅要获取有关的资料与信息，更重要的是评估者应该表现出对患者的同情和体贴，要能体察患者的痛苦与需要，谈话时态度要和蔼，语调要温和。

5. 争取老年人的配合 评估者应尽其所能让患者了解评估对其的积极意义，避免患者对评估产生误解或视作给评估者帮助，以确保评估结果的真实性与可靠性。

第三节 老年人躯体健康的评估

老年人躯体健康评估包括生理功能、疾病及其日常生活能力即自理程度。评估人员通过对老年人全面而有重点的体格检查和评估，可以更好地了解老年人身体状况。

【一般医学评估】

（一）健康史

1. 过去史

（1）手术、外伤史，食物、药物过敏史、家族史等；

（2）其他疾病及住院病史；

（3）健康与不健康行为（吸烟、饮酒、服食药物、规律运动、其他兴趣及嗜好）；

（4）参与日常生活活动和社会活动的能力。

2. 疫苗注射史 主要询问是否注射流感疫苗及肺炎链球菌疫苗，及其注射时间等。

3. 用药史 老年人由于身患多种疾病，往往需要服用多种药物，这大大增加了老年人药物相互作用以及不良反应的风险。询问用药史，最好是要求老年人将其现正在服用的药物全部带来，检查并且记录。老年人常常使用中药制剂或保健药品，可以询问老年人吃的什么处方药、非处方药、维生素、中药，以及保健药品等，了解药物效果及副作用。每次评估均需重新评估所有用药是否有必要。

4. 检查

（1）实验室检查情况如血钙、血钠、肝指数及肌酸酐等血液及生化检查；

（2）心电图；

（3）X线等。

（二）体格检查

1. 生命体征 生命体征评估包括体温、脉搏、呼吸、血压的测量。

（1）量体温时应该注意 70 岁以上的患者如果午后体温比清晨高 1℃以上，应视为发热；

（2）测脉搏的时间不应少于 30s，注意脉搏的不规则性；

（3）评估呼吸时注意呼吸方式与节律、有无呼吸困难；

（4）老年人测血压应包括平卧 10min 一次，然后直立后 1min、3min、5min 各测血压一次，如直立时任何一次收缩血压比卧位降低 ≥ 20mmHg 或舒张压降低 ≥ 10mmHg，提示有直立性低血压的发生风险。

2. 查体 进行全身体检，包括皮肤、头面部与颈部（头发、眼睛及视力、耳、鼻腔、口腔）、颈部、胸部（乳房、胸、肺部、心前区）、腹部、泌尿生殖器、脊柱与四肢及神经系统。

【步态与平衡】

平衡是指人体处在一种姿势或稳定状态下以及不论处于何种位置时，当运动或受到外力作用时，能自动地调整并维持姿势的能力。平衡感觉来自前庭、视觉和躯体感觉。美国 1/5 的老年人步态或行动方面存在问题，75 岁以上的老年人中，爬楼梯困难者占 30%，行走困难者（250 米）占 40%，需要协助才能行走者占 7%，非住在养老机构的 65 岁以上老年人，每年有 30% 发生跌倒，80 岁以上的老年人则一半发生跌倒。所有老年人在疾病史和体格检查时都应加入跌倒的风险评估。

若老人"在过去一年内，曾跌倒在地，或是跌倒撞到其他物品（如椅子或墙壁）"时，就必须评估其步态及平衡性。其中步态的稳定与否是预测受检者是否会发生再次跌倒的良好指标。评估人员由观察老人走入诊室到坐下的过程即可预知老年人平衡与步态大概情况。

常用步态及平衡功能的具体评估方法见表 3-1。

表 3-1 步态及平衡功能的评估方法

评估名称	方法或内容	评估结果判断及作用
"起身-行走"测试法	受检者坐于直背的椅子上，尽量不借用扶手而站立，其在站立后能迅速保持静止，然后往前行走 5m，转身走向椅子，再转身坐回原先的椅子上	坐姿时的平衡度、由椅子上站起来的移动状况、走路时的步伐及稳定度、及是否能稳定的转圈 上述的测验中，若其中有一部分不正常即有问题
"起身-行走时间"	两手放在扶手椅上坐下，尽量不借助扶手站起来，走 3 米，走回椅子坐下所用的时间	< 15s，正常，> 30s 显着活动障碍 如果能够在 10s 内完成，可以预测老年人一年内的自理能力将维持稳定
Romberg 改良式检测法	先将两脚打开站立与肩同宽，若受检者可保持平衡，可将两脚并拢，甚至将一脚往后移动一半的距离，最后将一脚的脚跟与另一脚的脚尖接拢	每一步骤分别评估睁眼与闭眼的平衡性 此项检查可帮助找出其可能的原因，如关节炎、外围神经病变、足部问题、血管硬化、中风、肢体无力及疼痛等
Tinetti 平衡与步态量表	量表包括 2 个部分，其中平衡测试部分共有 10 个项目，主要包括站位平衡、座位平衡、立位平衡、转体平衡、轻推反应等； 步态评测表共有 8 个项目分别有步行的启动、步幅、摆动足高度、对称性、连续性、步行路径、躯干晃动情况和支撑相双足水平距离	< 24 分，表示有平衡功能障碍；< 15 分，表示有跌倒的危险性 表除了检测有无行动障碍，还可以定量其严重程度，分辨出步态或平衡项目中最受影响的部分，而可进一步拟定治疗计划，并可据此评量结果作为以后功能恶化或治疗进步的参考

续表

评估名称	方法或内容	评估结果判断及作用
Berg 平衡量表	Berg 平衡量表共包括 14 个项目：由坐到站、独立站立、独立坐、由站到坐、床－椅转移、闭眼站立、双足并拢站立、站立位肢前伸、站立位从地上拾物、转身向后看、转身一周、双足交替踏台阶、双足前后站立、单腿站立	每个项目最低得分为 0～4 分，总分 56 分，量表按得分为 0～20 分、21～40 分、41～56 分 3 组，其对应的平衡能力则分别代表坐轮椅、辅助步行和独立行走 3 种活动状态；总分少于 40 分，预示有跌倒的危险性
前伸功能试验	患者肩靠墙壁站直，保持稳定状态，尽量将拳头前伸	如往前 15cm 仍然保持平衡，则显示患者平衡性较好，其发生跌倒的危险性较低

临床上目前用各种量表来评估老年患者跌倒风险，常见的有 Morse 功能量表、跌倒功效量表等。国际多数指南推荐的 STRATIFY 简单测评（St Thomas's risk assessment tool in falling elderly inpatients，STRATIFY）。STRATIFY 简单测评内容如下：

（1）伴随跌倒入院或在住院期间发生过跌倒（是＝1，否＝0）；

（2）烦躁不安（是＝1，否＝0）；

（3）视力障碍对日常生活功能造成影响（是＝1，否＝0）；

（4）频繁如厕（是＝1，否＝0）；

（5）转移和活动的得分为 3 分或者 4 分以上（是＝0，否＝1）（转移得分：0＝不能移动，1＝需要大量帮助，如一个或两个的人帮助，2＝少量口头或身体帮助，3＝独立转移。活动得分：0＝不动活动，1＝借助轮椅，2＝一个人的帮助下行走，3＝独立行走）。

患者 STRATIFY 评分分数越高风险越大，需要用表3-1的方法继续评估。

【上肢功能评估】

上肢及手功能正常是维持老年人独立生活的重要部分。①临床上检查手功能的简单方法是握力测试，其方法是：接受评估老年人以拇指和食指夹住一张纸或评估者的2根手指，而评估者施力将其抽出，了解老年人握力的强度是否有力；②肩部功能测试要求受评估老年人两手交叉置于头后或相扣置于下背部，检查是否顺利完成，有疼痛、无力等症状等。

【营养评估】

营养不良是老年人常见的问题，在美国15%的老年人有营养不良，住院或是住在赡养机构的老年人，其比例高达50%。评估营养不良需要依靠体格检查（如体重与体重指数、上臂皮皱厚度等）、生化检查（如低白蛋白、低胆固醇、贫血及淋巴细胞数目降低）及营养评估表。

（一）体重与体重指数

1. 体重　体重是反映老年营养变化最直接的指标，老年人1个月内减轻5%或在6个月内减轻10%有意义。合并体重、食欲及衣着松紧等系列性的结果是评估老年人营养状况实用而有效的方法。

2. 体重指数　体重指数（body mass index，BMI）是反应老年人营养状况的另一个常用指标，BMI＝体重（公斤）除以身高（米）平方（kg/m^2）]，国外低于22时即认定为营养不良，国内老年人 BMI 的标准仍未确定。

（二）简易营养评价法

简易营养评价法（mini nutrition assessment, MNA）包括总体情况、身体状况、饮食等 18 个条目，> 24 良好；17.0 ～ 23.5 有风险、< 17 营养不良；其敏感性 96%，特异性 98%。简易营养评价法用于老年患者营养风险评估。研究发现，MNA 较其他营养评价量表更适合于筛查 65 岁以上严重营养不足的患者。

【感官功能】

感官功能主要评估老年人的视力及听力。

（一）视力

视力评估常常用视力评估表进行评估，临床最常用的评估方法是要求受评估的老年人阅读报纸或书籍的标题及内容。如果被评估的老年人有任何述说眼部不适或视物不清，应该进一步请眼科专业医生评估并且给予适合的眼镜等处理。也可以用 Snellen 视力量表进行评估。

（二）听力

听力评估办法有纯音测听、自我听力评估（问卷形式）、言语测听等。评估听力有问题时，应该请耳鼻喉科医师进一步检查评估是否需要助听器。

最常用的方法：在检查者后 15cm，轻声说出几个字，如果被评估的老年人不能正确重复一半以上的字，则表示有听力问题。

自我听力评估（表 3-2）

自我听力评估帮助发现患者听力的问题所在，并且确定需要优先解决的难题。

表 3-2 听力自我测试表

测试问题	评分	
1. 是不是有别人说话嘟哝或者声音太轻的感觉?	是	否
2. 是不是经常听不懂女人和孩子说的话?	是	否
3. 是不是别人总是抱怨你把电视或收音机开的声音太大?	是	否
4. 是不是在背景有噪声的时候有听力困难?	是	否
5. 是不是在餐厅或人多的酒吧很难听清别人说话?	是	否
6. 是不是经常需要别人重复所说的话?	是	否
7. 是不是经常说"什么"?	是	否
8. 是不是感到听电话或手机有困难?	是	否
9. 是不是有家人或朋友告诉你可能错过了部分谈话内容?	是	否
10. 是不是在听别人轻声说话时需要全神贯注?	是	否
11. 是不是对高速演讲和意外会话有理解困难?	是	否
12. 是不是对听到鸟鸣、钟表嘀嗒声和门铃声感到困难?	是	否
13. 是不是发现自己不愿去更多的地方主要因为自己渐渐不能听懂别人说些什么?	是	否
14. 是不是对声音定位有问题?	是	否
15. 是不是有时因为不确定别人说什么而答非所问?	是	否
16. 是不是经常耳朵嗡嗡响(耳鸣)?	是	否

【疼痛评估】

疼痛与年龄的相关性目前仍然有争议,但多数研究认为疼痛发生随着年龄的增加而减少。疼痛评估常常采用 Wong-Baker 面部表情量表和疼痛评估尺进行评估。Wong-Baker 面部表情量表(图 3-1)的评分越高,疼痛越严重。

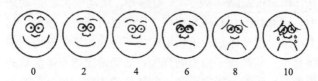

0	2	4	6	8	10
无疼痛	有一点疼痛	轻微疼痛	疼痛较明显	疼痛较严重	剧烈疼痛

图 3-1　Wong-Baker 面部表情量表

【压疮评估】

压疮是皮肤局部持续受到压力所造成的局部皮肤组织的伤害。压疮好发于老年人群，具有发病率高，病程发展快，难以治愈，治愈后易复发的特点。可由于其久治不愈，延长老年人的住院时间，甚至由于其严重并发症，导致老年人死亡。

通过评估提高对老年人压疮风险的认识，有利于压疮的预防。压疮的评估有许多量表，包括 Norton、Braden、Shannol、An-derson 及 waterlow 等皮肤评分量表。

Norton 皮肤评分量表（表 3-3）有很高的使用率，而且容易操作，它是以五个状况来对压疮的危险性作评估，满分 20 分，若在 12 ～ 14 分之间表示有出现压疮的可能性；若小于 12 分表示是压疮的高危人群，敏感性为 73% ～ 92% 和特异性为 61% ～ 94%。

表 3-3 Norton 评分量表

记分	一般状况	精神状况	活动能力	运动能力	粪尿失禁
4	好	警觉	自由活动	不受限	无
3	一般	冷淡	帮助下活动	轻度受限	偶尔
2	差	迷惑	依赖轮椅	很大受限	尿
1	很差	昏迷	卧床	不能运动	粪、尿

Braden scale（表 3-4）对感知、活动能力、运动能力、营养状况、摩擦与剪切六因素进行评分、预测。其中，感觉指个体对压迫所引起的不适应的感觉能力；潮湿是指皮肤暴露于潮湿的程度；活动情况指身体活动的程度；行动能力指改变和控制体位的能力。总分范围为 6～23 分，分值越低，发生压疮的危险性越高，累计积分＜8 分为高危状态。该量表敏感性为 83%～100%，特异性为 64%～77%。

表 3-4　Braden 评分量表

评分项目	1分	2分	3分	4分
感觉	完全丧失	严重丧失	轻度丧失	未受损害
潮湿	持久潮湿	十分潮湿	偶尔潮湿	很少潮湿
活动状况	卧床不起	局限于坐	扶助行走	活动自如
行动能力	完全不能	严重限制	轻度限制	不受限制
营养状态	严重不良	不良	中等	良好
摩擦和剪切力	有	有潜在危险	无	

【尿失禁评估】

尿失禁又称为"社交癌"，严重影响老年人的生活质量。评估老年人是否有真性尿失禁的筛查，临床常用方法为询问"过去一年中是否尿过裤子？""尿裤子的时间累计有 6 天以上吗？"若回答"是"者，其真正有尿失禁的比例女性为 79%，男性为 76%。若真有尿失禁的问题，就应该继续评估并且给予相应的干预。

【功能状态的评估】

老年人的自理功能状态常与健康水平改变有关，并在很大程度上影响着老年人的生活质量。通过功能状态的评估可以了解老年人的自理能力（ADL），同时测量评价慢性疾病的严重程度及治疗效果，也可用于预测某些疾病的发展，为制定长期的护理计划提供依据。老年人功能状态的评估包括基本日常生活能力（basic activities of daily living，BADL）、功能性日常生活能力（instrumental activities of daily living，IADL）、高级日常生活能力（advanced activities of daily living，AADL）三个层次（表 3-5 ～表 3-8）。

表 3-5　功能状况的评估

层次	定义	内容	常用量表
日常生活能力	个人为维持基本生活所需的自我照顾能力，最基本的自理能力，是老年人自我照顾、从事每天必需的日常生活的能力	洗澡、穿衣、如厕、控制大小便、修饰、进食、移动等	KatzADL 量表（表 3-6） Barthel ADL 量表（表 3-7） Lawton ADL 量表
功能性日常生活能力	个人为独立生活在家中所需具备的自我护理活动的能力	购物、准备食物、使用交通工具、用电话、做家务、简单家庭修理、服药、处理财务、洗衣等	Lawton IADL 量表 IADL 量表（表 3-8）
高级日常生活能力	反映老年人的智能能动性和社会角色功能	完成社会、小区和家庭角色、参与娱乐、运动和休闲及职业事务的能力	缺乏信度及效度较高的量表

表 3-6 Katz 日常活动能力表（ADL）

项目	独立程度	是	否
1. 沐浴(盆浴或淋浴)	不需要帮助或身体某一部分需要帮助		
2. 穿衣	除了系鞋带外，拿衣服和穿衣服不需要帮助		
3. 上厕	去厕所、用便器、整理衣裤和返回均不需要帮助（可能用手杖或助步器，晚上用便盆或尿壶）		
4. 移动	从床或椅上下不需要帮助（可以用手杖或助步器）		
5. 大不便正常	自己控制大小便和小便（无偶然失禁）		
6. 摄食	不需要帮助自己摄食		

注：ADL 总分（即 6 项中获几次 "是"），6 分表示功能完好；4 分表示中度损害；2 分表示严重损害。

表 3-7 Barthel 量表（ADL）

项目	分数	叙述
进食	10	可自行进食或自行取用进食辅具，不需别人协助
	5	需协助取用进食辅具
	0	无法自行进食或喂食时间过长
移位	15	可自行坐起，由床移位至椅子或轮椅不需协助，包括轮椅刹车及移开脚踏板，且无安全上之顾虑
	10	在上述移位过程中需些微协助或提醒，或有安全上顾虑
	5	可自行坐起，但需别人协助才能移位至椅子
	0	需别人协助才能坐起，或需两人帮忙方可移位
个人卫生	5	可自行刷牙、洗脸、洗手及梳头发
	0	需别人协助
如厕	10	可自行上下马桶不会弄脏衣裤并能穿好衣服使用便盆者，可自行清理便盆
	5	需帮助保持姿势的平衡，整理衣物或使用卫生纸；

续表

项目	分数	叙述
如厕	0	使用便盆者可自行取放
		便盆但需仰赖他人清理
		需别人协助
洗澡	5	可自行完成（盆浴或淋浴）
	0	需别人协助
平地上走动	15	使用或不使用辅具皆可自行行走50m以上
	10	需稍微扶持才能行走50m以上
	5	虽无法行走但可独立操纵轮椅（包括转弯、进门、及接近桌子、床沿），并可推行轮椅50m以上
	0	无法行走或推行轮椅50m以上
上下楼梯	10	可自行上下楼梯（可抓扶手或用拐杖）
	5	需稍微扶持或口头指导
	0	无法上下楼梯
穿脱衣裤鞋袜	10	可自行穿脱衣裤鞋袜，必要时使用辅具
	5	在别人帮忙下可自行完成一半以上动作
	0	需别人完全协助
大便控制	10	不会失禁，必要时会自行使用栓剂
	5	偶尔会失禁（每周不超过一次），用栓剂需别人协助
	0	需别人协助处理大便事宜
小便控制	10	日夜皆不会尿失禁，或可自行使用并清理尿布或尿套
	5	偶尔会失禁（每周不超过一次），使用尿布或尿套需别人协助
	0	需别人协助处理小便事宜

表3-8　日常生活操作设备能力（IADL）

	不需要帮助	需要一些帮助	完全不能做
1. 你能打电话吗？			
2. 你能走一段路吗？			

	不需要帮助	需要一些帮助	完全不能做
3. 你能出去购物吗?			
4. 你能自己做饭吗?			
5. 你能自己做家务吗?			
6. 你能做勤杂工所做的 工作吗?			
7. 你能自己洗衣服吗?			
8. 你能自己服药吗?			
9. 你能自己理财吗?			

70 岁以上成年人更可能有机动车事故，相关的死亡率会增加。老年人驾驶汽车的安全性和能力都应在功能评估中涉及。

第四节　老年人心理健康的评估

【定义】

心理健康是指人们的心理行为能适应社会环境的变化，能按社会要求的标准来实现个人的欲念，获得生活的满足。由于老年人的心理状况对其老化过程、健康长寿、老年病的治疗及预后均有较大的影响，正确评估其心理健康状况，了解老年人的心理活动特点和影响因素，对维护和促进老年人的身心健康、有的放矢地进行心理健康指导具有重要的作用。

【评估内容】

老年人心理健康的评估包括认知功能、个性、情感、其他特殊的心理问题、生存意愿、宗教信仰等。通过心理学健康评估，可以了解患者存在的心理问题，以便做好心理支持，鼓励家庭及社会给予老年人更多的尊敬、关心和生活上的照顾，尤其是高龄女性及丧偶的老年患者。老年心理健康评估目前临床最常进行的测量包括三项主要的可量化的内容，即认知、焦虑症和抑郁症。

（一）认知功能

认知功能主要反映老年人对周围环境的认识和对自身所处状况的识别能力，有助于判断有无颅内病变及代谢性疾病。通过评估老年人的记忆力和定向力，有助于早期痴呆的诊断。

痴呆进展缓慢，因此早期或轻微的认知障碍常被忽略而错失治疗机会。痴呆的发病率随年龄的增长而增加，特别是在 85 岁以上的老年人群中表现更为突出。研究发现，有 37% ～ 80% 的老年人有痴呆没被医师诊断出，后来用简短的智能筛检测验即被检查出来。出院老年患者认知障碍只有 27% 在出院前被诊断出，即如果没有使用筛选工具时，认知障碍不易被察觉。

认知功能的项目包括对人物、时间、地点的定向能力、注意力、记忆能力、计算及书写能力、语言能力（流畅度、理解力、复述力），以及建构能力是否正常。评估工具很多，在已经确定的认知功能失常的筛选测试中，最普及的测试是简易智力状态检查（mini-mental state examination，MMSE）和简易操作智力状态问卷（short portable mental status questionnaire，SPMSQ），最简便的方法是画时钟。

1. 简易智力状态评估量表 Folstein 简易智能状态评估量表（MMSE）（表 3-9），范围是 0 ～ 30 分。测试分数的正常值会受教育程度的影响：未受教育文盲组 17 分，教育年限 ≤ 6 年组 20 分，教育年限 > 6 年组 24 分，低于分界值的认为有认知功能缺损。在测试受检者之前，需先对受检者解释此测试的目的及内容，以避免受检者焦虑、害怕或自觉受到侮辱（因为有些问题对正常人而言很简单）。受检者若有视力或听力障碍时，亦可能干扰到测验的结果。某些问题必要时可稍做修改，例如受检者若不会 100 减 7 的系列减法时，可改为 20 减 3，或是改以金钱为单位的系列减法，如"假如你有 100 元，买了 7 元的东西，你还剩多少钱？"。

表 3-9　简易精神状态检查表

内容	评分
定向问题	
1. 时间：何年？	1
何季节？	1
哪一天？	1
星期几？	1
哪一月？	1
2. 地点：哪个省？	1
哪个县？	1
哪个城镇？	1
哪层楼？	1
家庭地址／建筑名称？	1
记录	
3. 讲述三件物品的名称，每秒说一个，逐一重复给病人听，然后要求病人逐一回答，直至病人全部学会三个名称	3
注意力和计算	
4. 连续问七次，每答对一次给 1 分，回答五次后停止。然后改为拼写字词	5
5. 问问题 3 中学到的三件物品的名称，每答对一次给 1 分	3
语言	
6. 指着铅笔或手表，让病人讲出其名称	2
7. 让病人重复说"不"，"和"，"但是"，"要不"等话	1

续表

内容	评分
8. 让病人执行三条命令："取一张纸放在右手中，再折成1半，然后丢在地上"	3
9. 让病人口述并且做到"闭上你的眼睛"	1
10. 让病人自己写出一短句（这个句子应该有主语和谓语并有意义，评分时不计拼写错误）	1
11. 把下面的图形每边加大1～5cm，然后要病人画下（如果所有的边和角都画出并交叉的边形成一个四角形，就给1分）	1
	共30分

2. 简易操作智力状态问卷 简易操作智力状态问卷（SPMSQ）（表3-10）由十个问题组成，内包括定向力、个人史、最近记忆及计算力，若答错两题以上即视为异常。评估时需要结合被测试者的教育背景作出判断，适合用于评定老年人认知状态的前后比较。SPMSQ 较 MMSE 简短、易记、易使用、且不需任何辅助器具。其敏感度约在50%～82%，特异性约在90%，有些专家建议若再加上书写能力的评估（如签名、写句子或画时钟）可提高其检测力。如果 SPMSQ 检测出认知问题时需再做进一步的评估。

表3-10 简易操作智力状态问卷

条目	正确	错误
1. 今天是几号（可错一天）	0	1
2. 今天是星期几（只有一个正确答案）	0	1
3. 这个地方是哪里？	0	1
4. 你们家的电话号码？/ 无电话：您的家在那条街？	0	1
5. 您多大年龄？	0	1

续表

条目	正确	错误
6. 您是那年出生的?	0	1
7. 谁是中国现在的主席?	0	1
8. 谁是中国前任的主席?	0	1
9. 您母亲的名字是?	0	1
10. 从 20 减去 3,新的得数依次减 3	0	1

3. 画时钟 "画时钟"是一个有效评估认知功能的方法,特别是视觉空间及建构性方面的评估。我们可要求受检者在纸上画一圆形时钟并填上阿拉伯数字 1 ～ 12,并指定一时间点(如 1 点 20 分)请受检者画上时针与分针。画时钟测试的评分方法有许多种。认知障碍的老年人所画时钟会出现多种错误(图 3-2)。检者于"三名词复述及记忆"有问题且画时钟有错误时,即可怀疑有认知障碍。

画时钟测试法若加上三个名词复述及记忆的测试即成为"迷你认知评估"(mini-cog assessment),美国老年医学会所出版之手册 *Geriatrics at Your fingertips* 建议使用。

最适宜筛检认知障碍及判断病患的认知状况的人应该是其主管的医师和护士,而非会诊的精神科或神经科医师。定期评估病患的心智功能也有助于追踪了解病患的心智状况。当经由初步的筛查发现可能有认知功能的障碍时,应更进一步了解其发生时间的长短、病程进展的状况、对工作及生活的影响等,并需做更进一步的检查(如 CASI: cognitive assessment screening instrument,以及完整的神经心智功能评估)来加以确认。对于认知障碍的严重程度,可用临床认知障碍分期量表(clinical dementia rating)来评估。在评估病患认知障碍的原因时,除了一般生化及神经影像检查外，另外可用 Hachinski ischemic score 来评估血管性失智的可能性。

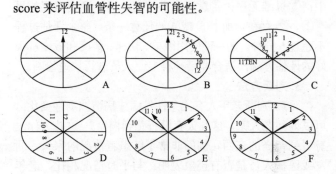

图 3-2 认知障碍老年人所画时钟

（二）谵妄评估

1. 意识模糊评估法 意识模糊评估法（cofusion assessment method，CMA）是 1990 年美国精神学家 Inouye 教授编制，是为非精神病学专业人员（如护士和其他医师）设计的，用于评估谵妄主要症状并快速准确地确定患者是否存在谵妄。CAM 评估法分为 4 个方面：①意识状态的急性改变，病情反复波动；② 注意力不集中或不注意；③ 思维紊乱；④意识清晰度（除意识清晰外）。如果有①、② 存在，加上③ 或④的任意一条，即为 CAM 阳性，表示谵妄存在。这种方法灵敏度和特异度分别为 94%～100% 和 90%～95%，观察者间信度极好（Kappa 值为 0.81～1.0）。

有人 2001 年在此基础上编制了监护室患者意识模糊评估法（CAM-ICU），专门为评估 ICU 患者，尤其是为评估气管插管等不能说话的患者是否存在谵妄而设计的评估工具，具有快速、方便、正确等特点。

2. 快速诊断 Damis D 报道满足以下 4 个特征即可

快速诊断谵妄：①急性起病，病情波动；②注意力不集中；③思维无序；④意识水平改变。确诊谵妄需要如果有①、②存在，加上③或④的任意一条。整个评估过程不超过5分钟，是一种使用简单、快速、信度和效度都很好的评估方法，适合非精神科专业人员进行快速诊断。

3. 判断方法

（1）判断老年人有无急性发病或病情波动性变化：可以询问老人家，这几天有没有感到糊涂？这几天你没有看到奇怪的东西？询问非常了解患者情况的家人、朋友或医护人员是否有迹象表明：与平时情况相比，老年人是否存在急性精神状态的变化（记忆或思维）（例如，这种情况是什么时候开始的？或者这样子有多久了？）。同时在评估过程中，观察老年人是否有开始做出适当反应，然后迷糊地睡去的现象；对谈话的专注度或注意力测试的表现变化很明显；是否有语言表达/思维的变化，语速是否有时快时慢。也可对比上次的谵妄评估结果，确定患者是否存在急性变化。

（2）判断老年人注意力是否集中：读两组数字，让老年人按照相反的顺序重复一遍。如评估员说"5～2"，老年人说："2～5"。第一组数"7～5～1"。第二组数是"8～2～4～3"（3～4～2～8）；请老年人从星期天开始倒数（可以最多提示2次，如：周五的前一天是周几？）；请老年人从12月开始倒数月份？（可以最多提示2次：10月的前一个月是几月？同时在评估过程中，观察老年人否不能跟上正在谈论的话题，是否因为环境刺激出现不适当的走神。

（3）判断老年人有无思维混乱：请问老年人今年是哪一年；今天是星期几（允许正负1天）；这里是什么地方。观察老年人是否思维不清晰或不合逻辑，讲述与谈话内容无关的事情，是否谈话漫无边际，例如他/她有无不合时宜的啰嗦以及偏离主题的回答，语言是否比平常过度减少。

（4）判断老年人的意识水平是否改变：观察老年人有无嗜睡，昏睡或昏迷；是否表现为对环境中常规事物过度的敏感亢奋，警觉性增高。

（三）抑郁的评估

抑郁是老年人最常见的精神疾病之一。10%～20%的社区老年人有抑郁，住院或养老院的老年人，重度抑郁的比例可高达12%。对于有疾病、认知功能异常、转化症等病人可能潜在的抑郁，应更具警觉心。在筛检抑郁方面，可以询问"过去一个月经常会感觉情绪低落、抑郁或无望吗？"、"过去一个月对任何事情都没有兴趣或乐趣吗？"作为开端，如果受检者的回答是肯定的，则需要做进一步检查患者是否符合抑郁障碍的诊断。

评估工具包括老年人精神抑郁量表（geriatric depression scale，GDS），Zung自评抑郁量表（Zung self-rating depression scale），Beck depression inventory for primary care（BDI-PC）以及center for epidemiological studies depression scale（CES-D），他评量表主要为Hamilton抑郁量表。目前临床最常用老年人精神抑郁量表（GDS）来作为评估的工具。

Yesavage的老年人精神抑郁量表（GDS），原版30题的GDS过长，后来便有15题的简式GDS（表3-11），若分数大于或等于7分以上即认为可能有抑郁。简式GDS评估抑郁的敏感度为72%，特异性为57%，是目前最常用的评估量表。由于15题仍觉太多，因此又有5题的GDS出现，其信度与效度与15题GDS相当。

认知功能障碍老年人，无法进行老年人抑郁量表的评估。

表3-11 老年人精神抑郁量表

条 目	判断	
1. 您是否基本上满意您的生活?	是	否
2. 您是否放弃了许多活动和兴趣爱好?	是	否
3. 您是否感到生活空虚?	是	否
4. 您是否常常感到厌烦?	是	否
5. 大多数时间里您是否精神好?	是	否
6. 您是否害怕将有对您不利的事情发生?	是	否
7. 大多数时间里您是否感到快乐?	是	否
8. 您是否常常有无助的感觉?	是	否
9. 您是否宁愿待在家里而不愿外出干些新鲜事?	是	否
10. 您是否觉得您的记忆比大多数人差?	是	否
11. 您是否认为现在还活着真是太奇妙了?	是	否
12. 您是否觉得您现在一无用处?	是	否
13. 您是否感到精力充沛?	是	否
14. 您是否觉得您的处境没有希望?	是	否
15. 您是否认为大多数人处境比您好?	是	否

注：表中"是"1分或"否"0分，问题编号1、5、7、11、13为反方向计分。

（四）焦虑的评估

焦虑是指人们对环境中一些即将面临的、可能会造成危险和威胁的重大事件，或者预示要做出重大努力的情况进行适应时，心理上出现紧张和不愉快的期待，这种情绪发生即为焦虑。

临床上焦虑评估常常首先询问"您是否感到紧张、焦虑或者不安？"如果回答肯定进一步询问"是否有无法停止或者控制的焦虑不安？"，如果存在应该进一步筛查。进一步筛查的工具为汉密顿焦虑量表（Hamilton anxiety scale，HAMA）他评评估焦虑的量表，以及状态－特质焦虑问卷（state-trait inventory，STAI）、Zung 焦虑自评量表（self-rating anxiety scale，SAS）和贝克焦虑量表（Beck anxiety inventory，BAI）等自我评估量表。焦虑评估工具并不常规使用于所有老年人身上，只有发现老年人有焦虑的可能时，进行焦虑评价。自我评价量表临床上常用 Zung 焦虑自评量表（表 3-12）。

Zung 焦虑自评量表采用 1～4 制记分，评定一周内焦虑者的主观感受。把 20 题的得分相加为原始分，把原始分乘以 1.25，四舍五入取整数，即得到标准分。评定的分界值为 50 分，分值越高，焦虑倾向越明显。

表 3-12 Zung 的焦虑自评量表（SAS）

评 定 项 目	很少有	有时有	大部分有	绝大多时间有
1. 我感到比往常更加神经过敏和焦虑	1	2	3	4
2. 我无缘无故感到担心	1	2	3	4
3. 我容易心烦意乱或感到恐慌	1	2	3	4
4. 我感到我的身体好像被分成几块，支离破碎	1	2	3	4
5. 我感到事事都很顺利，不会有倒霉的事情发生	4	3	2	1
6. 我的四肢抖动和震颤	1	2	3	4
7. 我因头痛、颈痛和背痛而烦恼	1	2	3	4
8. 我感到无力而且容易疲劳	1	2	3	4
9. 我感到很平静，能安静坐下来	4	3	2	1
10. 我感到我的心跳较快	1	2	3	4
11. 我因阵阵的眩晕而不舒服	1	2	3	4
12. 我有阵阵要昏倒的感觉	1	2	3	4
13. 我呼吸时进气和出气都不费力	4	3	2	1

续表

评 定 项 目	很少有	有时有	大部分时间有	绝大多时间有
14. 我的手指和脚趾感到麻木和刺痛	1	2	3	4
15. 我因胃痛和消化不良而苦恼	1	2	3	4
16. 我必须时常排尿	1	2	3	4
17. 我手总是温暖而干燥	4	3	2	1
18. 我觉得脸发烧发红	1	2	3	4
19. 我容易入睡，晚上休息很好	4	3	2	1
20. 我做噩梦	1	2	3	4

第五节　老年人社会健康评估

　　老年人社会健康是指老年人的人际关系的数量和质量及其参与社会的程度和能力。老年人社会健康的评估包括：①婚姻家庭、受教育程度、家谱；②是否有代理人，是否接受帮助；③家庭及社会支持系统和社会联系；④社会功能；⑤老年人的社会适应能力、应付压力能力、社会交往能力、与周围环境接触、人际关系、处理周围发生的问题等能力。下面主要介绍环境及社会功能评估。

【环境评估】

　　老年人的健康与其生存的环境存在着联系，如果环境因素的变化超过了老年人身体的调节范围和适应能力，就会引起疾病。通过对环境进行评估，可以更好地去除妨碍生活行为的因素，发挥补偿机体缺损的功能的有利因素，促进老年人生活质量的提高。

（一）居住环境

居住环境是老年人的生活场所，包括学习、社交、娱乐、休息的地方，评估生活设施、地段、通道、安全（地面安全、消防安全、防盗设施）及浴室等。评估时应了解其生活环境、社区中的特殊资源及其老年人目前生活环境、社区的特殊要求，其中居家安全环境因素是评估的重点。

居家环境评估对于居家老年人安全非常重要，特别是容易跌倒的老年人。环境评估主要由两个部分所组成：第一，评估影响老年人功能障碍的因素以及居家环境的安全要素（表3-13）；第二，评估所需的医疗资源或人力资源的可近性。在居家安全方面，是否有适度而不闪烁的照明光源、浴室设置扶手、防滑垫、可能造成老年人跌倒的障碍物体等，呼叫铃，当老年人身体不适时是否能够及时寻求帮助。

表3-13 老年人居家环境安全评估要素

部位	项目	评估要素
一般居室	光线	光线是否充足？
	温度	是否适宜？
	地面	是否平整、干燥、无障碍物？
	地毯	是否平整、不滑动？
	家具	放置是否稳固、固定有序，有无阻碍通道？
	床	高度是否在老人膝盖下、与其小腿长基本相等？
	电线	安置如何，是否远离火源、热源？
	取暖设备	设置是否妥善？
	电话	紧急电话号码是否放在易见、易取的地方？
厨房	地板	有无防滑措施？
	燃气	"开"、"关"的按钮标志是否醒目？
浴室	浴室门	门锁是否内外均可打开？
	地板	有无防滑措施？
	便器	高低是否合适，有无设扶手？
	浴盆	高度是否合适？盆底是否垫防滑胶毡？

续表

部位	项目	评估要素
楼梯	光线	光线是否充足？
	台阶	是否平整无破损，高度是否合适，台阶之间色
	扶手	彩差异是否明显？
		有无扶手？

（二）社会环境

社会环境包括个人参与社会、家庭生活和与亲友交往的频度、家庭地位、家庭和睦度及夫妻关系等情感上的健康程度。这些因素包括社会的相互影响网络、社会支持资源、环境合适与否等。该领域最为复杂，目前缺乏量化的评估工具。

1. 经济 在社会环境因素中，对老年人的健康以及患者角色适应影响最大的是经济。目前我国老年人经济支持主要来源于离退休金、家人供给、国家补贴、养老保险等。老年人的经济状况对其物质生活和精神生活有着广泛的影响。贫困对健康有明显的负面影响。经济状况的评定是通过个人收入是否能满足老年人的个人需要，是否需要他人的支持等来衡量。评估人员可通过询问以下问题了解经济状况："您的经济来源有哪些？""家庭有无经济困难？""医疗费用的支付形式是什么？"而对收入低的老人，要询问"您的收入是否足够支付食品、生活用品和部分医疗费用？"

2. 家庭 家庭因素可以直接影响老年人的身心健康和健康保健。家庭评估包括家庭成员基本资料、家庭类型与结构、家庭成员的关系、家庭功能与资源以及家庭压力等方面。常用于家庭功能评估的量表为APGAR家庭功能评估表（表3-14），包括家庭功能的适应度、合作度、成长度、情感度及亲密度五个部分。

表 3-14　家庭功能评估表

评定项目	经常	有时	从不
当遇到困难时，家人是否帮助您？			
决定重要家庭事务时，是否征求您的意见？			
当您想从事新的活动时，家人支持您吗？			
家人是否经常关心您？			
您对目前的家庭生活满意吗？			

【社会功能评估】

对于社会功能的评估应包括老年人对自己生活的安排与需求、与家人和亲友的关系、家人和照顾者对老年人的期望、经济状况、ADL 执行能力、社交活动与嗜好以及平常使用的交通工具等。

评估者应该首先了解其本身的身体功能及其支持的系统。支持系统包含非正式的（如亲属、朋友及邻居）、正式的（如养老津贴）以及半正式的（如邻里互助组织、宗教团体）资源。

评估社会功能的工具并不常规使用于所有老年人身上。较常被采用的社会功能评估工具包括社会功能不良评量表（social dysfunction rating scale）及 Duke 大学的社会功能评估问卷。

【照顾者负担】

CGA 也必须考虑照顾者的负担，特别是在照顾有认知障碍或 ADL 退化的老年人。在评估照顾者的负担时，最好是在患者不在场时才开始询问。例如"当您在照顾您所关心的人时，您最担心或在意的是什么事？"必要时指导照顾者寻求经济上的支持、其他照顾者的参与或建议使用日间照护资源等，使照顾者获得休息。

照顾者负担的工具并不常规使用于所有老年人身上，主要对有 ADL 下降的老年人的照顾者。对于照顾者负担的评估，有 Zarit 护理负担量表（表 3-15）及照顾压力指数问卷（caregiver strain index）。

表 3-15　Zarit 护理负担量表

项目	没有	偶尔	有时	经常	总是
1. 您是否认为，您所照料的患者会向您提出过多的照顾要求？	0	1	2	3	4
2. 您是否认为，由于护理患者会使自己的时间不够？	0	1	2	3	4
3. 您是否认为，在照料患者和努力做好家务及工作之间，你会感到有压力？	0	1	2	3	4
4. 您是否认为，因患者的行为而感到为难？	0	1	2	3	4
5. 您是否认为，有患者在您身边而感到烦恼？	0	1	2	3	4
6. 您是否认为，患者已经影响到了您和您的家人与朋友间的关系？	0	1	2	3	4
7. 您对患者的将来，感到担心吗？	0	1	2	3	4
8. 您是否认为，患者依赖于您？	0	1	2	3	4
9. 当患者在您身边时，您感到紧张吗？	0	1	2	3	4
10. 您是否认为，由于护理患者，您的健康受到影响？	0	1	2	3	4
11. 您是否认为，由于护理患者，您没有时间办自己的私事？	0	1	2	3	4
12. 您是否认为，由于护理患者，您的社交受到影响？	0	1	2	3	4

续表

项目	没有	偶尔	有时	经常	总是
13. 您有没有由于患者在家，放弃叫朋友来家的想法？	0	1	2	3	4
14. 您是否认为，患者只期盼着您的照料，您好像是他／她唯一可依赖的人？	0	1	2	3	4
15. 您是否认为，除外您的花费，您没有余钱用于护理患者？	0	1	2	3	4
16. 您是否认为，您有可能花更多的时间护理患者？	0	1	2	3	4
17. 您是否认为，开始护理以来，按照自己的意愿生活已经不可能了？	0	1	2	3	4
18. 您是否希望，能把患者留给别人来照料？	0	1	2	3	4
19. 您对患者有不知如何是好的情形吗？	0	1	2	3	4
20. 您认为应该为患者做更多的事情是吗？	0	1	2	3	4
21. 您认为在护理患者上您能做得更好吗？	0	1	2	3	4
22. 综合看来您怎样评价自己在护理上的负担？	0	1	2	3	4
	无	轻	中	重	极重

第六节　老年人生活质量评估

老年人生活质量是指老年人群身体、精神、家庭和社会生活满意的程度和老年人对生活的全面评价，是指不同文化和价值体系中的个体对他们的生存目标、期望、标准以及所关心的事情相关的生存状况的感受。生活质量作为生理、心理、社会功能的综合指标，可用来评估老年人群的健康水平、临床疗效以及疾病的预后。生活质量评估不作为常规进入 CGA。生活质量可以采用生活满意度量表、幸福度量表以及生活质量综合问卷进行评估（表 3-16）。

表 3-16　老年人生活质量评估

项目	评估内容	评估工具
生活满意度的评估	生活的兴趣、决心和毅力、知足感、自我概念及情绪	生活满意度指数量表
主观幸福感的评估	积极情感、消极情感、生活满意度	纽芬兰纪念大学幸福度量表
生活质量的综合评估	躯体、心理、社会功能、环境等	生活质量综合评定问卷老年人生活质量评定表

老年人不一定能回到完全的健康或独立生活的状态，通过健康综合评估和干预，设定老年人的预期保健目标，让老年人和照顾者都做好心理准备和安排。帮助老年人制定合理的近期目标和远期目标，根据连续的护理措施干预，取得阶段性成果后，对目标进行修订和提高。

第七节　老年综合评估的实施与进展

老年综合评估强调从社会、经济、精神、躯体及自理能力等多个维度测量老年人整体健康水平。同时，它亦强调老年人的躯体健康、精神健康与社会经济状况三者之间的密切关系，从而克服了传统评估的单一性和局限性。这种综合评价的方法已逐渐发展成为老年医学的一个新领域，已被公认为是各种老年医学及老年护理学实践与研究的基础和必不可少的工具。

老年综合评估的内容涵盖多学科，故实施评估时应该多学科团队合作。评估相对耗时、耗力，故评估结果应该及时反馈患者，及时给予建议并且根据评估时患者的实际情况制定符合老年人情况的防治计划；由医生、护士、康复师、营养师、患者家属、照顾者等共同监督实施评估建议。有研究已发现，评估者根据评估结果作出的建议中，50% ～ 70% 的建议被老年患者实施。

对老年人健康功能进行综合评估，可以较为全面深入地反映老年人群的健康状况，从而为制订卫生政策、提高老年人口的生活质量提供科学依据。

【老年 CGA 的常用工具】

对老年患者或其照顾者进行评估前的问卷调查，可以为老年健康综合评估节省时间，同时获得大量评估需要的信息。前期的问卷调查可以帮助评估者收集既往病史、药物使用情况、社会支持系统、身体系统回顾等。例如，执行功能任务和需要援助的能力，跌倒史，社会支持系统，尤其是来自家庭、朋友的支持，抑郁状况，视力或听力障碍。

（一）多个调查表联合应用

老年 CGA 可以按照不同的评估项目，选择多个不同调查表联合应用。在选择评估工具方面需考虑到其信度与效度、患者的接受度、所需花费的人力与时间（表3-17）、其可评估的患者标准等。

表 3-17 常用的评估工具及施测所需时间

问题	评估工具	平均评估所需时间（min）
视力障碍	Snellen 视力量表	2
听力障碍	轻声说话	1
日常生活活动功能	Katz 日常生活活动功能量表	2～4
	Lawton 工具性日常生活活动功能量表	3～5

续表

问题	评估工具	平均评估所需时间(min)
行动 / 平衡	起身 - 行走测试	1
	Tinetti 平衡及步态评估表	5 ～ 15
认知障碍	简短智能测验	5 ～ 15
	画时钟测验	2
抑郁	老年抑郁量表（15 题简式）	3 ～ 6
营养不良	身高 / 体重	2
尿失禁	询问关于尿失禁问题	1

（二）单一评估量表

国外已经建立了成熟 CGA 量表，其中最主要量表有 OARS（older american resources and services）量表、综合评价量表 CARE（the comprehensive assessment and referral evaluation）、多水平评价问 PGCMAI（philadelphia geriatric centre multilevel assessment instrument）等。以上 3 个量表均包括 5 个基本内容：躯体健康、精神健康、日常活动能力（ADL）、经济状况及社会资源状况。量表的条目均较繁多，多的达 1000 多条。

1. OARS 量表　ARS 量表内容全面，使用时间长、范围广。1975 年，由 Duke 老年与人类发展研究中心编制，其中包括了 OARS 多维功能评估问卷用于评估社会资源、经济资源、精神健康、躯体健康及日常生活能力 5 个方面功能。每个方面评分采用 6 分制，5 项内容评分之和为综合评分，代表老年人的综合健康状况。此量表的信度和效度都已得到广泛的验证。

2. CARE 量表　CARE 量表创立于 1977 年，包括 4 个核心方面 1500 个项目，其涵盖了精神、医学、营养、经济和社会问题。适用于对患者及非患者的评估，也用于评价卫生服务的有效性。有研究表明，该量表具有较高的一致性、可靠性和接受度。

3. PGCMAI 问卷　PGCMAI 问卷于 1982 年创立，问卷涵盖了日常生活能力、认知水平、环境感知、自我调节、身体健康及社会互动和时间利用 7 个方面。有研究表明，PGCMAI 问卷具有较高的一致性和应答性。但目前缺乏证实该问卷的敏感性、特异性和精确度的研究。

国内也在着力研究适合中国老年人群的健康综合评估方法。胡秀英等发表了《中国老年人健康综合功能评价量表的研制》，探索出适合中国文化的"老年人健康功能综合评价量表"，通过多家医院，养老机构和社区 267 例老年人进行调查，量表的信效度，反应度及临床可行性得到论证。

目前所用量表复杂，花费时间较多。需要进一步将量表进行压缩、简化或利用计算机技术将评价过程程序化，以利于对老年人健康功能进行综合评价。在临床实践及研究中，常常并非单一地采用一种量表，而需根据不同人群特征、评估目的选择最合适及最有效的量表。

【**老年综合评估步骤**】

老年健康综合评估是对老年人的健康进行全面、综合的评价过程，是利用多学科团队评估，以确定其有无功能缺损，医疗、心理和社会问题。大致分为六个步骤：

（1）数据收集，确定合适的评估对象；

（2）评估团队对下一步工作的讨论；

（3）制订和完善评估方案；

（4）实施评估方案；

（5）监测评估方案的实施效果；

（6）修正评估方案。

这些步骤是老年人能否获得最大的健康和功能状态的关键。越来越多的健康综合评估依赖于老年人出院后的评估，而且越来越重视初级预防和二级预防。

【评估的作用和效果】

CGA 是由跨领域的医疗团队合作及讨论，包括老年科医师、护理师、复健科医师／治疗师、营养师、社工师、药师，以及老年精神科医师等，借由系统性的评估，找出可治疗的健康问题以增进健康。CGA 可以帮助评估老年人日常生活可能发生的问题及需要何种程度的帮助。例如，若一老年人在 ADL 的沐浴项目为部分依赖时，则其居家访视只需一周一次即可；若在多方面均无法独立执行时，则其将不能独居，可能需要雇请看护工或送至护理之家照护。

CGA 与传统的疾病为导向的评估方式有差异，其强调老年患者的健康状态，不只受疾病本身的影响，更与功能状态、心智能力、社会、经济以及环境因素有关。老年评估着重于功能的评估，其在于功能状态不只是评估的面向之一，同时也是可以增进或维持的最终结果。

多项随机对照研究证实老年人的健康综合评估可以提高诊断的准确性，降低家庭病床的使用率，减少医疗费用，减少药物的使用，降低老年患者的死亡率，提高老年人的独立生活能力，提高患者的满意度。部分研究提出其可以降低老年人住院率，降低老年人看急诊的次数，提高老年患者的生存率的同时不降低患者的生活质量。

在国外，无论在医院或在社区老年人综合健康功能评估都已得到广泛应用。其中，美国关于老年综合健康功能状况已有了完善的评估体系。目前我国 CGA 处于起步阶段。老年综合评估及其管理系统应该借助简单、可行的筛查方法获取老年人的详细情况，通过团队的有效沟通讨论，制定和修订合适的防治计划，通过多学科的合作为老年人提供更全面的照顾，充分发挥老年健康综合评估的作用。

（陈　茜　胡春艳）

参 考 文 献

陈峥. 2010. 老年综合征管理. 北京: 中国协和医科大学出版社

董碧蓉. 2009. 老年病学. 四川: 四川大学出版社.

胡秀英, 龙纳, 吴琳娜等. 2013. 中国老年人健康综合功能评价量表的研制. 四川大学学报(医学版), 44(4): 610~613.

化前珍. 2006. 老年护理学. 第2版, 北京: 人民卫生出版社

汪向东, 王希林, 马弘. 1999. 社会支持评定量表. 心理卫生平定量表手册增订版. 北京: 中国心理卫生杂志社, 127~131

邢翠. 2008. 国内外老年综合健康功能评估的研究进展. 护理学杂志, 23(5)综合版: 75~78.

曾荣, 刘忠艳, 周孝英等. 2008. 老年综合健康功能评估的研究进展. 护士进修杂志, 23(24); 2237~2240.

张宏雁, 何耀, 董军等. 2010. 军队离退休干部健康现状的多维度调查与分析. 第二军医大学学报, 3(12): 1347~1350.

张作记. 2001. 日常生活能力量表. 中国行为医学科学, 10: 172

张作记. 2001. 家庭关怀度指数. 中国行为医学科学, 10: 110

Devons CA. 2002. Comprehensive geriatric assessment: making the most of the aging years. Curr Opin Clin Nutr Metab Care;5:19~24.

Katherine T Ward, MD,David B Reuben, MD. Comprehensive geriatric assessment, UpToDate Terms of Use ©2015 UpToDate

Russell, D. , Peplau, L. A. , &Cutrona, C. E. 1980. The revised

UCLA loneliness scale: concurrent and discriminant validity evidence. Journal of Personality and Social Psychology, 39(3), 472~480.

Rosen SL. Reuben DB. 2011. Geriatric assessment tools. Mt Sinai J Med, 78(4):489~497.

第四章　与老年人的沟通

第一节　沟通的概述

【定义】

沟通指人与人之间的信息交流、传递和理解，以期获得反应效果的过程。沟通的要素包括：传讯者、收讯者、沟通信息、沟通渠道等。沟通包括信息的双向传递、所传递的信息需被人理解及理解信息的人应作出相应行为反应的三点重要内涵。有效沟通即信息发送者发出的信息与接受者收到的信息在意义上是一致的。这些信息包括意念、信仰、感情及态度等。在我们的日常生活中，沟通随处可见，它是一种极其普遍的行为，是人与人之间交往的一座桥梁。通过这座桥梁，人们可分享彼此之间的感情和知识，也可减少或消除误会，增进相互之间的了解。根据不同的划分标准，沟通可分为非语言沟通和语言沟通两种类型。

【沟通在老年护理中的作用】

1. 沟通能密切护患关系　无论是居家养老、社区养老还是机构养老的老年人，都不同程度的存在孤独感。他（她）们从内心渴望与人交流，特别是有关健康护理方面的信息与医护人员交流。

2. 沟通有益于提高护理质量和服务效率　测血压、体温、翻身都是老年护理日常工作。沟通会让这些日常护理工作变得每天都有新意。如果每次护理时，亲切地与老年人交谈，对他们的合作表示谢意，对他们的不足诚恳的提出改进方法、意见和鼓励，不仅不会让老年人感到麻烦、负担，比起一句话都不说、一脸木讷、做完事就走、无交谈更无沟通，更能得到老年人的合作，实现高效的优质护理。

3. 沟通有益于正确执行医嘱，减少或杜绝护理差错和医疗事故发生　护士执行医嘱时"三查七对"也是一种沟通的重要形式。无论发药、打针，要仔细询问老年人姓名、年龄，了解病人的治疗感受，听取病人的意见，发现异常情况及时汇报医生，可以有效防止医疗纠纷，维护正常的医疗护理秩序。

4. 沟通让老年人明明白白健康消费，认认真真配合护理　中国老年人多数是未富先老，因此很在意健康消费的承受能力。在护理人员看来这种消费很"需要"时，还要看老年人在经济上是否"可能"。在这种情况下一定要与老年人充分沟通。不仅一般的护理消费要老年人明白，重大的医疗护理消费也要尊重老年人意愿，从而让老年人能明明白白健康消费，认认真真配合护理。

5. 沟通能普及护理知识和自我护理技能　老年人护理应该包括专业人员护理、家庭护理和自我护理三方面。通过专业人员在护理过程中，与老年人及其家属进行当面沟通，通过专业知识通俗化的讲解和直观的操作，对家庭管理、自我管理提出要求和注意事项，让老年人、家属都知道为什么要做、怎么做这些护理，从而提高老年人自我护理能力的重要渠道。

6. 沟通能疏导心理、抚慰老年人精神　老年人出现亚健康或生病状态后，由于缺乏医学知识，会产生一些焦虑、恐慌，甚至绝望。通过沟通，引导老年人去正规医院做必要的检查、检验，结合临床症状分析判断，解惑释疑，鼓励老年人正确对待疾病和健康，树立信心，寻求科学、规范的治疗和护理，有利于调动老年人战胜疾病的正能量，早日康复。

7. 沟通让老年人提高幸福感　与老年人沟通，特别是护理工作中，做到尊重、关心老年人，多体贴老年人的难处，耐心倾听老年人诉说自己的健康问题，在交流中能为老年人换位思考，尽力满足老年人个性化的健康需求，让老年人有被尊重、被服务和享受到超值服务的幸福感。

8. 沟通能获得真实的护理工作信息反馈，有助于客观评价护理工作　及时有效的沟通能及时发现护理工作值得改进和创新的地方，从而不断优化老年人护理服务，促进护理工作更人性化、个性化。

9. 沟通是向老年人学习的重要机会　老年人具有丰富的生活阅历和社会实践经验，是维护老年人健康的宝贵经验。护理工作为我们经常与老年人沟通，向老年人学习提供了条件。与老年人沟通要诚心交流，不耻下问，一定可从老年人的谈吐、举止和习惯中发现特别有实用价值及值得吸取的经验。与老年人沟通不是单方面的，而是双向双赢之举。

10. 沟通彰显护理人员综合素质　护理人员综合素质包括职业素质、人文素质、身体素质。人文素质包括仪容仪表、语言举止、兴趣爱好、信仰、人格魅力、亲和力、人际关系和沟通能力等。其中沟通能力又包括一个人的沟通理论和沟通技巧。在沟通实践过程中，其人格魅力、亲和力和人际关系又直接关系到沟通的成效。由此可知，老年护理人员沟通能力培养、实践、考评不是一件可有可无的小事，而是一件关乎老年护理队伍综合素质建设、老年护理事业发展的大事。有一支综合素质高、人文素质高、沟通能力高的老年护理团队，与老年人沟通才能实现规范化、制度化、常态化。

【与老年人沟通的原则】

由于老年人的生理、心理和社会环境不同，在与老年人沟通时要注意以下原则：

（一）及时性原则

由于多数老年患者身患多种疾病，病程长，病情变化快。老年人病情瞬息多变，一旦因沟通不畅而延误治疗，将导致不可弥补、无法挽救的恶果。因此护理人员在护理工作中，要密切观察病情，一旦发现异常要及时与病人或家属沟通，必要时报告主治医生。第一时间与老年人沟通，提出处置意见，获得老年人共识，满足老年人知情同意权。

（二）沟通的针对性原则

老年人身体除多种疾病并存的情况外，体质不同、病情不同，同样的护理项目，其方法、时间长短、次数、剂量也有区别，与不同老年人沟通时，要用恰当的尊称、易懂的语言，针对老年人不同的疑问进行沟通，提出配合护理的不同要求。特别要注意老年人失能的差异，采用不同的沟通方式，如听力不好、沟通障碍者，可采用文字书面沟通；不识字老年人用深入浅出的语言沟通；记忆和理解障碍者，更要细心、耐心的沟通。尽可能使沟通方法个性化，沟通内容有针对性。

（三）依法沟通原则

沟通是履行护士的职责，知情同意是老年人的权利。因此，沟通时，要遵循国家的医法、医规和医院的医疗护理规范。深入浅出地与老年人依法沟通。绝不可为讨好老年人信口开河、瞎说一通。没有科学依据、没有法律依据的许诺，不仅事后不能兑现，还会伤害老年人。因此要求护理人员在进行护患沟通前，一定要认真学习相关法律和规定，正确理解，有根有据的与老年人取得共识，共同依法行事。

（四）有效性原则

沟通的目的在于信息交流、解惑释疑，分享知识和感情，减少或消除误解，在维护老年人健康上增进信任，达成共识，实现沟而通的最后效果。为此，与老年人沟通时一定要讲究沟通技巧，沟通前做好相关准备工作：了解老年人的性格、文化、特征、健康理念、经济状况、老年人的自主权等与沟通主题相关信息；选择好沟通的时间、地点；沟通时坚持平等、互勉，实现双向交流，及时分析老年人对沟通主题反馈的信息；要充分利用老年人周围的有利因素；必要时寻求老年人信任的人，力求沟通效果最大化。在维护老年人健康上，任何不遵循有效性原则、沟而不通、或沟而半通或只讲沟不问通的做法，都是走过场、敷衍塞责、不负责任的行为，都是不尊重老年人权益、不履行医护人员职责的不道德行为，一旦出现纠纷和事故，都应承担应有的法律责任。

【与老年人沟通的影响因素】

影响与老年人有效沟通的因素包括两方面：

（一）护理人员方面的影响因素

（1）缺乏与老年人沟通的理念：不懂得与老年人沟通在老年护理工作的重要作用，甚至有多一事不如少一事的错误认识。

（2）缺乏与老年人沟通的技能：护理人员没有受过与老年人沟通理论和技能培训、观摩学习和现场实践，没有将沟通技能纳入护士人文素质培训。

（3）缺乏与老年人沟通制度和考评机制：与老年人沟通没有列入护理工作目标管理，缺少督导和考评指标，处于可有可无或可作不可作的无序状态。

（二）老年人方面的影响因素

（1）老年病人中不乏低文化、低知识、少信息的人群，特别是来自边远地区、民族地区的老年人，语言不同、风俗差异，会直接影响沟通的有效性。

（2）老年人在家庭的角色、特别是对经济的支配权，会影响老年人对待健康决策权而影响沟通的有效性。

（3）老年人群体中的空巢老年人、孤独老年人、失能老年人，因缺少协助沟通的家庭成员而影响与老年人沟通。

（4）老年人群体中的失能老年人，如失明、失聪、生活不能自理的老年人，沟通时很困难，往往事倍功半，沟通效果不能如愿。

【与老年人沟通分类】

老年人健康在于"三分治疗，七分护理"，从而决定了与老年人的护患沟通机会更多，更为重要，也需要更好的选择沟通方式。

（一）按沟通形式分类

①直接沟通：面对面、一对一的沟通。②间接沟通：文字（书信、报刊）、电话、网络、广告。

（二）按沟通工具分类

1. 语言沟通

口语：普通话、地方话、民族语、外语；语言：护理专业用语；文明礼貌用语，解释学用语，配合护理提示性用语、安慰、鼓励性用语，保护性用语。

副语言：嗯、呵、哈、咦、唏等语气。

2. 非语言沟通

体语：头式、手势、站姿、坐姿、走姿。

表情语：哭、笑、惊、恐、呆等表情。

老年群体是一个心理、生理、社会特征多元化的特殊群体，护患沟通时要从多视角思考，选择多种沟通方式和沟通工具，有时还要配合标本、模型或实物。采用语言和非语言沟通相配合，才能达到满意的、有效的沟通。

（杨 玲）

第二节 非语言沟通

非语言沟通是指人与人之间通过某些媒介而不是讲话或文字来交流、传递和理解信息，是人们与外界沟通的第一种方式。非语言沟通约占所有资讯的 55% ～ 97%。非语言沟通对于一些无法表达和理解谈话内容的老年人来说非常重要。但值得注意的是，在与老年人的非语言沟通中，应避免让老年人不适应和难以接受的动作，如抚摸老年人的脸部或头部等。非语言沟通内涵十分丰富，有着它特有的艺术，包括身体语言沟通、副语言沟通和物体的操纵等。

【身体语言沟通】

身体语言沟通是通过动态无声的表情、目光、手势等身体运动或静态的空间距离、身体姿势及衣着打扮等形式来实现沟通。护理人员主要借助手部动作、面部表情等身体姿态来表达对老年人的帮助和关爱。

（一）触摸

触摸可表达触摸者对老年人的关爱和保护。然而，触摸并非万能，如使用不当，可能会造成一些误会和触犯老年人的尊严等。在与老年人进行触摸沟通中应遵循一定的注意事项（表4-1）。

表4-1 与老年人触摸的注意事项

项目	内容
尊重老年人的尊严，了解其社会背景	检查、操作等涉及老年人的隐私时，应事先得到老年人的允许，且应注意不同社会文化对触摸礼仪的使用有别
触摸部位的确定	最易被接受的触摸部位是手，其余有手臂、背部与肩膀 不适合触摸的部位是头部
渐进触摸，并持续性观察老年人反应	例如从单手握老年人的手到双手合握 触摸的同时密切观察老年人面部表情以及被触摸的部位是否松弛或紧绷、身体姿势是接受的前倾还是退缩的后靠，以判断老年人是否接受触摸
确定知道触摸者的存在时方可触摸	老年人因视、听功能减退，如突然触摸，会让老年人被惊吓，选择从功能良好的一侧接触老年人，不允许突然从暗侧或背后给予触摸
保护老年人易受损的皮肤	触摸前要确定老年人的手有无不宜触摸的情况，如皮肤破损或伤口等 触摸时避免使用摩擦或拉扯
对老年人的触摸应有正确的反应	护理人员应尝试适当地接受老年人抚摸我们的脸颊、头发或手臂来表达谢意

（二）身体姿势和动作

当不能用语言清楚表达信息时，身体姿势能适时有效地辅助表达和加强澄清。准确、恰当的姿势能拉近护理人员与老年人的距离。我们在与老年人的沟通中，可利用一些让老年人感到亲近的身体姿势，缩短与老年人的距离，让老年人感到亲切，减少孤独。这些姿势包括：①挥手问好；②亲切的微笑迎接；③主动搀扶老年人到沙发上坐下；④把耳朵贴近老年人神情专注的听老年人述说并作出相应的回应；⑤蹲于老年人身旁面向老年人倾听等。

有效强化沟通内容的身体姿势包括：①挥手问好或再见；②招手作动作；③伸手指出物品所在地、伸手指认自己或他人等。

（三）耐心倾听

倾听是沟通中必不可少的。护理人员与老年人沟通时特别需要耐心的倾听，要保持面部表情平和、不紧绷或皱眉，并且要表现出对对方的话题感兴趣，必要时可夸大面部表情以传达担心、惊喜、欢乐、关怀等情绪。另外，眼神的信息传递也是很重要的，眼神的接触是脸部表情的精华所在，因此，与老年人眼神的信息传递是至关重要的。倾听要注意以下技巧（表4-2）。

表4-2　倾听的技巧

项目	内　　容
专注	倾听者应保持良好的精神状态，精力集中，听清楚老年人谈话的背景、内容及尚未表达的意见保持与老年人的眼神接触，以了解老年人谈话的真正意图，站在对方的立场来探讨谈话的内容随时提醒自己通过交谈要了解或解决的中心问题是什么
移情	对老年人的谈话要换位思考 学会聆听老年人的"弦外之音"和体会他们的感情 对老年人的讲述要有语言上的呼应 适当运用各种老年人能理解的动作与面部表情如微笑、点头等，以表示自己的理解和感情

续表

项目	内容
倾听者的体态会暗示出对谈话人的态度	与老年人沟通时要求倾听者要使头、躯干、四肢处于适当的位置。例如有人习惯把头稍偏一点，有助于集中精力，必要时可把耳朵贴近老年人或适当俯下身子或以稍前倾的姿势贴近老年人倾听听老年人讲话时要尽可能停止手头的工作全神贯注，意味着不仅用耳朵，而且是用整个身体去听对方讲话
接受	尊重老年人，耐心倾听，不要急于作出判断 善于抓住重点，注意敏感的问题，捕捉真实的信息 多用疑问语来澄清混淆不清的谈话内容 善于综合和概括所听到的信息 把自己的判断延迟到老年人结束话题之后 最后告知老年人你的看法，但言语表达要缓和、委婉，不可用敷衍的态度或模棱两可的言语，切忌用不良的说话语气和态度
适时获取信息	通过提问的内容可获得信息，也可从对方回答的内容、态度、方式、情绪等获得信息
做好记录	核心问题，要做好记录，以表示对问题的重视，同时增加老年人的信任感
保持信息完整	倾听者要根据具体情况安排充分和完整的交谈时间，在倾听内容的同时倾听老年人的感情，确保通过沟通获得的信息的完整和正确

【副语言的沟通】

副语言的沟通是通过非语词的声音，如重音的变化、声调、笑、哭或者停顿等来实现的。最新心理学研究成果揭示，副语言在沟通过程中起着十分重要的作用。一句话所表达的含义不仅决定于其字面的意义，且决定于它的弦外之音。语音表达方式的变化，尤其是语调的变化，可使字面相同的一句话具有完全不同的含义。例如，患者通过一个疗程的治疗，从原来的靠别人搀扶着走变为今天独自缓慢地走进诊室，当护理人员看见后用惊奇的表情发出"哇"的声音，不但能使患者更加肯定治疗的效果，还能使患者对以后的治疗更有信心。

【物体的操纵】

物体的操纵是人们通过对物体的运用和环境的布置等手段进行的非语言沟通。例如，冬天老年人进入有暖气设备的诊室内就诊，由于量血压需脱外套，老年人习惯地把外套放于诊断床上，这时护理人员主动接过患者的外套挂于衣帽钩上，这样老年人就会意识到衣服应该挂在衣帽钩上。而实际上护理人员并未提到诊断床上不能放衣服。

总之，非语言行为在信息沟通中不仅起到了修饰、支持或否定语言沟通的作用，且在某些情况下，还可以直接替代语言行为。

（杨　玲）

第三节　语言沟通

语言沟通建立在语言文字的基础上，分为口头沟通和书面沟通两种形式。人与人之间最常见的交流方式是交谈，即口头沟通，但也需因人而异。为达到有效的、良好的沟通，需注意以下技巧。

【语言沟通形式的选择】

随着老年人年龄的渐增或家庭的因素，或由于老年人自身性格的因素，外向的老年人喜欢与人交谈，把口头沟通作为抒发情感和维护社交互动的好途径；内向的老年人则可能变得比较少言、退缩，甚至有寂寞和沮丧。针对此类老年人，护理人员应该掌握他们的性格和心理，努力为他们提供足够的社交与自我表达的机会，可选择当面语言沟通、电话沟通和书面沟通的形式进行沟通。

【注重语言修养】

语言是人类社会最重要的交际工具，能起到征服人的心灵之作用，成为人们相互理解的纽带。如果一个人在说话时恰当、巧妙地使用敬语和谦词，则会受到他人的欢迎和尊重。如问老年人年龄，应该"您高寿"，而不是"您多大了？"在与老领导交谈时，要巧妙而恰当地运用委婉含蓄的语言交流技巧，即多以请求、商量的口吻，如"您觉得怎样？"，而不能以直来直去的口吻。

【与老年人进行当面语言沟通的注意事项】

（1）首先尽量使用老年人通俗易懂的语言。

（2）做到态度和蔼亲切、语速适中、吐字清晰。

（3）一次谈话围绕一个中心内容或尽量少的主题。

（4）语言生动，与老年人交谈时声音适当大一些，必要时可用适当的手势和姿势帮助说话（如贴近老年人的耳朵说话），但身体语言要与优美的口头语言保持一致。

（5）有意识地重复重点内容和不易理解的部分。

（6）注意老年人反应，以了解老年人是否听懂，形成与老年人交流的气氛，切忌防止简单说教。

（杨 玲）

第四节 促进有效沟通的方法

沟通是否有效，主要取决于信息发送者转交接受者信息的状态及其程度。成功的沟通是信息发送者提供给接收者的信息与接收者通过理解而获得的意义相一致。促进与老年人有效沟通的方法有以下几方面。

（一）利用多种沟通方式

根据老年人不同的情况，如文化背景、理解能力、听力是否良好、能否识字等恰当地选择适合老年人的语言沟通或非语言沟通的方式等。也可根据老年人的具体情况采用床旁沟通、集中沟通、出院电话随访沟通等。

（二）重视双向沟通

沟通具有双向性，且伴随着反馈过程，使发送者可以及时了解到信息是如何被老年人理解的，使老年人能表达接受时是否存在困难，从而得到帮助和解决。如沟通的同时注意老年人的表情和反应。

（三）采用适合沟通对象、保证沟通效果的方法和技巧

事先了解老年人的健康状况、家庭情况、性格特点等，根据所了解的信息采取适合老年人的沟通方式和技巧。例如，对听力差的老年人在进行口头语言沟通的同时还应适时、恰当地辅以书面或身体姿势等沟通方式。

（四）正确运用文字语言的注意事项

（1）沟通前澄清概念，系统地分析、思考和明确沟通信息。对接收者及可能受到该项沟通的影响者同时予以考虑。

（2）只对必要的信息进行沟通，紧扣主题和老年人

重点关心的问题。

（3）对沟通内容应做好充分、准确的计划，并尽量征求他人的意见。

（4）语言表达要精确，恰当地用语言和非语言准确地表达自己的想法，也使接收者从沟通中得到所期望的理解。

（5）对发出的信息要进行追踪和反馈，以便弄清老年人是否真正了解和愿意遵循，继而是否采取了相应的行动等。

（6）语言表达的内容要与表情相符，达到言行一致的沟通。

（五）做好沟通记录

每次沟通后应有相应的沟通记录，内容包括沟通时间、地点、参加的人员以及沟通的实际内容、结果等。

作为现代护理人员，尤其是老年科护理人员，与老年人有效的沟通与交流是必需的，也是创新老年护理模式必不可少的内容之一。

（杨　玲）

第五节　如何与认知障碍的老年人沟通

【概述】

认知功能障碍泛指各种原因导致的各种程度的认知功能损害 (cognitive impairments)，从轻度认知功能损害到痴呆，又称为认知功能衰退、认知功能缺损或认知残疾。认知功能障碍发病的相关因素包括年龄、性别、文化程度、神经系统疾病、慢性疾病、职业性质，婚姻状况、生活自理能力等。年龄是影响认知功能障碍发病率的最主要因素，随年龄的增长，认知功能会逐渐减退，而神经系统疾病则对认知功能障碍的影响最大。性别与认知功能障碍也有一定的关系，女性认知功能下降较男性明显。文化程度与认知功能障碍也有相关性，文化程度越低，越容易发生认知功能障碍，且认知功能障碍的程度越重。慢性疾病中的高血压、高血糖、高胆固醇、脑血管病、心脏病是独立的危险因素。

认知功能障碍的发展是个长期的过程，可能在临床前数十年即已开始。在疾病进展的后期，虽可能延缓认知功能衰退的进程，但已有的损害多不能逆转，且存在疗效不突出和费用昂贵的问题。目前，认知功能障碍已成为影响中老年人健康和生活质量的重要疾病。因此，早期干预具有重要意义，轻度认知功能损害(mild cognitive impairment, MCI)是早期发现和早期干预的切入点；预防应成为最重要的措施，在各种危险因素中，血管性危险因素是可以被发现和控制的，因此要特别重视对高危人群的筛查和干预。凡有高血压病、脑动脉粥样硬化、脑血管病、糖尿病及冠心病的患者，均应进行记忆及智能的测查，以便早期发现、早期治疗，治疗越早效果越好。

轻度认知功能障碍人群是痴呆的高危人群，中国老年人群痴呆发病率65～69岁发病率为5%，70岁以上发病率为10%，80～85岁发病率为30%，85岁以上发病率大于40%。中国人群痴呆发病率和患病率（65岁以上的人群为4.8%）与西方国家相似。

【认知障碍的分型】

（一）轻度认知功能损害及其分型

轻度认知功能障碍(mild cognitive impairment, MCI)是指出现轻度记忆或认知功能障碍，但不影响日常生活能力，是介于正常老化和早期老年性痴呆之间的一种临床过渡状态。可分为：

1. 遗忘型 MCI 包括单纯记忆损害和记忆伴其他认知功能损害两种，以记忆损伤为主要表现，多可进展为老年痴呆（Alzheimer's disease, AD）。

2. 多认知领域内轻度受损型 MCI 此类人群除记忆力受累外，尚有其他认知领域损害，如语言流畅性、注意力、视空间及执行功能等领域损害，这部分病人有可能进展为 AD，也可能发展为血管性痴呆，或是症状保持长期稳定。

3. 非记忆领域内单一功能损害型 MCI 表现为单纯语言障碍、注意力减退、执行功能障碍等，前者很可能发展为原发性进行性失语，后者则进展为额颞叶痴呆或路易体痴呆。

MCI 也可按病因分为变性性、血管性认知功能障碍等。

（二）痴呆及其分型

痴呆是获得性进行性的认知功能障碍综合征，在意识清晰的情况下全面持续的智能障碍，表现为记忆、语言功能、视空间功能障碍、人格异常及认知能力（包括计算力、综合能力、分析及解决问题能力）降低。常伴有行为和感觉异常，导致日常生活、社会交往、工作能力明显减退。65 岁以上发病者又称为老年性痴呆。老年痴呆是指老年期发生的以慢性进行性智力衰退为主要表现的一种神经精神疾病，早期症状是遗忘近事，性格改变，多疑，睡眠昼夜节律改变，进一步发展为远近记忆均受损，出现计算力、定向力和判断力障碍，或继发其他精神症状，个性改变及自制力丧失。

痴呆最常见的为病因分型，可分为：

（1）变性性痴呆；

（2）血管性痴呆 (vascular dementia，VD)；

（3）炎症性痴呆；

（4）感染性痴呆；

（5）肿瘤及其他原因引起的痴呆。

其中老年性痴呆（AD）、血管性痴呆和混合性痴呆（AD 与 VD 同时并存）是临床最常见、发病率最高的痴呆类型。

【认知障碍老年人沟通能力退化的表现】

（1）命名困难，想要讲"钥匙"却只能说出"那个锁门的东西"来说明想要指认的东西。

（2）命名能力退化，用字的能力和频率下降，对于平日不常使用的词汇更容易忘记，例如把所有红色系物品均归为红色，而无法用桃红色等不常用的词汇。

（3)用词遣字及发音上更固着于印象中仅有的少数词汇，说话时可能含糊不清或自创词汇，别人无法理解其说话内容。

（4)从无法理解对方的说话内容发展到无法用语言和他人沟通，通常沉默以对，或只说简洁的单字，眼神呆滞，无法集中注意力。

（5）对人名、地点、事物的回溯记忆发生困难，例如知道却无法说出对方的名字，混淆使用同种类的名词，例如把"儿子"叫成"女儿"。

（6）可能遗忘社交会谈中该遵循的礼节，例如保持一定的身体距离。

（7）人格改变表现出混乱、焦虑、自我警觉、忧郁、生气或害怕等。

【与认知障碍老年人沟通的技巧】

与认知障碍老年人的沟通包括非语言沟通和语言沟通两大类，沟通者应掌握其特点和方法以及注意事项，更好地帮助认知障碍的老年人通过沟通表达感情和要求。除了一般与老年人沟通的技巧外，还应该注意以下内容：

（一）非语言沟通技巧

虽然老年人可能较为依赖非语言交流，但并非意味着其心理认知状态也退回孩童阶段。所以，要注意观察何种沟通模式是老年人反应良好的特定方式，并予以强化和多加运用。

1. 倾听 要善于听老年人讲话，要注意其讲话的声音、声调、流畅程度及选用的词句，老人的面部表情、身体姿势及动作，尽量理解其想表达的内在含义。在倾听过程中，要全神贯注、集中精力、注意听讲。要注意保持眼神的接触，做到"心领神会"；倾听时要有反馈，使用能表达信息的举动，如点头、微笑等，表达对其话题的兴趣，增加交谈的积极性。

2. 面部表情 面部表情常清楚地表明人的情绪，在某种程度反映内心隐衷。面部表情反应极为灵敏，能迅速而真实地反映各种复杂的内心活动。微笑是美的象征，是爱心的体现，是人际交往的"润滑剂"，对老年患者的精神安慰可能胜过良药。在微笑中为老年患者创造出一种愉悦的、安全的、可信赖的氛围。

3. 触摸 沟通者适当的触摸可表达对老年人的关怀之情，而老年人通过触摸他人或事物也可帮助其了解周围环境。但老年人常处于意识不清的状态，容易对触摸做错误的理解，因此，与老人进行交谈时，应保持适当的距离，由约 100cm 开始，渐渐拉近彼此距离。离得太远，病人听不清楚，靠得太近，病人又会感到害怕。

4. 身体姿势 模仿和加大动作以指出日常功能活动，如洗手、刷牙、梳头、喝水、吃饭；护士手臂与老年人的手肘轻勾接触，协助其察觉我们要他同行的方位、竖起大拇指表示支持和赞同等。在护理过程中要掌握以下注意事项：

（1）与认知障碍的老年人沟通前，必须先让他知道沟通者的存在，以免受到惊吓。

（2）沟通时要面对老年人，利于他读唇，并加上缓和、明显的肢体动作来有效地辅助表达。

（3）对于使用轮椅代步的老年人，应适时地坐或蹲在旁边，并维持双方眼睛于同一水平线，以利于平等的交流与沟通。

（4）鼓励无法用口头表达的老年人，以身体语言来表达，并及时给予反馈，以利于双向沟通。

（5）身体姿势与导向：说话时倾身向前以表示对对方的话题有兴趣，但是小心不要让老年人有身体领域被侵犯的不适。

5. 重视眼神的交流 眼神的信息传递是脸部表情的精华所在，与患者交谈时，要看着他们的眼睛，微笑、亲切的目光和表情，会给患者以鼓励。但认知障碍的老年人，往往因知觉缺损而对所处情境难以了解，容易走神，故保持眼对眼的接触对沟通的效果是非常重要的，必要时可以正面触摸老年人以吸引其注意力回到沟通的情境中来。

6. 沉默 沟通中利用语言技巧固然重要，但并不是唯一的可以帮助老年患者的方法。不是所有的时间都应该说话。当老年人不愿意说话或者受到情绪打击时，沟通者可以和对方说："如果您不想说话，您可以不说，我希望能坐在这儿陪您一会，好吗？"这时沟通者以沉默的态度表示关心，也是尊重老人的愿望，会很有效。它可以表达沟通者对老年患者的同情和支持。此外，沉默片刻还可以为沟通双方提供思考和调适的机会。

7. 沟通环境　由于认知障碍老年人的沟通交流能力和处理外部刺激的能力往往存在缺陷，故应为其创造一个适应其沟通能力的舒适环境：安全、安静、相对固定，相对独立。沟通的空间距离最好保持在 90～120cm。谈话双方位置和距离应适当，避免患者的体位和姿势不舒服，应尽量避免谈话双方距离过远过近或一个位置过高而另一个位置过低等，以免影响沟通效果。一般适宜的谈话距离为 1m，做解释时说话声调适度，如避免别人听见以保持 50cm 的距离为宜，每次交流沟通时间不宜过长，并事先做好计划和准备。

8. 正确应用移情效应和换位思考　只有进入到病人的角色才可以真切感受到病人的害怕、痛苦与无助。正确运用移情作用，发现患者现存的和潜在的问题，以更好地沟通，及时满足患者需求。

9. 其他　有些老人当他们听到自己的声音时会感到安全，所以喜欢一直说话，虽然此时与沟通者无法达到双向有效的沟通，但是沟通者仍然需要耐心地倾听，而且还要注意以下几点：

（1）沟通的态度：沟通过程中态度要诚恳、耐心。护理人员应保持脸部表情平和、不紧绷或皱眉，说话声音要略低沉平缓且带有欢迎的热情，可适时夸大面部表情以传达惊喜、欢乐、担心、关怀等情绪。

（2）护士不要在老年患者的视线范围内，与工作人员或其亲友轻声耳语，以防止老人产生不适当的联想。

（二）语言沟通

虽然认知障碍的老年人的语言沟通能力有不同程度的减退或障碍，但良好的语言沟通仍然是促进其与外界交流和了解的重要途径，沟通者要以对老年人真诚相助的态度，同时应估计老年患者的教育程度和理解力，以便选择合适的语言表达。

1. 口头沟通 口头沟通是与认知障碍的老年人沟通的重要方式，在口头沟通中应注意以下几点。

（1）做好自我介绍：在与病人讲话之前要先说明自己的身份，便于沟通。

（2）要尊重病人，态度诚恳亲切，称呼须讲究尊敬礼貌，行为举止表情要保持自然，不要夸张，切忌使用刺激性、讽刺性语言。

（3）掌握病人的心理状态，然后有计划有目的地与病人单独交谈，使其消除不必要的思想顾虑，以促进疾病的稳定与缓解。

（4）注意对病人说话的技巧

1）注意态度和蔼可亲，语气缓慢柔和，声音清晰，语调略高，叙述的话语通俗易懂，平常化。勿大声喊叫，以免刺激病人的情绪，导致病情恶化。

2）对病人说话要有耐心，如果病人一次没有听懂，可以慢慢重复两三遍，直到明白为止。

3）不使用命令性的语言，做事主动征求他们的意见，对非原则性的问题不与老人争辩和计较。

4）专心倾听病人的诉说，尤其是老人多次重复过去往事时，不可随意打断病人的谈话或表现出厌烦的情绪。

5）对语言障碍的病人，护士应鼓励其读书、读报，而且提倡大声地朗读，阅读之类的智力活动对预防老年痴呆症的作用最大。

6）老年痴呆病人，理解能力下降，应主动与之交谈，和病人交谈时，要找出适合交流的方式，注意自己的表情、态度，增加交流的次数。

7）对易忘的老人要不厌其烦反复地与他们诉说，时常督促，提醒他们。应鼓励病人反复记忆，当老人忘记时及时提醒，避免大声训斥，可以对病人容易忘的事反复提问以增强其记忆力。

8）对猜疑、自私、幻觉、妄想、唠叨、急躁的患者要多给予理解宽容，多给予关爱，耐心地倾听他们诉说，不指责他们。

9）对淡漠、缄默少语、性格孤僻、缺乏热情的老人多给予交谈，说些关心体贴的话语建立信赖关系，护士需仔细询问及观察老人的举动，制定日常活动表等手段刺激淡漠患者的活动功能，防止进一步退缩、被动。

2. 电话沟通 电话沟通能克服时空距离，有效追踪老年人的现况，增进相互的了解，甚至还可以进行咨询、心理治疗或给予诊断以利持续性治疗。护士在沟通中要掌握以下注意事项：

（1）护士最好能与老年人建立习惯性的电话问候与时间表，这样会使老年人觉得有社交活动的喜悦，但注意应避开用餐与睡眠时间。

（2）当电话访问对象有听力障碍、失语症或定向力混乱时，需要特别的耐心并采用有效的方法：

1）护士应具有充分的耐心，说话速度应放慢，吐字清楚。

2）要求失语症的老年人以其特殊的语言重复所听到的内容，譬如复述重要字句，或敲打听筒两声以表示接收到信息。

3）认知障碍的老年人由于常被其思绪障碍所干扰，且又缺少面对面的视觉辅助效益，故利用电话接收信息显得更为困难。所以，在开始沟通时，必须明确自我介绍、说明自己与老年人的关系，以及此次电话访问的目的。

4）必要时还需以书信复述此次电话沟通的信息以减少误解的发生。

5）听力困难的老年人可鼓励安装桌上型电话扩音设备，可直接放大音量以利于清晰听懂，其效果较助听器为佳。

3. 书面沟通 对有识字能力的老年人，结合书写方式沟通能比较好地克服老年人记忆减退，起到提醒的功能，也可增加老年人的安全感和对健康教育的依从性。护士在使用书写方式沟通时要注意以下几点：

（1）使用与背景色对比度较高的大体字；

（2）对关键的词句应加以强调和重点说明；

（3）用词浅显易懂，尽可能使用非专业术语；

（4）运用简明的图表或图片，来解释必要的过程；

（5）合理运用小标签，如在小卡片上列出每日健康流程该做的事，并且贴于常见的地方以防记错或遗忘。

4. 其他

（1）鼓励老人多说、多表达自己的真情实感，以提高老人的思考能力，但要注意不能勉强。

（2）谈话要自然，保持适度的幽默感，提供充分的时间和耐心，在老人未完全表达时避免做匆忙的回复。

（3）与老人的交谈中，要不断表达自己当时的情感，用"是、我了解、还有呢？"这样的词句以鼓励老人继续表述。

【特别关注】

（1）认知障碍老年人沟通能力退化的表现；
（2）与认知障碍老年人沟通的技巧。

【知识拓展】

认知障碍老年人掩饰沟通障碍的表现

（1）运用标准的应对反应与社交技巧以掩饰自己的困窘：老年人在一些社交场合中会用"真有意思"、"我真高兴听到这个消息"、"真的吗，没有人告诉过我"等没有主要内容或特定对象，但可以应付当时情景的习惯性对话，以掩饰自己的困窘。

（2）闲谈：年人可能对于事情做许多合理化、甚是虚构的解释，以降低自己的不安，并期望不被对方察觉。例如，一位不慎受伤的老太太，对于自己的受伤的理由有10种以上的说法，却无一和自己有关，经他人进一步确认后发现其原因是老太太本身的疏忽。

（3）奉承、恭维：老年人很有技巧的借由取悦或赞美对方来转移对方的注意力，以防自己的沟通障碍被发现。例如，某一住院老人，当护理人员询问其个人基本资料时，老人立即微笑、热切地握着护理人员的手说："小姐，你态度真好，能被你照顾真好！"等话语，而略去基本的个人资料不谈，只是一味地赞赏对方。

（4）幽默：老年人会很聪明的运用幽默感来掩盖在抽象思考上的障碍。例如采用同音异义字取代忘记的字汇，或重复使用所记得到几个关键词。

（5）喜欢忙着更换不同的谈论话题。

重视认知障碍的老年人的家庭护理

家庭是认知障碍老年人生活和活动的主要场所，是患者获得物质和精神享受的依托，最好尽量按病人过去的生活习惯安排生活：

（1）护士应耐心指导和帮助家属不断增加对疾病的了解，取得家庭的理解和配合强调家庭支持系统的重要性，鼓励子女多与患者交流。掌握正确的护理方法，并通过沟通和交流来减轻患者自身的心理压力。

（2）行为护理：鼓励老人加强与邻居亲戚朋友间的互相走动，积极参加社区的活动培养个人爱好，保持良好的心理健康水平。让患者做一些力所能及的简单家务，在头脑中建立新的条件反射。耐心观察患者的行为特点，寻找原因，继而确定对这些行为的处理方法。

（3）采取适当有效的安全措施，防止意外发生：

1）老人在家中要穿防滑鞋，床边加床档等。

2）将重要电话号码做成卡片放在显眼的位置，还要在电话号码的旁边贴上该号码使用者的照片。

3）为患者佩戴或携带卡片，标出姓名、性别、年龄、家庭住址、联系电话、回家路线图等，防止走失。

4）在显而易见的地方，贴上提示字条，以免病人外出时忘记关掉家用电器的电源、煤气阀门和大门等。

（刘　俐　袁冬梅）

参 考 文 献

陈生弟，樊东升，高旭光等．2005 年 10 月 26 日．中国防治认

知功能障碍专家共识 . 医学教育网 www.med66.com

丁言雯 . 1999. 护理学基础 . 北京：人民卫生出版社

董碧蓉 . 2009. 老年病学 . 成都：四川大学出版社

冯雪艳, 房海英, 孙静 . 2009. 行为症状对轻度认知功能障碍的护理难点与护理应对 . 护士进修杂志, 24(12): 1142～1144

郝伟, 江开达 . 2005. 精神病学 . 第 5 版 . 北京：人民卫生出版社

何康玲, 赵汉成, 赵敏 . 2009. 交流对老年人认知功能的影响 . 护理研究, 23(5): 1271, 1272

化前珍 . 2006. 老年护理学 . 第 2 版 . 北京：人民卫生出版社

黄琳 . 2008. 有效沟通 . 北京：中国华侨出版社

贾建平 . 2011. 神经病学 . 第 6 版 . 北京：人民卫生出版社

李华君 . 2012. 护患沟通过程中认知偏差的原因分析及对策 . 中国社区医师：医学专业, 14(34): 408, 409

李继平 . 2006. 沟通与冲突 . 护理管理学 . 第 2 版 . 北京：人民卫生出版社, 147～157

李淑杏, 陈长香, 李建民等 . 2010. 家庭情感支持对社区老年人认知障碍的影响 . 中国老年学杂志, 第 30 卷：1868, 1869

刘娟 . 2014. 老年轻度认知功能障碍患者的护理进展 . 护士进修杂志, 29(19): 1794～1796

刘玲, 汪娟, 蒋平 . 2002. 如何更好地与老年病人沟通 . 华西医学, 17(13):408

闰婧 . 2014. 老年人认知功能障碍危险因素的护理研究 . 科技与创新, 8: 119

孙学礼 . 2003. 精神病学 . 北京：高等教育出版社

王海荣, 彭锡玲, 张永莉等 . 2005. 老年痴呆患者认知功能障碍的特征及护理 . 中国实用护理杂志, 21(1): 45, 46

王维治 . 2004. 神经病学 . 第 5 版 . 北京：人民卫生出版社

徐普 . 2005. 医患沟通汇编与实践 . 西安：第四军医大学出版社, 118～121

薛志林, 范利国, 冯玉荣 . 2011. 老年人轻度认知功能障碍者的社区护理现状与对策 . 护理研究, 35(2):471, 472

翟丽芳 . 2009. 护理干预对阿尔茨海默病患者认知功能障碍的

影响.实用预防医学, 16(4): 1221, 1222

赵静洁, 凌云, 王兴璇.2008.综合护理对老年性痴呆认知功能障碍改善的临床观察.护士进修杂志, 23(20) 1685, 1686

周秀玲, 孙宏.2004.护理人员与老年患者沟通的技巧.中国社区医师.综合版, 6(16): 60

周艳娥.2004.护士如何与老年人进行沟通.现代医药卫生, 20(19): 2041

周郁秋.2006.护理心理学.第 2 版.北京:人民卫生出版社

朱宏霞, 张彩华.2009.老年轻度认知功能障碍的影响因素及护理干预研究进展.护理研究, 23(9): 2447 ～ 2449

第五章　老年人的日常生活护理

　　老年期不同于人生的其他阶段，因老化而健康受损和患各种慢性疾病的比例增高。对于老年患者，我们并不能只重视疾病本身，而应更看重老年人的生活功能是否健康。所以，老年人的护理不是以疾病和各种功能障碍的恢复为目的，而是帮助老年人在疾病和功能障碍的状态下恢复基本的生活功能，使其适应生活，或者在健康状态下过独立的、方便的生活。

　　日常生活本身所具有的内涵极为丰富和复杂。每一个生活行为并非单纯为了满足生理需要，同时还要满足精神和社会方面的需要，而生活行为必须在具备"机体的功能、老年人周围的环境、老年人的意志"这3个条件时才能发生。身体功能是生活行为的首要条件，不难理解人体功能的健康既可能影响老年人的心理健康水平，还可能影响老年人的社会适应能力。日常生活功能主要包括三个层次的内容：一是基本日常生活能力，是老年人自我照顾、从事每天必需的日常生活的能力，如吃饭、穿衣、修饰打扮等，丧失这一层次的功能，即失去生活自理的能力；二是功能性日常生活能力，是老年人在家中或寓所内进行自我护理活动的能力，包括购物、家庭清洁和整理、处理金钱、做饭等，失去这一层次的功能，则不能独立生活或具备良好的日常生活功能；三是高级日常生活能力，反映老年人的智能活动性和社会角色功能，包括主动参与社交、娱乐、职业活动等，失去这一层次的功能，将失去维持社会活动的基础。老年人的日常生活护理就是从这三个层面上给予帮助、补充、维持或者提高老年人的日常生活功能，从而提高老年人的生活质量。

第一节 老年人日常生活护理的理念及目标

【日常生活的时间与空间】

生活是日常生活和非日常生活的混合。日常生活是指身边的事情，具有连续性、习惯性、反复性、恒常性的特点。非日常生活是指不具备以上特点的其他事件，例如临时决定的游玩或者其他活动。日常生活受时间和空间的限制。日常生活是指在一定时间的节律中，而且在各种场合中，连续地、反复地展开，并习惯化。因此，在进行日常生活护理时，在对每位老年人进行个别性协助的同时，要注意时间的节律性及场所。

【对老年人个别性的保护】

1. 对个别性的关怀 日常生活有其共同的行为和性质，但每个人也有其独特的地方。个别性是指每个人所具有的个别的生活行为和社会关系，以及与经历有关的自我意识。由于老年人有着自己的社会经历和个人生活史，其思维方式和价值观也不尽相同。人们常能从自己的个别性中发现价值。尤其是老年人有丰富的社会经验，为社会贡献了毕生精力，为家庭做了很多贡献，从生活经历而来的自我意识感很强烈，如果受到侵袭，其尊严将会遭受到严重挫伤。对老年人个别性的关怀，首先是尊重其本性和个性，关怀其人格和尊严。

2. 私人空间的关怀 正如前面所说，生活是在时间和空间中展开的，除吃饭等活动时需要共同的时间和空间的生活行为外，还有需要私人空间的生活行为，如排泄、沐浴等。平时衣物遮挡的部分，或想远离别人视线的部分，如残疾等，则需要特别留心，善于运用窗帘、屏风等，以确保其私人空间的完整。因此，在护理过程中，一定要因地制宜地采取一定的措施保证老年人的私人空间，保护老年人的隐私。

【环境的调整和安排】

老年人的生活环境要从"健康、安全、便利、整洁"四个方面进行考虑。以老年人周边的环境为出发点，从老年人的衣着、床、床旁单位、室内外环境等方面去除妨碍生活行为的因素，调整环境，使环境能补偿机体缺损的功能，促进生活功能的提高。

1. 衣着 衣着与身体间的温度、湿度及通透性，被称为"被服气候"。一般以温度 32℃ ±1℃，湿度 50%±10%，通气性 15cm/s±10cm/s 为宜。老年人的体温调节中枢功能下降，尤其是对寒冷的抵抗力和适应力下降，因此，在寒冷季节，要特别注意衣着的保暖功能。另外，对于衣着的布料及脏衣物上脱落表皮的分解产物对皮肤的刺激作用也应考虑在内。

2. 床 老年病房中，老年人最关心的就是床的位置，他们一般都喜欢靠窗摆放床。因此，护理人员一定要考虑到老年患者的症状和日常生活活动能力，同时要关心人际关系的情况。

其次，要注意床的高度。对卧床老年人进行各项护理活动时，较高的床较为合适。而对于一些能离床活动的老年人来说，床的高度应便于老年人上下床及活动，其高度应使老年人膝关节成直角坐在床沿边时两脚足底全部着地，一般以从床褥上面至地面为 50cm 为宜。

再者，污染的床单会严重影响老年人的身体清洁，床单皱褶会成为卧床老年患者压疮的发生因素，因此要保持床上用品的清洁、整齐、干燥。床上方应设有床头灯和呼唤铃，床的两边均应有活动的床档。

此外，床上使用的取暖设备，一方面可以帮助老年人对抗寒冷，但另一方面也会使其睡眠中出汗、虚脱等情况。虽说使用以足部为中心的取暖设备对全身的影响较小，但要注意避免被烫伤的危险。

3. 床旁单位 由于老年人用物较多，且易健忘，因此，不仅要整理好床旁单位，还要在其房间内放置如日历、时钟等；另外，为了减轻老年人的孤独感，还可以在床旁放全家福照片或老年人喜欢的物品，让其有家的感觉。

4. 室内环境 注意室内温度、湿度、采光、通风等方面，让老年人感受到安全和舒适。室温宜 20～24℃，湿度宜 50%～60%，尽量保持室内通风，并配备冷暖设备，采光适当。室内陈设应尽量简洁，且家具的转角应尽量用弧形，以免碰伤老年人，必要时使用扶手、拐杖等。

5. 房间的出入口和走廊 床周围和房屋出入口等处是老年人身体经常变换姿势和方向的地方，如有台阶和障碍物，对于平衡功能衰退的老年人来说，很容易跌倒。因此，要注意使用扶手、改造台阶、增加照明灯等措施，以预防跌倒等意外事件的发生。

6. 厕所和浴室 厕所和浴室是老年人使用频率较高而又容易发生意外的地方，它们的设计要求要适合不同老年人的需要。如为老年人提供可以加温的坐式便器，将厕所改成适合老年人个体需求的样式。

【日常生活护理的注意事项】

老年人由于疾病治疗或卧床不起，无法独立完成日常生活活动时,需要护理人员提供部分或完全协助。当然,还需考虑到要发挥老年人的残存功能,否则,也可能因为护理不当而对老年人的日常生活产生不利影响。

(一)心理护理

老年人由于疾病和衰老的原因,往往对援助者产生强烈的依赖心理,有些老年人只是为了得到他人的关注和爱护而要求护理。因此,首先要对被护理者进行评估,既要注意到丧失的功能,还应该看到残存的功能,要使老年人明确护理人员全部包揽的做法只会有害无益,鼓励其最大限度地发挥残存的功能,同时,进行一些针对性的心理护理。总之,既要满足老年人的生理需求,还要尽量让其参与家庭生活和社会生活,满足其精神需求。

(二)适当的照顾和协助

老年人的日常生活护理应遵循奥瑞姆的自护理论:①维持和强化自我照顾能力;②消除或减少自我照顾的消极影响因素;③在无法自我照顾时,应该由他人来提供部分协助或完全照顾服务。为此,首先要对被护理老年人进行评估,制订能发挥老年人主观能动性的计划,使老年人能够树立信心,依靠自身的机体功能去改变和利用环境,进而适应生活。

(三)护理不当所带来的危险性

对老年人来说,无论有无功能障碍,都应克服困难,借助不同方式,尽量依靠自身能力完成日常生活活动,以延缓老化。老年人所依靠的帮助主要指借助助力器或者借助人力两个方面。前者的主体是老年人自身,这是使用"自助器"的最大优点,后者则可以帮助护理者和被护理者之间建立情感和情绪的沟通和交流。无论哪种护理方式，如果护理不当，都很可能成为影响老年人主动性，加速其老化进程的危险因素。

（四）老年人的安全问题

1. 影响老年人安全的心理 一般有两种心理状态能危及老年人的安全，一是不服老，二是不愿意麻烦别人。尤其是个人生活上的小事情，愿意自己动手。对此要多做健康指导，使老年人掌握自身的健康状况和能力。另外要熟悉老年人的生活规律和习惯，给予预见性的指导，使其生活自如。特别要注意给予足够的尊重以尽量减少其因需要他人照顾而带来的无用感、无助感。

2. 老年人常见的安全问题 老化的生理性和病理性改变所造成的不安全因素，严重地威胁老年人的健康甚至生命。老年人常见的安全问题有：跌倒、噎呛、坠床、错服药、交叉感染、心理伤害等，护理人员应意识到其重要性，采取有效措施，保证老年人的安全。

（1）防跌倒：参见第六章第一节。

（2）防噎呛：参见第六章第二节。

（3）防坠床：意识障碍的老年人应加床档，睡眠中翻身幅度较大或者身材高大的老年人，应在床旁加用椅子维护；如果发现老年人睡近床缘时，及时床档保护，必要时将其推至床中央，以防坠床。

（4）用药安全：见本章第八节。

（5）防止交叉感染：老年人免疫功能低下，对疾病的抵抗力下降，应预防上呼吸道感染的发生。会客不宜过多，患者之间也应尽量避免相互走动。

（6）注意保护性医疗：使老年人心理上有安全感，以帮助其早日康复。

【老年人日常生活护理的目标】

（一）最大限度地发挥老年人残存功能

对老年人来说，疾病和功能的恢复是很难的，有时甚至不可能。因此，既要满足老年人的生理需要，还要充分调动老年人的主动性，最大限度地发挥其残存功能，尽量让其作为一个独立自主的个体参与家庭和社会生活，满足其精神需要，延长其健康寿命，是日常生活护理的目标。

（二）发挥老年人的主动性、扩大其生活空间

老年人日常生活自理能力丧失的主要原因是移动能力的降低和生活空间的狭窄。移动能力丧失主要是指卧床不起的老年人，这类老年人往往产生孤独、依赖等退行性心理，从而使其丧失了活动的主动性。另外，很少与他人会面的生活，使其服饰打扮等日常生活失去了动机，最后形成恶性循环。因此，要使卧床不起的老年人坐起来、离开床、扩大其生活空间是日常生活护理的关键。

（三）最大限度地恢复和维持老年人生理－心理－社会的完满状态

生活空间的加大是通过日常护理，谋求其移动能力的关键。为此，初期要多用轮椅，借助轮椅如厕、散步等。生活空间不单纯指物理空间，还包括所接触的人与事物给心理带来影响的心理空间。心理空间的扩大会使人产生扩大生活空间的主动性，生活空间的扩大对心理产生的有益影响，使其对完成日常生活活动产生动力，从而达到护理的最终目的，即最大限度地恢复和维持老年人的生理－心理－社会的完满状态。

第二节　老年人的饮食和营养

饮食与营养是维持生命的基本需要，是维持、恢复、促进健康的基本手段。同时，饮食对老年人来说还是一种精神上的满足和享受，与家人或亲朋好友同桌就餐，为增加交流提供了良好的条件。在相对单调的老年生活中，饮食的制作、品尝过程对老年人来说是日常生活的一大乐事。因此，改善饮食营养以防止早老和老年多发病，维护老年人的健康，也是日常生活护理中的一个重要课题。

【老年人的营养需求特点】

（一）总热量的需要

随着年龄增加、体力活动和代谢活动的逐步降低，人体对热量的消耗也相应减少。一般来说，60岁以后热量的摄入应较年轻时减少20%，70岁以后减少30%，以免过剩的热量会引发身体不必要的负担，并诱发一些常见的老年病，如冠心病、高血压病等。

（二）碳水化合物的需要

碳水化合物供给能量应占总热量的55% ～ 65%。除糖尿病、肥胖症等需禁忌单糖的疾病外，可适量供给一些含果糖的碳水化合物，如蜂蜜等。因为它的代谢产物是二氧化碳和水，没有蛋白质和脂肪的代谢产物对机体的不良影响。

（三）蛋白质的需要

原则上应该优质少量，占总热量的20%，要尽量供给生物效价比高的蛋白质，如豆类、鱼类等。但是，如果摄入的蛋白质过多，则又可能加重消化系统和肾脏的负担，对健康不利。

（四）脂肪的需要

老年人体内肌肉组织减少，脂肪组织增多，过多的脂肪含量，将不利于心血管系统和消化系统；另一方面，若进食脂肪过少，又将影响到脂溶性维生素的吸收。所以，进食一定量的脂肪，以保持平衡膳食，是很有必要的。总原则是：占总热能的 20% ～ 30%，要尽量选用含不饱和脂肪酸过多的植物油，减少饱和脂肪酸和胆固醇的摄入。如可多吃花生油、豆油、玉米油等，减少猪油、肥肉等动物性脂肪的摄入。

（五）无机盐和维生素的摄入

老年人容易发生钙代谢的失衡，尤其是绝经期后的老年女性，由于内分泌功能的衰减，骨质疏松的发生率会进一步增加，骨折的发生率也增加。因此适当增加富含钙质的易吸收食物，如奶类及奶制品、豆类及豆制品，以及干果等；当然，也要供给一定的维生素，增强机体抵抗力。因为老年人大多存在牙齿松动甚至脱落，咀嚼能力下降，消化腺分泌减少，限制了老年人新鲜蔬菜和水果的摄入，从而减少了相应的维生素的摄入，因此老年人应该多摄入鲜嫩的蔬菜和瓜果，在烹调上课加工成菜汁、菜泥、肉末等，油炸、过黏和过油腻的食品应该适度限制。

（六）水分的需要

由于老年人结肠、直肠的肌肉萎缩，排便功能减退，再加上肠道中黏液分泌减少，以至于大便容易干结。因此，心肺功能正常的老年人每天饮水量应在2000 ～ 2500ml。饮食中多喝些汤羹类食品，既补充营养，又相应地补充水分。但是，有心脏疾患和肾脏疾患的老年患者应注意过多的水分可增加心、肾的负担。

（七）膳食纤维的摄入

膳食纤维具有通便、吸附致癌物质、促进胆固醇代谢、防止心血管疾病、降低餐后血糖，防止热量摄入过多的作用。因此，应鼓励老年人多吃富含膳食纤维的食物，如各种粗粮等，老年人每天的摄入量应在 30g 为宜。

【影响老年人营养摄入的因素】

（一）生理因素

老年人味觉功能下降，特别是苦味和咸味功能显著丧失，同时多伴有嗅觉功能低下，不能或很难嗅到饮食的香味，所以老年人嗜好味道浓重的菜肴；多数老年人握力下降，同时由于关节病变和脑血管障碍等引起关节挛缩、变形，以及肢体的麻痹、震颤而加重老年人自行进食的困难；牙齿欠缺以及咀嚼肌群的肌力低下影响了老年人的咀嚼功能，严重限制了其饮食摄取量；老年人吞咽反射能力下降，食物容易误咽而引起肺炎，甚至发生窒息死亡；对食物的消化吸收功能下降，导致老年人所摄取的食物不能有效地被机体所利用，特别是当摄取大量的蛋白质和脂肪时，容易引起腹泻；老年人易发生便秘，而便秘又可引起腹部饱胀感，食欲缺乏等，对其饮食摄取造成影响。除此之外，疾病也是影响食物消化吸收的重要因素。特别是患有消化性溃疡、癌症、动脉硬化、高血压、心脏疾病、肾脏疾病、糖尿病和骨质疏松等疾病的老年人，控制疾病的发展，防止疾病恶化可有效改善其营养状况。

（二）心理因素

饮食摄入异常常见于以下老年人：厌世或孤独者，入住养老院或医院而感到不适应者，精神状态异常者等。排泄功能异常而又不能自理的老年人，有时考虑到照顾者的需求，往往自己控制饮食的摄入量。对于痴呆老年人，如果照顾者不控制其饮食摄入量将会导致过食。有时痴呆的老年人还可出现吃石子、钉子，甚至自己的粪便等异常饮食的现象。

（三）社会因素

老年人的社会地位、经济实力、生活环境以及价值观等对其饮食影响很大。生活困难导致可选择的饮食种类、数量的减少；而营养学知识的欠缺可引起偏食或反复食用同一种食物，导致营养失衡；独居老人或者高龄者，即使没有经济方面的困难，在食物的采购或烹饪上也可能会出现问题；价值观对饮食的影响也同样重要，人们对饮食的观念及要求有着许多不同之处，有"不劳动者不得食"信念的老年人，由于自己丧失了劳动能力，在饮食上极度地限制着自己的需求而影响健康。

【老年人的饮食原则】

1. 平衡膳食　保持营养的平衡，适当限制热量的摄入，保证充足的优质蛋白、低脂肪、低糖、低盐、高维生素和适量的含钙、铁食物。

2. 饮食易于消化和吸收　由于老年人消化功能的减退，咀嚼能力的减弱，因此食物的加工应该遵循软、细、松的原则。

3. 食物温度适宜　食物宜偏热，两餐之间或入睡前可加用热饮料，如热牛奶，以缓解疲劳。

4. 养成良好的饮食习惯　根据老年人的生理特点，少量多餐的习惯为好，注意食量分配合理，本着"早上吃好，中午吃饱，晚上吃少"的原则，避免过饥过饱，饮食的内容也不应改变太快,防止因不耐受而引起不必要的意外。再者,由于老年人肝中储存肝糖原的能力较差,对低血糖的耐受能力不强,容易饥饿,所以两餐之间添加适当的点心是很必要的。

5. 注意饮食卫生　病从口入,因此应注意饮食卫生,注意餐具卫生,尽量少吃垃圾食品,以防疾病的发生。

【老年人的饮食护理】

（一）烹饪时的护理

1. 咀嚼、消化吸收功能低下者的护理　蔬菜要细切,肉类最好制成肉末,烹制方法可采用煮或炖,尽量使食物变软而易于消化。但由于易咀嚼的食物对肠道的刺激作用减少,往往很容易引起便秘,因此应多选用富含纤维素的蔬菜类,如青菜、根茎类等烹制后食用。

2. 吞咽功能低下者的护理　某些食物很容易产生误吸,对吞咽功能障碍的老年人更应该引起注意,如酸奶、汤面等。因此,应选择黏稠度较高的食物,同时要根据老年人的身体状态合理调节饮食种类。

3. 味觉、嗅觉等感觉功能低下者的护理　饮食的色、香、味能够大大地刺激食欲,因此味觉、嗅觉等感觉功能低下的老年人喜欢吃味道浓重的饮食,特别是盐类和糖类,而盐类和糖类用太多因对健康不利,使用时应格外注意。有时老年人进餐时因感到食物味道太淡而没有胃口,烹调时可用醋、姜、蒜等调料来刺激食欲。

（二）进餐时的护理

1. 一般护理　进餐时,室内空气要新鲜,必要时应通风换气,排除异味;老年人单独进餐会影响食欲,如果和他人一起进餐则会有效增加进食量;进食前少量饮水或漱口，以增进食欲；鼓励自行进食，对卧床的老年人要根据其病情采取相应的措施，如帮助其坐在床上并使用特制的餐具（如床上餐桌等）进餐；在老年人不能自行进餐，或因自己单独进餐而摄取量少，并有疲劳感时，照顾者可协助喂饭，并注意尊重其生活习惯，掌握适当的速度与其相互配合。

2. 上肢障碍者进餐的护理　老年人患有麻痹、挛缩、变形、肌力低下、震颤等上肢功能障碍时，自己摄入食物易出现困难，但是有些老年人还是愿意自行进餐，此时，可以自制或提供各种特殊的餐具。如国外有老年人专用的叉、勺出售，其柄很粗以便于握持，也可将普通勺把用纱布或布条缠上即可；有些老年人的口张不大，可选用婴儿用的小勺加以改造；使用筷子的精细动作对大脑是一种良性刺激，因此应尽量维持老年人的这种能力，可用弹性绳子将两根筷子连在一起以防脱落。

3. 视力障碍者进餐的护理　对于视力障碍的老年人，做好单独进餐的护理非常重要。照顾者首先要向老年人说明餐桌上食物的种类和位置，并帮助其用手触摸以便确认。要注意保证安全，热汤、茶水等易引起烫伤的食物要提醒注意，鱼刺等要剔除干净。视力障碍的老年人可能因看不清食物而引起食欲减退，因此，食物的味道和香味更加重要，或者让老年人与家属或其他老人一起进餐，制造良好的进餐气氛以增进食欲。

4. 吞咽能力低下者进餐的护理　由于存在会厌反应能力低下、会厌关闭不全或声门闭锁不全等情况，吞咽能力低下的老年人很容易将食物误咽入气管。尤其是卧床老年人，舌控制食物的能力减弱，更易引起误咽。因此进餐时老年人的体位非常重要。一般采取坐位或半坐位比较安全，偏瘫的老年人可采取侧卧位，最好是卧于健侧。进食过程中应有照顾者在旁观察，以防发生事故。同时随着年龄的增加，老年人的唾液分泌相对减少，口腔黏膜的润滑作用也相对减弱，因此，进餐前应先喝水湿润口腔，对于脑血管障碍以及神经失调的老年人更应如此。

5. 有疾病者进餐的护理 护理人员需要密切观察病情，并根据病情提供相应的护理，如糖尿病、胰腺炎、认知障碍等。

近年来迅速发展的营养支持疗法已经进入现代医学实践领域，为保证从饮食中更加安全、有效地摄取人体必需的营养物质，进食的方法也越来越人性化，值得我们去运用。

第三节 老年人的休息和睡眠

【休息】

休息是指一段时间内相对地减少活动，使身体各部分放松，处于良好的生理、心理状态，以恢复精力的过程。休息并不意味着不活动，有时变换一种活动方式也是休息，如长时间做家务后，可站立活动一下或散散步等。老年人相对需要较多的休息，并应注意以下几点：

1. 注意休息质量 有效的休息需要满足三个基本条件：即充足的睡眠、心理的放松、生理的舒适。因此，简单地使用卧床限制活动并不能保证老年人处于休息状态，相反有时这种限制甚至会使其感到厌烦而妨碍休息的效果。

2. 避免卧床时间过长而发生并发症 过长的卧床时间会导致运动系统的功能障碍，甚至会出现压疮、静脉性血栓、坠积性肺炎等并发症，因此应尽可能对老年人的休息方式进行适当调整，特别是长期卧床者。

3. 预防意外事件发生　老年人在改变体位时，注意预防直立性低血压或跌倒等意外事件的发生，如早上醒来时，不应立即起床，而是在床上休息片刻，伸展肢体后，再准备起床。

4. 提倡多样化的积极休息　老年人看书、看电视也是一种休息，但时间不宜过长，需要适时地举目远眺或闭目养神来缓解视力疲倦。同时，看电视不应过近，角度也要合适，避免光线刺激而引起眼睛疲劳。

总之，多样化的积极的休息可以良好地调节老年人的生活。

【睡眠】

由于老年人大脑皮质功能减退，新陈代谢减慢，体力活动减少，所以所需睡眠时间也随之减少，一般每天6小时。此外，老年人的睡眠模式也随年龄增长而发生改变，出现睡眠时相提前，表现为早睡、早醒；也可出现多相性睡眠模式，即睡眠时间在昼夜之间重新分配，夜间睡眠减少、白天瞌睡增多。此外，有许多因素可影响老年人的生活节律进而影响睡眠质量，如疾病的疼痛、情绪变化、环境更换、频繁夜尿等。而睡眠质量的下降又可直接影响机体的活动状况，导致烦躁、精神萎靡、食欲减退、疲乏无力，甚至疾病的发生，直接影响老年人的生活质量。因此，良好的睡眠质量是保证老年人身心健康的关键因素，日常生活中可采用以下措施来改善老年人的睡眠质量。

（1）提供舒适的睡眠环境：调节卧室的光线和温度，保持床褥的干净整洁，并设法维持环境的安静。

（2）帮助老年人养成良好的睡眠习惯：老年人的睡

眠有其共性，也有其个性，为了保持白天的正常活动和社交，使其生活符合人体生物节律，应提倡早睡早起、午睡的习惯，限制白天睡眠时间在1小时左右，同时注意缩短卧床时间，以保证夜间休息质量。对于已养成的特殊睡眠习惯，不能强迫立即纠正，需要多解释并进行诱导，使其睡眠时间尽量正常化。有些高龄老年人，昼夜颠倒，有时几天都在睡眠，有时几天都不能入睡，这种现象与老年人的脑软化有一定关系，对于这些老年人要给予特殊照顾，施予外界刺激，来调整其睡眠状况。

（3）晚餐应避免吃得过饱，睡前不饮用咖啡、酒或大量水分，并提醒老人入睡前如厕，以免夜尿增多而干扰睡眠。

（4）情绪对老年人的睡眠影响很大，由于老年人思考问题比较专一，又比较固执，遇到问题会反复考虑而影响睡眠，尤其是内向型的老年人。所以调整老年人睡眠，首先要调整其情绪，有些问题和事情不宜晚间告诉老人。

（5）向老年人宣传规律锻炼对减少应激和促进睡眠的重要性，指导其坚持参加力所能及的日间活动。

（6）有些老年人最大的睡眠问题就是入睡困难，老年人往往因为入睡困难而自行服用镇静剂。镇静剂可帮助睡眠，但也有许多副作用，如抑制机体功能、降低血压等，甚至可影响身体健康。因此应尽量避免选用药物帮助入睡。必要时才在医生指导下根据具体情况选择合适的药物。

对于存在不同程度的睡眠障碍的老年人，具体实施方法可参照本书第六章第六节。

第四节　老年人的活动和生活节律

一、活动

人体的活动与机体的新陈代谢、生理功能、生化反应等密切相关，活动可以使生理、心理及社会各方面获得益处，保持活动与活力是人类健康长寿的关键。活动能力是老年人日常生活的基础，直接影响其生活空间和心理空间的扩展，影响到老年人的生活质量。因此，了解影响老年人活动的因素，评估老年人的活动能力，选择适合老年人的活动方式，协助老年人活动能力的自理是日常生活护理的重要课题。

【影响活动的因素】

活动涉及的身体组织非常广泛，如肌肉骨骼系统、神经系统、心血管系统等。一般在正常活动时，会出现肌肉张力增加、心率增加、系统性的血管阻力增加、心排血量上升等情况，而老年人的运动更具有其特殊性，这是由相应组织器官的老化特点所决定的。

（一）心血管系统

1. 最大耗氧量下降　研究证实，老年人活动时的最大耗氧量会下降，而且会随着年龄的增加而递减，可能的原因是老年人身体功能的受限，造成长期的活动量减少所致。

2. 最高心率下降　运动时的最高心率可反映机体的最大摄氧量。研究发现，当老年人做最大限度的活动时，其最高心率要比成年人低。一般来说，老年人的最高心率约为 170 次 /min。老年人的心室壁弹性比成年人弱，导致心室的再充填所需时间延长，因此影响整个心脏功能的活动。

3. 心搏出量下降　老化会造成老年人身体的小动脉和大动脉弹性变差，使得老年人的血管收缩值上升，后负荷增加。外周静脉滞留量增加，外周血管组织阻力增加，也会引起部分老年人出现舒张压升高。所以，当老年人增加其活动量时，血管扩张能力也下降，引起回心血量减少，造成心搏出量减少。

4. 心排血量下降　老年人因为心排血量减少，最大心搏出量减少，当在最大活动量时，会导致心排血量无法上升到预期值。

（二）肌肉骨骼系统

肌肉细胞因为老化而减少，加上肌肉张力下降，使得老年人的骨骼支撑力下降，活动时容易跌倒。老化对骨骼系统的张力、弹性、反应时间及执行能力等都有负面的影响，这是造成老年人活动量减少的原因之一。

（三）神经系统

老化的神经系统的改变多种多样，但是真正对老年活动影响的神经因素却因人而异。有一些情形对某些老年人只是造成功能受限，对另一些老年人却可能是严重的功能损伤。老年人因为前庭器官过分敏感，会导致对姿势改变的耐受力下降及平衡感消失，所以老年人应考虑活动的安全性。老化会造成脑组织血流减少、大脑萎缩、运动纤维丧失等，造成对事物的反应性变差，这些会从老年人的姿势、平衡状态、步态中看出来。

（四）其他

老年人常伴有多发性的慢性病，使得老年人对活动的耐受力下降。另外，随着科技的飞速进步，消耗自身热

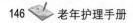

量的活动越发减少，某种程度上限制了身体活动。因此，经常安排一些体育活动是维持良好身体状况的必要途径。

【老年人活动能力的评估】

护理人员协助老年人做运动时，首先应进行老年人活动能力的评估，包括以下几方面：

（1）评估老年人现存的活动能力。

（2）进行基本的身体检查，包括心血管系统、骨骼系统、神经系统，特别是老年人的协调情况及步态。

（3）了解老年人的病史，评估其活动耐受力。

（4）收集老年人的用药情况，以作为老年人活动后计划的准备。

（5）活动的设计应符合老年人的兴趣，而且是其能够做到的。

（6）与老年人共同制订活动目标。

（7）活动之前应该进行暖身运动，至少10分钟，以减少肌肉系统受损伤的概率和程度。活动后应缓慢停止。

（8）应该从优先选择不费力的活动开始，然后逐渐增加运动的量、时间、频率和减少每次活动的间隔。

（9）每次给予新的活动内容时，都应该评估老年人对此项活动的耐受性，其是否出现间歇性跛行、心跳速度异常增加等情况。

（10）老年人在进行两种活动中间，需要较长的时间休息，因此活动计划应该个体化，而且要随着老年人的适应能力而做出适当调整。

【老年人的活动量和活动种类】

（一）活动量

有学者认为，若老年人每天活动所消耗的能量在

1000kal以上，那么则可以预防某些疾病的发生，从而起到强身健体、延年益寿的目的。老年人活动量的参考值：消耗80kal的能量的活动有：①沐浴20～30分钟、爬楼梯5～10分钟；②跑步10～15分钟、写作40～50分钟。活动后观察活动量是否适合的方法有以下几种：①活动后的心率为最宜心率；②活动结束后3～5分钟，其心率恢复至活动前的状态。

（二）活动的种类

老年人的活动种类可以包括4类：①日常生活活动；②家务活动；③职业活动；④娱乐活动。对于老年人来讲，日常生活活动和家务活动是基本的生活活动，职业活动是属于自身潜能余热发挥的活动，而娱乐活动则是可以促进老年人的身心健康。

【老年人活动的注意事项】

1. 正确选择 老年人可以根据自己的年龄、体质、场地条件，选择适当的运动项目，例如，长距离步行或远足、慢跑、骑自行车、游泳、爬山等，并辅以太极拳、乒乓球、羽毛球、网球、迪斯科健身操等运动。

2. 循序渐进 应从选择不费力的活动开始，再逐渐增加运动的量、时间、频率。每次给予新的活动内容时，都应该优先评估老年人对于此项活动的耐受性。

3. 持之以恒 通过锻炼增强体质、防治疾病，要有一个逐步积累的过程。取得疗效以后，仍需坚持锻炼，才能保持和加强效果。

4. 活动时间 老年人运动的时间以每天1～2次，每次半小时左右，一天运动总时间不超过2小时为宜。在我国大多数老年人在参加体育锻炼时把时间都安排在早上，但是老年人并不最适宜早上在参加体育锻炼活动。

原因主要包括：①经过一晚的睡眠，人基本上未进水，血液黏度较高，老年人更是如此，且高血压患者脑出血的发生率是早上多而白天少；②早上空气是一天当中最污浊的，经过一晚聚集的早上空气含有害成分较白天多；③早上空腹运动容易导致低血糖的危险，糖尿病患者尤为要注意；④早晨6～8点间是人一天节律中的谷相位时期，各项功能均处在较低水平，此时进行体育锻炼难以到达理想效果，且容易受伤。所以老年人在进行体育活动时最好不要在早上进行，最适宜时间是上午9～10点或下午4～6点，这两个时间段能避开上面所说的不利因素，而且是锻炼效果最佳的时期。此外，饭后则不宜立即剧烈运动，因容易导致消化系统疾病的发生。

5. 活动场地与气候 运动场地尽可能选择空气新鲜、安静清幽的公园、庭院、湖滨等地。注意气候变化，夏季户外运动要防止中暑，冬季则要防跌倒和感冒。

6. 其他 老年体弱、患有多种慢性病者，应请医生检查，并根据医嘱进行运动，以免发生意外。下列情况应暂停锻炼：患有急性疾病；出现心绞痛或呼吸困难；精神受刺激；情绪激动或悲伤之时。

【活动强度的监测】

体力劳动不能完全代替运动锻炼。运动锻炼要求有足够而又安全的运动量，这对患有心血管疾病、呼吸系统疾病和其他慢性疾病尤为重要。运动时的最高心率可反映机体的最大摄氧力，而摄氧力又是机体对运动员负荷耐受强度的一个指标，因而可通过最高心率来掌握运动量。

（1）最简单的监测是以运动后的心率作为衡量标

准，即运动后的适宜心率（次／分钟）＝170－年龄。身体健壮者可用180－年龄。计算运动时心率应采用测10s心率乘以6的方法，而不能用直接测量1分钟的办法。

（2）观察运动量是否适合的方法有：①运动后的心率达到最宜心率；②运动结束后在3分钟内心率恢复至运动前的水平，表明运动量较小，应加大运动量；3～5分钟之内恢复至运动前水平表明运动适宜；10分钟以上才能恢复者，则表明运动量过大，应减少运动量。

以上监测方法还是要结合自我感觉进行综合判断，如运动时全身有热感或微微出汗，运动后感觉轻松愉快或稍有疲劳，食欲增加，睡眠良好，表示运动量适宜，效果良好；如果运动时不出汗，脉搏次数不增加，则说明运动量还小，应加大运动量；如果在运动中出现严重的胸闷、气喘、心绞痛等应立即停止运动，并给予治疗；如果运动后感觉疲乏、气促、食欲减退等，则说明运动量过大，应减少运动量。

（3）患者老年人运动强度的确定应非常慎重，特别是心血管疾病的患者。有条件者应利用相应的仪器检查测定机体功能状态，依据心脏康复专家开具的运动处方选择适合自己的运动，并在运动过程中注意备好相应的急救药物和严密监测，如果出现严重的胸闷、气喘、心绞痛或心率减慢、心律失常等应立即停止运动，及时就医。

【患病老年人的活动】

老年人常因疾病困扰而导致活动障碍，特别是卧床不起的患者，如果长期不活动很容易导致失用性萎缩等并发症。因此，必须帮助各种患病老年人进行活动，以维持和增强其日常生活的自理能力。

（一）瘫痪老年人

这类老年人要借助助行器等辅助器具进行活动。一般说来，手杖适用于偏瘫或单侧下肢瘫痪患者，前臂杖和腋杖适用于截瘫患者。步行器的支撑面积较大，较腋杖的稳定性高，多在室内使用，选择的原则是：①两上肢肌力差、不能充分支撑体重时，应选用腋窝支持型步行器；②上肢肌力较差、提起步行器有困难者，可选用前方有轮型步行器；③上肢肌力正常，平衡能力差的截瘫患者可选用交互型步行器。

（二）为治疗而采取制动状态的老年人

制动状态很容易导致肌力下降、肌肉萎缩等并发症，因此应确定尽可能小范围的制动或安静状态，在不影响治疗的同时，尽可能地做肢体的被动运动或按摩等，争取早期解除制动状态。

（三）不愿甚至害怕活动的老年人

唯恐病情恶化而不愿活动的老人为数不少，对这类老人要耐心说明活动的重要性以及对疾病的影响，让其理解"生命在于运动"的真理，并可鼓励一起参与活动计划的制订，尽量提高其满意度而愿意自己去做。

（四）痴呆老年人

人们常期望痴呆老年人在一个固定的范围内活动，因而对其采取了许多限制的方法，其实这种活动范围的限制，只能加重病情。护理人员应该认识到，促进痴呆老年人的活动能力，增加他们与社会的接触机会，可以延缓病情的发展。

维持连续的活动对老年人是很有益的，活动不但可以维持或促进老年人的生理功能，而且活动可以增进老年人与群体间的互动，提高老年人的自我满意度和生活质量。老年人在活动过程中容易发生跌倒等意外事件，而不活动又易造成压疮等并发症的发生。所以，作为护理人员，应该认真评估老年人的整体功能状态，以了解老年人的活动状况，并要求老年人共同参与到引起他们兴趣、适合他们的个体化的活动方案。

二、生活节律

生活节律的形成和维持对维护老年人的健康有十分重要的作用。人到老年，由于离退休等原因，在生活实践中形成的一套生活节律被打破，往日紧张的工作、繁杂的社交活动及家庭成员的集中程度等均发生了变化。老年人可能对清闲的生活、单调的环境不适应，进而形成不良的生活节律和方式，导致某些疾病的发生。因此，让老年人养成良好的生活节律是健康保健的重要环节，也是老年人日常生活护理的重要内容。

【影响老年人生活节律的因素】

1. 老年人的生活经历和生活习惯 老年人在漫长的一生中，会有各种各样的体验和约定俗成的习惯，这对其身心会有着深刻的影响。

2. 生理心理老化的程度 随着老化的进展，老年人的身心功能都会发生很大的变化，特别是活动和感觉功能的降低，日常生活动作和行动变慢。行动速度和反应速度的变化，都会影响到老年人的生活节律。

3. 健康状况 老年人大多患有慢性疾病，维持正常的生活节律会比较困难。

4. 家属及居住环境 老年人的居住方式、环境和其家人的生活习惯决定了老年人的生活节律。

5. 社会活动和交友情况 老年人是否继续工作、是否参加义务活动、是否参加一些协会活动等，以及朋友的多少和交流程度都会影响老年人的生活节律。

【建立良好的生活方式】

（一）延缓大脑老化

人体各个器官都具有"失用性萎缩"的特点，大脑也是如此。研究表明，老年人的潜能发挥大有可为。尽管到了老年，脑细胞有老化趋势，但科学家认为每个人使用的脑细胞很少，有很大一部分的潜力尚未被开发，只要勤于用脑就可促进神经细胞的发育，这种补偿可以增强脑功能，延缓大脑衰老速度。因此，人到老年，仍旧要做到坚持不懈地积极用脑，科学用脑，同时做好脑的保健，如供给充足营养、保证足够睡眠、劳逸结合等。

（二）拥有良好的起居卫生

1. 合理调节室温 夏季注意通风散热，冬季注意保暖，有条件可采用取暖器调节室温。

2. 保持室内空气新鲜 室内要通风，主要采取开窗换气。清晨或雨后，空气中含氧量高，是最适宜的开窗时间，冬季温度较低，开窗时间可短一些，选择中午开窗。室内勤打扫，这对预防老年呼吸道疾病的发生大有好处。

3. 合理照明 居室光线过暗或过亮，对老年人的视力、精神等均有很大的影响，使人感到疲惫不堪。而合理的照明环境，会使人心胸开阔、精神振奋。

4. 良好的起居习惯 ①早睡早起；②定时排便；③按时进餐：饮食应以清淡为主；④坚持活动，生活以自理为主；⑤保持个人的清洁卫生：做到常洗澡、换衣，保持"老来俏"的精神面貌。

老年人的生活以家庭为主，因此老年人的起居环境、卫生习惯、营养状况、睡眠、活动、生活方式等对健康长寿的影响很重要。维持老年人正常的生活节律、培养老年人良好的起居卫生习惯，对老年人加强特殊的关爱是使他们健康长寿的重要环节。

第五节 老年人的皮肤清洁和衣着卫生

皮肤是人体最大的器官，有着其特殊生理功能。经过几十年的外界刺激，老年人的皮肤逐渐老化，生理功能和抵抗力降低，皮肤疾病逐渐增多。皮肤老化和皮肤病给老年人的日常生活带来干扰。因此，做好皮肤护理，保持皮肤清洁、讲究衣着卫生，增强老年人皮肤抵抗力，是老年人日常生活护理必不可少的内容，尤其对卧床不起的老年人更有特殊意义。

一、皮肤清洁

【老年人皮肤的特点】

老年人的面部皮肤出现皱纹、松弛和变薄，下眼睑出现所谓的"眼袋"。全身其他部位皮肤则变得干燥、多屑和粗糙，头发脱落和稀疏，皮肤附属器皮脂腺组织萎缩，功能减弱，皮肤触觉、痛觉、温觉等浅感觉功能也减弱，皮肤表面的反应性减低，对不良刺激的防御能力削弱，免疫系统的损害也往往伴随老化而来，以致皮肤抵抗力全面降低。因此，根据老年人皮肤的这些特点，要协助老年人保持皮肤清洁，保护皮肤。

【沐浴】

老年人在日常生活中要注意保持皮肤卫生，特别是皱褶部位如腋下、肛门、外阴等，沐浴可清除污垢、保持毛孔通畅，利于预防皮肤疾病。

（1）平时洗澡时应保持浴室内通气。

（2）沐浴的室温调节在 24 ～ 26℃，水温则以 40℃左右为宜；沐浴时间以 10 ～ 15 分钟为宜，时间过长易发生胸闷、晕厥等意外。

（3）应在餐后 1 小时后再洗澡饱餐后立刻洗澡，会引起低血糖，甚至虚脱或昏倒。

（4）不宜只身入浴多病，特别是有心血管疾病的老年人，洗澡时应有人陪伴、扶持，且动作要慢些，防止不必要外伤的发生。

（5）洗浴时应注意避免碱性肥皂的刺激宜选择弱酸性的硼酸皂、羊脂香皂，沐浴用的毛巾应柔软，洗时轻擦，以防损伤皮肤。

（6）提倡冬季每周沐浴 2 次，夏季则可每天温水洗浴。

（7）可预防性地在晚间热水泡脚后用磨石板去除过厚的角质层，再涂护脚霜，避免足部的皲裂。而已有手足皲裂的老年人可在晚间沐浴后或热水泡手足后，涂上护手护脚霜，再戴上棉质手套、袜子，穿戴一晚或一两个小时，可有效改善皲裂状况。

【头发卫生】

老年人头发与头部皮肤的清洁卫生也很重要。老年人的头发多干枯、易脱落，做好头发的清洁和保养，可减少脱落、焕发活力。老年人的头发卫生要做到以下几点：

（1）定期洗头，干性头发每周清洗一次，油性头发每周清洗2次。

（2）有条件者可根据自身头皮性质选择合适的洗发护发用品。

（3）头皮和头发干燥者则清洁次数不宜过多。

（4）发干后可涂以少许润滑油。

【口腔卫生】

老年人牙缝大，容易残存食物，如不清除，则会发酵产酸，腐蚀牙齿，因此提倡饭后漱口、刷牙。刷牙还可按摩牙龈，改善牙周血液循环，这对坚固牙齿，防止牙龈萎缩有一定意义。

（1）坚持每天早晚温水刷牙，特别是晚上临睡前。

（2）刷牙时要针对老年人的特征，使用药物牙膏或含氟牙膏，减轻牙齿症状，增加牙齿硬度。

（3）刷牙方法要正确，用力适当，以免造成人为牙齿缺损。

（4）饭后温水漱口，一日三餐后，利用水的冲力将嵌塞或粘在牙齿牙缝中的食渣漱掉，如嵌塞紧密，则可利用牙签或牙线清洁。

（5）及时治疗口腔疾病，根据口腔疾病发展规律，老年人每半年进行一次口腔检查。缺损或松动牙应到正规医院尽早治疗。

二、衣着卫生

由于老年人皮肤的特点，关于衣着与健康的关系越来越受到老年护理人员的关注。对于老年人的服装选择，首先必须考虑实用性。服装的实用性，最主要是指要有利于人体的健康。对老年人衣着的选择，应注意以下事项：

（1）老年人的衣服要求宽大、轻软、合体，穿起来感觉舒适，不宜过紧，便于变换体位，不妨碍活动。

（2）衣服样式要简单、穿脱方便，不要穿套头衣服、纽扣多的衣服，适宜穿对襟服装。

（3）老年人体温中枢调节功能降低，尤其对寒冷的抵抗力和适应力降低，因此在寒冷时节要特别注意衣着的保暖功效。

（4）因为化纤内衣中的静电对皮肤有刺激作用，容易引起老年人皮肤瘙痒，因此贴身衣服最好用棉布或棉织品。

（5）老年人衣服款式的选择应考虑安全性。避免穿过长的裙子或裤子以免绊倒；避免袖口过宽以免做饭时被火点燃。

（6）注意老年人衣着的社会性。在尊重其原有生活习惯的基础上，注意衣服的款式要适合其个性及参与社会活动，衣着色彩应保持不变色、柔和性。

（7）条件允许时鼓励老年人的服饰打扮可适当考虑流行时尚，如选择有朝气的色调、大方别致的款式以及饰物等。

（8）在鞋子的选择方面，要选择大小合适的鞋，还应避免鞋底太薄、太平，且无论在室内还是在室外，老年人均应选择有防滑功能的鞋，以免发生跌倒。

第六节　老年人的排泄

为了维持身体健康，身体必须对体内的废物做适当的处理，并将之排出体外。这是很自然的排泄过程，但是老年人随着年龄的不断增加，排泄功能下降，进而出现许多问题。排泄问题可以说是机体老化过程中无法避免的，常给老年人造成很大的生理、心理上压力，对此，护理人员应体谅老年人，尽力给予帮助。

老年人的排泄能力包括自主排便能力、取用便器的能力、语言表达能力、服药情况、生活习惯、意识状态、认知能力等。护理人员主要根据这些来判断其是自主排泄或是排泄异常。排泄问题的护理详见相关章节。

【排尿的一般护理】

（1）每天平均饮水 2000 ～ 2500ml。

（2）不憋尿。养成定时排尿的习惯；告知老年人有尿意即应及时排尿；掌握老人的排尿规律，接近排尿时，协助、等待排尿。

（3）排尿时，尽可能让无关人员走开，夜间要在床边放置便器，以减少顾虑心理。

（4）老年人排尿时，等候者不要催促，以免影响排尿。

（5）神志清楚的男性老人用便壶接尿，便壶口与皮肤接触处垫以质地较软的手纸或布类，以防壶口长期刺激局部皮肤引起损伤，每次尿后及时倾倒，冲洗便壶，擦干后再用。女性老人可兜尿布或用大口便壶、弯盆。

（6）神志不清、躁动不安的老年人，可选用大小合适的尿具固定在阴茎上，保持管道通畅，翻身时应防脱落，每日取下清洁，晾干后再用。发现局部有过敏反应时停用。

（7）保持会阴部清洁、干燥。保持被褥整洁、干燥，必要时垫油布、中单、尿垫，湿后及时更换；每日用温水清洗会阴及肛门周围 1 ～ 2 次。每次排尿后也应清洗。

（8）对于尿潴留的老年患者，首先采用诱导、热敷、针灸等方法，尽量避免留置导尿，避免尿路感染的发生。

（9）对有顽固性尿失禁的老年人，应通知医生予以进一步处理，完善相关检查治疗、安置保留尿管等。

（10）当需要时间较长的治疗、检查或外出时，应事先排尿。到新环境时首先了解厕所的位置，以便及时排尿。

【排便的一般护理】

（一）便秘的一般护理

（1）老年人生活应规律，养成定时排便的习惯。

（2）调整饮食。增加含纤维素多的食物，以刺激肠壁加强蠕动，如粗粮、芹菜、韭菜、菠菜、豆芽菜、生拌蔬菜、水果等。适当增加脂肪食物，如花生油、芝麻油等。

（3）增加进水量，多喝水。每日清晨饮一杯淡盐水，软化粪便。

（4）体力允许的情况下，进行适量的体育活动。卧床的老年人，可做腹部顺时针按摩，用双手揉动腹部，每天起床前和入睡前进行。

（5）顽固性便秘可用开塞露通便，每天最多使用 2 ～ 3 个开塞露；或者口服缓泻剂，如麻仁滋脾丸、液状石蜡等。

（6）对老年人持续性便秘，以上办法均无效时，采用手抠法。方法：戴手套，涂润滑油，食指或中指轻轻插入肛门，由浅逐深抠出粪块。结束后，用温水清洗局部，必要时湿敷，帮助肛门回缩。

（二）腹泻的一般护理

（1）卧床休息。腹泻使老人身体虚弱，需适当休息，并观察血压和皮肤弹性，以早期发现有无脱水现象。

（2）观察大便的颜色、性质和量。通知医生，尽早采集标本送验（大便标本尽量选择新鲜、异样的，如脓血、黏液部分），以帮助诊断，及时治疗。

（3）补充水分。饮水量不够时，应通知医生，遵医嘱给予补液防脱水，以保持电解质平衡。

（4）保护会阴部及肛门周围皮肤清洁干燥。每次便后温水清洗，皮肤皱褶处用软毛巾吸干，必要时涂 5% 鞣酸软膏以防皮肤破溃，肛门周围的皮肤常因频繁的稀便刺激发红，可涂搽异常氧化锌软膏。严重者每日两次局部灯烤，每次 20～30 分钟，以保持皮肤干燥。

（5）稀便常流不止者，为保证皮肤完好和治疗的进行，可暂用纱球堵塞肛门口，以防大便流出。

（6）掌握卧床老年人的排便规律，及时给予便盆，保持床单整洁、干净，脏、湿后应及时更换。

（7）被疑为传染性腹泻的老人，应进行消化道隔离。

第七节　老年人的性需求和性生活卫生

在马斯洛的需要层次理论中，性是人们如同对空气、食物般的基本需要，而且人们还可通过性生活的满足而达到爱与被爱、尊重与被尊重等较高层次的需要。WHO关于性健康的定义为：通过丰富和提高人格、人际关系和增进爱情的方式，达到性生活的肉体、情感、理智和社会诸方面的圆满和协调。

性是人类的基本需要，不会因为疾病或年龄的不同而消失，即使患慢性病的老年人仍应该和有能力享有完美的性。健康的性生活包括以许多不同的方式来表达爱及关怀，而不只是性交而已。性生活有两种类型，一是性交型，二是性接触型。对于老年人来说，往往只需要一些浅层的性接触就可以获得性满足，例如彼此之间的抚摩、接吻、拥抱等接触性性行为。也就是说，在老年性生活里，性交并不一定是获得性满足的主要途径，年轻时激烈的性行为，这时可被相对温和的情感表达方式所取代。

适度、和谐的性生活对于老年夫妻双方的生理与心理、社会健康都有好处，而且这种好处是日常生活中其他方式所不能取得的。相对于年轻人来说，老年人的性生活更注重其相互安慰、相互照料等精神方面的属性。据统计，丧偶独居老年人平均寿命要比有偶同居者少7～8年，虽有子女在旁，但两代人毕竟有思想差距，在许多事中子女无法代替伴侣，孤独感仍十分明显。性生活会使老年夫妻双方更多地交流感情，产生相依为命的感觉，使晚年的生活变得丰富，从而有效地减少孤独、寂寞、空虚等影响寿命的不良情绪。

【老年人性生活的卫生指导】

（一）一般指导

1. 开展健康教育 应对老年人及其配偶、照顾者进行有针对性的健康教育，帮助他们树立正确的性观念，正视老年人的性需求。

2. 鼓励伴侣间的沟通 必须鼓励和促进老年人与其配偶或性伴侣间的沟通，只有彼此之间坦诚相对，相互理解和信任，各项护理措施和卫生指导才能取得良好的效果。

3. 提倡外观的修饰　提醒老年人在外观上加以装扮，除了适当的营养和休息以保持良好的精神外，服装、发型上也应注意性别角色的区分，若能依个人的喜好或习惯做适当修饰，如女性使用香水、戴饰物等，男性使用古龙水、刮胡子等，则更能表达属于自我的意义。

4. 营造合适的环境　除温度、湿度适宜外，基本的环境要求应具有隐私性及自我控制的条件，如门窗的隐私性、床的高度以及适用性等；在过程当中也不应被干扰，在时间上应充裕，避免造成压力。

5. 其他　有研究表明男性激素在清晨时最高，故此时对男性而言是最佳的时间选择，女性停经后由于雌激素水平下降而导致阴道黏膜较干，可使用润滑剂来进行改善，事实上由于停经后没有怀孕的忧虑，更利于享受性生活的美好；低脂饮食可保持较佳的性活动，因高脂易引起心脏及阴茎的血管阻塞而造成阳痿；时间的选择以休息后为佳等。

（二）性卫生的指导

性卫生包括性生活频度的调适、性器官的清洁以及性生活安全等。其中性生活频度的调适是指多长时间一次性生活比较合适，由于个体差异极大，难以有统一的客观标准，一般以性生活的次日不感到疲劳且精神愉快较好；性器官的清洁卫生在性卫生中十分重要，要求男女双方在性生活前后都要清洗外阴，即使平时也要养成清洗外生殖器的习惯，否则不洁的性生活可以引起男女双方的生殖系统感染；在享受美好的性生活时，应提醒老年人必要的安全措施仍应注意，如性伴侣的选择及保险套的正确使用等。

【指导老年人防止性老化的方法】

"老化"至今仍是除死亡之外人类最想克服的问题，要享受美好的生活，最积极的方法是防止性的老化，下列是具有身体保健功能的7点性保健技巧：

（1）防止肥胖，保持适当的体型、标准体重。

（2）避免狂躁或者郁闷心境，维持愉快的生活。

（3）有规律的从事各项运动，保持良好的体能。

（4）少抽烟、少饮酒，最好做到戒酒。

（5）禁止药物成瘾，因为它是性能力的慢性杀手。

（6）少吃白砂糖与白面制成的面包，尽量摄取新鲜蔬菜水果、牛奶、酵母乳、芝麻等。

（7）养成和医生讨论的习惯，以便早期发现疾病，及时治疗。

第八节　老年人安全用药的护理

老年人身体各系统功能都有不同程度的减退，致使对药物的代谢和排泄能力降低，易造成药物在体内蓄积而出现中毒反应。加之老年人对药物副作用的对抗能力减退，一旦出现不良反应也往往较其他人群严重。而且，伴随增龄引起的记忆力的减退，学习新事物能力的下降，对药物的服用目的、服用剂量、服用时间等通常不能够正确的把握，进而影响安全用药的原则和药物治疗的效果。因此，如何指导老年人正确服药是对护理人员的一项重要要求。

【老年人的用药特点】

（1）老年人肝血流量和细胞量比成年人降低40% ~ 65%，肝脏微粒体酶系统的活性也随之下降，肝脏代谢速度只有年轻人的 65%，因此药物代谢减慢，半衰期延长，易造成药物蓄积。此外要注意，肝功能正常不一定说明肝脏代谢药物的能力正常。

（2）老年人肾功能减退，血浆半衰期延长，故应注意适当减少用药剂量，延长给药间隔。且老年人如有脱水、低血压、心力衰竭等病变时，可进一步损害肾功能，故用药应更加小心，最好能监测血药浓度。

（3）老年人对大多数药物敏感性增高、作用增强，对少数药物的敏感性降低，药物耐受性下降，表现为多药合用耐受性明显下降、对易引起缺氧的药物耐受性差、对排泄慢或易引起电解质失调的药物耐受性下降、对肝脏有损害的药物耐受性下降、对胰岛素和葡萄糖耐受力降低，导致药物的不良反应发生率增加，较年轻人高 3～7 倍，用药依从性降低。

（4）许多老年人多病共存，老年人平均患有 6 种疾病，常多药合用，平均用药 9.1 种，多者达 36 种。联合用药种类越多，药物不良反应发生的可能性越高。

（5）对老年人的预防用药或长期广泛使用抗生素，不仅会导致不良反应，且可增加微生物的耐药性，加之老年人免疫功能低下，二重感染的机会增多。因此，应加强卫生宣传，合理应用抗生素。

【老年人安全用药的五大原则】

1. 受益原则 首先，老年人要有明确的用药指征；其次，用药的受益/风险比值＞1；最后，能用非药物疗法解决的问题尽量不用药。

2. 5 种药原则 对于患有多种疾病的老年人，不宜盲目应用多种药物，可单用药物时绝不联用多种药物，用药种类尽量简单，最好 5 种以下，治疗时分轻重缓急，注意药物间潜在的相互作用。

3. 小剂量原则 老年人用药量一般开始用成人量的 1/4 ~ 1/3，然后根据临床反应调整剂量，直至出现满意疗效而无不良反应为止，即老年人用药要遵循从小剂量开始逐渐达到适宜于个体的最佳剂量。

4. 择时原则 根据时间生物学和时间药理学的原理，选择最合适的用药时间进行治疗，以提高疗效和减少毒副作用。

5. 暂停用药原则 老年人在用药期间，应密切观察，一旦出现新的症状，应考虑为药物的不良反应或是病情进展，前者应停药，后者则应加药。对于服药的老年人出现新的症状，停药受益可能多于加药受益，因此，暂停用药是现代老年病学中最简单、有效的干预措施之一。

【观察和预防药物不良反应的发生】

1. 密切观察药物的不良反应 由于老年人往往多药同服，护理人员应该多关注其用药后可能出现的不良作用，及时处理，防止意外的发生。例如，对服用降糖药的老年患者，要注意提醒其一定要定时监测血糖水平，避免低血糖反应的发生。

2. 主要观察药物的拮抗反应 某些药物可能会出现与治疗效果相反的反应，如治疗心绞痛的药物硝苯地平，有时反而会加重心绞痛的发生。因此，护理人员应该观察其用药后的反应，万一出现不良反应时应该及时帮助其停药，并及时通知医生，且原来药品勿丢弃。

3. 从小剂量服用药物 用药的剂量并不随着年龄的增加而增加，反而由于老年人肝、肾功能的减弱，药物剂量应减少。

4. 选择适合老年人的药物剂型　如吞咽困难者可选择冲剂、口服液等液体剂型，便于吞咽。

5. 规定服药时间和服药间隔　按照药物在体内作用的时间，以达到药物的半衰期的浓度和时间为宜。

【老年人的安全用药的护理】

老年人由于衰老，记忆力减退，对药物治疗的目的、服药的时间、服药的方法不够理解，往往影响老年人的安全和及时有效地用药。因此，指导老年人用药是护理人员重要的一项护理任务。

（一）评估老年人服药的能力

老年人服药的能力包括视力、听力、理解力、阅读处理能力、准时准量服取能力（记忆力）等。通过对老年人服药能力的评估，提出给药途径、辅助手段和观察方法。

（二）了解老年人的用药史

详细评估老年人的用药史，建立完整的用药记录，包括过去及现在的用药记录，尤其是引起的过敏和不良反应的药物，以及患者对药物了解的情况。

（三）评估各系统老化程度以判断药物使用的合理性

详细评估患者各脏器的功能情况，如肾功能、肝功能的指标等。肝功能有障碍的患者，应避免选择经过肝代谢的药物，以免蓄积造成药物中毒。

（四）安全服药的护理措施

1. 规则适当的用药时间和间隔　考虑老年人的生活作息，药物给予的方式应尽量简单，配合患者的能力及生活习惯，尽量让患者可以自行安全服药。以患者能够接受的方式，告知医嘱上的药物种类、名称、服用时间、用药方式、用药禁忌等，务必使其完全了解。必要时，以书面的形式，用醒目的颜色标示用药时应注意的事项于药袋上，以达到安全有效的用药护理目标。

2. 加强用药疗效的健康指导　护理人员必须重视老年人的用药指导，仔细给患者解释用药的目的、时间和方法，训练老年人自我服药的能力，并可以采取卡片和小容器等帮助老年人对服药的记忆。

总之，老年人的用药，护理人员应该要周密考虑其年龄、体质及各项生理功能，并结合药理学、生物化学等的相互联系，准确恰当地选用药品、剂量、疗程，以不断提高用药的有效性和安全性，避免由于用药不当所致的药物不良反应和药源性疾病的发生。

（胡秀英　李　智　陈　茜）

参 考 文 献

谷岩梅，王建荣. 2014. 社区老年人跌倒及居家安全评估的研究进展. 护理研究：上旬版，28(11): 3844～3846

胡秀英. 2001. 社区老年人的生活功能的日中比较. 东京都老年学会杂志，8: 222～225

化前珍. 2012. 老年护理学. 第3版. 北京：人民卫生出版社

黄匡时. 2014. 中国老年人日常生活照料需求研究. 人口与社会，30(4): 10～17

蹇在金. 2003. 老年人用药五大原则. 中华老年医学杂志，22(8): 510～512

邵爱萍，冀增娥. 2014. 个性化护理改善心内科老年住院病人睡眠质量的效果观察. 护理研究，28(12): 4533～4554

佘军标. 2004. 老年人健身运动时对运动负荷和方式的选择. 沈阳体育学院学报，3: 315, 316

辛利，周毅 . 2009. 中国城市老年人体育生活方式的现状与发展趋势 . 中国体育科技，(3): 20，21

殷磊 . 2000. 老年护理学 . 北京 : 人民卫生出版社

中岛纪惠子等 . 1998. 老年护理学 . 东京 : 医学书院 (出版社)

Gloria Hoffman Wold. 2003. Basic Geriatric Nursing. Oversea Pablishing House

第六章　老年综合征的护理

第一节　跌倒与护理

【概述】

跌倒（fall）指一种不能自我控制的意外事件，个体被迫改变正常的姿势停留在地上、地板上或者更低的地方。跌倒是一种常见的老年综合征。研究表明在我国65岁以上老年人的意外伤害死因中，跌倒居首位。据统计，65岁以上老年人中30%每年跌倒1次或多次，80岁以上老年人跌倒的发生率高达50%。跌倒的发生率随着年龄而增加，女性高于男性。老年人跌倒多发生于室内，其中1/3的跌倒发生在卧室，其次发生在门口、洗澡间、厨房、楼梯、书房等。

【病因】

跌倒的发生是多种因素相互作用的结果，跌倒的可能性随着危险因素的增加而增加。

（一）外因

1. 室内家具及设施因素　门槛过高，过低的椅子，不稳定的椅子，房间光线过强或过暗等。

2. 室内地面因素　易滑地面、地面有小凳、电线等物品，地毯不平等。

3. 户外环境因素　不平的路面和照明不足是公共场所跌倒最常见的原因。

4. 衣饰　穿不防滑的鞋、拖鞋，过长的裤子等。

5. 过度劳作　搬或提过重物品、取放过高、过低处物品。

6. 居住环境的改变　如搬迁使老年人进入陌生的环境。

7. 天气因素　风、雪、雾、雨等恶劣天气会对老人出行造成影响，老人容易发生跌倒。

（二）内因

1. 疾病　心律不齐、帕金森病、脑卒中等包括循环系统、神经系统、骨骼肌肉系统等病理改变。

2. 衰老　使老年人肌力及平衡能力降低，反应时间延长等。

3. 药物　服用镇静剂、安眠药、降压药、利尿剂、抗抑郁药等精神类药物。

4. 跌倒恐惧　发生过跌倒的老年人由于对跌倒的恐惧而限制自己的活动和外出，导致肌肉能力的减弱，增加跌倒的危险性。

5. 情绪情感障碍　如某种原因导致的过度紧张、郁闷、沮丧情绪，可削弱老年人对自己和周围环境的注意力，增加跌倒的机会。

6. 生活方式　如习惯久坐易引起不被使用的肌肉发生萎缩老化和功能减弱，增加跌倒的危险性。

【**易跌倒的高危人群**】

年龄＞65岁；无人照顾者；曾有跌倒史；肢体功能障碍、步态不稳；贫血或直立性低血压；有特殊服药史（降压药、镇痛药、安眠药等）；营养不良、虚弱、头晕；意识障碍；睡眠障碍者等。

【**诊断要点**】

1. 了解跌倒过程　包括跌倒前环境，老年人跌倒时着地部位，能否独立站起等。

2. 体格检查 观察生命体征，意识状态、面容及姿势等。详细检查外伤、头部伤及骨折的严重程度。

3. 辅助检查 实验室检查、X 线平片检查、诊断性穿刺等。

【治疗】

（1）呼吸心搏骤停时，立即心肺复苏。

（2）外伤、内脏伤及脑出血行止血处理，外伤正确包扎，正确搬运。

（3）外伤的伤口处理。6～8 小时内及时彻底清创缝合。

（4）软组织伤初期局部冷敷，12 小时后改用热敷或红外线照射。

（5）骨折按照复位、固定、功能锻炼的原则进行处理。

（6）及早康复治疗，以预防并发症和继发性残疾。

【主要护理问题】

（1）有受伤的危险：与跌倒有关。

（2）疼痛：与跌倒后损伤有关。

（3）自理缺陷：与跌倒后损伤有关。

【护理目标】

（1）老年人和（或）照顾者清楚跌倒的危险因素，能够积极主动地进行自我防护。

（2）老年人对跌倒的恐惧感减弱或消除。

（3）老年人发生跌倒时能够及时得到合适的处理和护理。

（4）老年人能够保证其日常生活需求。

【跌倒的预防护理】

（一）舒适的住院环境

病区设局布置合理，足够的照明，地板都在同一平面，在走廊、厕所、浴室等安置扶手设备。保持地面干燥无水。老人应穿轻软、透气的服装，选择合适防滑的鞋，走动时尽量不要穿拖鞋。患者入院后为其介绍病房环境及预防跌倒的相关知识。

（二）健康评估

护士在病人入院后，全面的搜集资料，评估有无跌倒史、高血压、糖尿病、心脑血管疾病、听力或视觉障碍、关节活动障碍等。此外，还应评估有无使用特殊药物，如降压、降糖、镇静等药物。正确的评估患者，警惕高风险者并做好标识，积极采取预防跌倒的措施。提倡老花镜、助听器、助步器、轮椅等的使用。对于跌倒的风险及平衡功能等评估见本书第三章老年综合评估相关内容。

（三）饮食平衡

均衡营养，多补钙、蛋白质，维持肌肉力量、柔韧性、平衡感；睡前少喝水，减少起夜次数。少喝浓茶与咖啡，以免影响睡眠。阳光可以促进维生素 D 的合成，而钙的代谢依赖维生素 D 的作用，阳光中的紫外线能促进体内钙的形成和吸收，维持正常的钙磷代谢，使骨骼中钙质增加而提高骨的硬度。

（四）心理疏导

保持良好的人际交往等帮助老年人适当地调整和控制情绪，对不良情绪予耐心疏导和帮助，可设置跌倒警示牌于病床床头，提醒该患者属高危跌倒，小心照护。

跌倒后的老年人常常会恐惧、焦虑，与他们的沟通交流尤为重要。让老年人正确认识自己的躯体功能状态，改变不服老、不麻烦人的心理，创建充满活力的生活，增加交流的机会，保持平和的心态。

（五）日常起居的健康宣教

座椅和床的高度要合适；患者坐时，双脚应可平放在地上；有扶手的座椅有助患者站起；站立留意两脚分开使重心稳固，注意平衡，以防止向后跌倒。如坐厕太矮，加高坐厕可助站起；宜在浴室适当的位置安装稳固扶手和放置防滑浴垫，避免滑倒。日常生活中体位的改变和位置的移动是经常性的活动，老年人动作不能太快，起床、站立、转头、弯腰等动作均应缓慢，提醒高危患者上、下楼梯要扶扶手，转动身体要慢。

【跌倒后的护理】

（一）跌倒后伤情的观察与评估

（1）立即评估跌倒环境，有无障碍物，地面是否打滑，老年人在干什么等。

（2）观察跌倒相关征象，了解跌倒时有无头痛、头晕、心悸、胸痛，呼吸急迫、单侧虚弱、口齿不清、打哈欠，跌倒时有无大小便失禁、意识丧失。

（3）有无他人在场及他人描述。

（4）跌倒后是否能独立站起。

（5）了解老年人目前用药情况，有无脱水征象，生命体征情况，视听力状况等。

（二）跌倒后的处理

（1）立即就地查看病人，了解病情，根据病情将患者转移到安全舒适的地方。

（2）报告医生协同处理，使对病人的伤害降到最低限度，并通知病员家人。

（3）检查意识、瞳孔、生命体征是否正常，是否有外伤（擦伤、肢体骨折等）。

（4）遵医嘱予以 B 超、CT 检查，确定是否有内脏损伤或出血。

（5）病人出现意识、瞳孔、生命体征变化时，立即遵医嘱予以输氧、输液、心肺复苏等处理。

（6）做好病人和家属的安抚工作，消除其恐惧、紧张心理。同时不要忽视其他患者心理，并加强巡视，防止因注意转移到跌倒患者而忽略对其他患者的观察巡视、医疗、护理。

（7）详细交接班，密切注意病人病情及心理变化。

（8）将事情发生的经过及时报告护士长。

（9）护士长组织科室全体护士认真学习《医疗事故处理条例》及安全管理制度等法规文件，树立护士的安全防范意识和"一切以病人为中心"的高度责任感。

（三）跌倒后的护理

1. 跌伤后观察及护理要点

（1）立即观察患者神志、心率、血压、呼吸等情况，警惕内出血及休克征象。对烦躁患者严密观察生命体征、神志、瞳孔大小及对光反射，警惕颅脑外伤、休克等情况。

（2）可疑有头颅、颈部、脊柱伤者应由有经验的人员搬动，必须行 CT、MRI 检查。

（3）观察患者有无内脏破裂的可能，了解患者排便、排尿、肛门排气情况。

（4）可疑骨折患者应制动，搬运由有经验的人进行。

（5）根据情况迅速建立静脉通道，给予补液支持和治疗性用药。

（6）开放伤口止血、预防感染。

（7）需手术者积极完善术前准备。

（8）做好病员及家属的心理护理，缓解其紧张、恐惧、焦虑等心理。

2. 跌倒后皮外伤的护理

（1）如系表皮擦伤，消毒后适当大小的无菌敷料覆盖并定期更换。

（2）如系软组织伤，在创伤发生12h内，用冰袋冷敷患处。超过12h可适当选择热疗，比如红外线烤灯照射。

（3）如系过长、过深并出血的伤口，要立即清创缝合，术后做好伤口渗血渗液的观察和换药处理。

（4）必要时配合止痛药物。

3. 跌倒后骨折及脱位的护理

（1）根据情况配合医生做好止血、包扎、骨折固定的现场急救。关节脱位应尽早手法复位。

（2）搬运时尽量让患者平躺搬运。人力充足的情况下采用3人搬运法，即三人并排单腿跪在患者身体同一侧，同时分别把手臂伸入患者肩背部、腹臀部、双下肢的下面，保持其身体始终处于水平位置；发生或怀疑颈椎损伤者应专人负责牵引、固定头颈部。注意搬运者动作的一致协调。

（3）针对不同部位的骨折，如肱骨外科颈、桡骨远端及髋部骨折等，配合医生及早复位，需手术者做好围手术期护理和术后康复护理。

（4）积极处理疼痛，加强心理护理。

4. 跌倒后脑出血急救护理

（1）卧床休息，尽量减少搬动，保持环境安静。

（2）监测生命体征，严密观察病情变化。

（3）积极配合急救药物的应用。比如止血药、脱水剂等。

（4）需要做血肿穿刺抽吸术或开颅血肿清除术的患者，积极配合术前准备，联系转科。

5. 跌倒后长期卧床老年人的护理

（1）做好日常生活照护，预防压疮、肺部感染、尿路感染三大卧床并发症。包括口腔护理、协助翻身、拍背、鼓励卧床老年人深呼吸，保持房间空气清新，温度适宜，鼓励老年人多饮水，保持会阴清洁。

（2）肢体长期缺乏活动易致失用性骨质疏松和失用性肌肉萎缩，而早日进行肌肉舒缩练习，适当活动关节，有助于减轻失用程度。

（3）帮助肢体功能障碍的老年人进行功能锻炼。配合失语老年人康复训练。

（4）做好饮食护理，鼓励病人进食，但不能过饱，长期饮食过饱可促使动脉硬化。进食时，床头抬高，以防止误吸。进食粗纤维食物，以防便秘。多补充钙、蛋白质，维持肌肉力量。吞咽障碍者做好留置胃管的照护，保持管道清洁通畅，防止脱落。能经口进食者防噎呛和误吸。

（5）24小时留陪护，尤其是跌倒坠床的高危人群，在床上休息时及时拉起床档保护患者安全，防止坠床。

6. 心理护理　跌倒后的患者会害怕再次跌倒，缺乏自信心，导致动作僵硬，明显降低老年人的活动能力、灵活性、独立性，使跌倒的危险性增加。应加强与病人沟通交流，关注病人的感受，帮助克服害怕的心理，鼓励其保持良好的心理状态。

【老年人跌倒的自我保健与居家照护指导】

对于跌倒的发生，预防起着至关重要的作用，因此我们医务人员需向病人及家属做好预防跌倒的健康宣教。告知患者预防跌倒的重要性及发生跌倒后的危险性。

指导病人选择合适的衣服、鞋子，在体位转移时动作缓慢，保持轻松愉快的心情，避免情绪紧张，合理安排饮食、运动、休息，注意劳逸结合；地上有水渍、阻碍物等需及时清除；在床上休息时及时拉起床档，以防止坠床；夜间保持病房的地灯开着，夜尿多的患者应该学会在床上或床旁用便盆或者尿壶解小便，减少夜间如厕的次数。如果发生跌倒，家属应立即按铃通知医务人员，若旁边无人则高声呼救，随后医务人员及时到达并处理。

【特别关注】

（1）了解跌倒的危险因素，提高预防跌倒的意识。

（2）预防跌倒的措施。

（3）跌倒后的处理与护理。

【前沿进展】

太极拳可预防老年人跌倒的发生

国外最新研究结果显示，太极拳作为我国传统的体育锻炼项目，已被证实有助体能较弱的老年人降低跌倒的危险。可有效防止老年人跌倒的发生，并且其研究已经细化到了关节、肌肉、步态中的生物力学分析等层面。

研究人员发现，70～90多岁的老年人练习太极拳48周，其跌倒危险会降低25%。研究领导者、亚特兰大埃默里大学医学院的沃尔夫博士表示，这种风险降低的程度在统计上虽不具重大意义，但在日常生活中确实有其重要性。沃尔夫博士表示在研究的初期，很多老年人光是要放弃助行器都不容易，更何况是要获得太极拳带来的助益。其研究团队仅观察研究第 4 个月至第 12 个月的情形，在这段期间内，和接受健康教育课程的对照组相比，打太极拳的人跌倒几率降低了将近一半。有鉴于过去针对身体较健康的老年人进行的研究中也显示，打太极拳可以降低跌倒风险约半，因此研究人员在《美国老年人医学协会期刊》中建议，应在高危老年人群中继续进行此项研究。

【知识拓展】

老年人独自跌倒怎样起身

老年人独自在家时可能会发生跌倒。如果跌倒后躺在地上起不来，时间超过 1 个小时，这就叫"长躺"。长躺对于老年人很危险，它能够导致虚弱、疾病，还可能导致死亡。老年人跌倒后躺在地上的时间长短与许多因素有关。对跌倒的恐惧、肌肉损伤、全身酸痛、脱水和体温过低等都可能导致跌倒后的"长躺"。老人跌倒后，在没有人帮助的情况下，如何起身才安全呢？

首先，如果是背部先着地，那么就弯曲双腿，挪动臀部到放有毯子或垫子的椅子或床铺旁，然后使自己较舒适地平躺，盖好毯子，保持体温，如可能要向别人寻求帮助。第二，休息片刻，等体力准备充分后，尽力使自己向椅子的方向翻转身体，使自己变成俯卧位。第三，双手支撑地面，抬起臀部，弯曲膝关节，然后尽力使自己面向椅子跪立，双手扶住椅面。第四，以椅子为支撑，尽力站起来。第五，休息片刻，部分恢复体力后，打电话寻求帮助，这时候最重要的就是报告你跌倒了。

老年跌倒医院环境安全评估表

目前临床上常用的跌倒评估功能量表如 Morse 功能量表、跌倒功效量表等，其中主要涉及疾病、治疗、心理、日常活动等相关条目，较少涉及环境评估方面。四川大学陈茜、胡秀英、张雪梅等的老年环境安全研究课题，通过老年医学专家、老年护理学专家、社会学家、老年康复专家、环境安全评估专家共 15 人德尔菲法制定《老年跌倒相关住院环境安全因素评估表》（表 6-1），涉及病区地面与通道 (7 个条目)、病区病房设施（15 个条目）、病区卫生间（7 个条目）、病区公用环境和设备（2 个条目）、院内病区外环境（7 个条目）。每个环境安全条目由 Likert 五级评分，分别对没有、非常少、较少、较多、全部赋值 1～5 分，分值越高环境安全评价越好。该量表重测可信度 0.963，Cronbach's α 系数 0.924。本评估表经四川大学华西医院老年医学中心临床应用后信效度良好。该表可以工作人员评价，也可以认知功能良好、下地活动的老年患者或者其照顾者评价，了解老年人最近 1 周接触的医院及其周边环境安全情况，这些多方面、不同人员评价可以帮助护理人员从不同角度发现潜在的安全隐患，如地面水渍、卫生间使用不便等方面。不仅弥补了护理人员在工作中对部分环境安全隐患的疏忽评估，也有利于发现护理人员的自我环境评估与患者评估的差异，更综合全面地反映出环境隐患问题，从而可以帮助临床工作人员加强改善病室环境和预防老年患者跌倒发生。

表 6-1 老年跌倒医院环境安全评估表

No.	问题	回答选项（请在您选择的答案题号上打钩）
	病区地面与通道	
1	地面（包括地板、地毯或地垫等）平整，无松动、坑洼等凹凸不平	1. 没有 2. 很少 3. 较少 4. 较多 5. 全部
2	地面使用防滑地砖或其他防滑措施	1. 没有 2. 很少 3. 较少 4. 较多 5. 全部
3	地面（床旁、厕所、配餐室等）干燥洁净，无水渍、尿液、油渍等	1. 没有 2. 偶尔 3. 有时 4. 经常 5. 总是
5	不设门槛，室内外地面在同一水平	1. 没有 2. 很少 3. 较少 4. 较多 5. 全部
6	过道或地面上无杂物堆放、无管线牵绊	1. 没有 2. 偶尔 3. 有时 4. 经常 5. 总是
7	通道宽敞，有扶手	1. 没有 2. 很少 3. 较少 4. 较多 5. 全部
9	通道有跌倒警示标语	1. 没有 2. 很少 3. 较少 4. 较多 5. 全部
	病区病房设备	
1	室内使用防滑地砖或其他防滑措施	1. 没有 2. 很少 3. 较少 4. 较多 5. 全部
2	床旁椅有靠背或扶手	1. 没有 2. 很少 3. 较少 4. 较多 5. 全部
3	沙发或座椅高度和软硬度适宜	1. 非常不同意 2. 不太同意 3. 说不清 4. 比较同意 5. 完全同意
4	床高度及宽度适宜	1. 非常不同意 2. 不太同意 3. 说不清 4. 比较同意 5. 完全同意
5	有床档，且床设备适宜	1. 非常不同意 2. 不太同意 3. 说不清 4. 比较同意 5. 完全同意
6	床旁有呼叫设备，易于使用	1. 非常不同意 2. 不太同意 3. 说不清 4. 比较同意 5. 完全同意

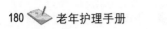

No.	问题	回答选项（请在您选择的答案题号上打钩）
7	床头装有电话或有移动电话	1. 非常不同意 2. 不太同意 3. 说不清 4. 比较同意 5. 完全同意
8	床边没有杂物影响上下床	1. 非常不同意 2. 不太同意 3. 说不清 4. 比较同意 5. 完全同意
9	照明开关方便可及（躺在床上不用下床也能开关灯、使用双控照明开关或有床头灯等）	1. 非常不同意 2. 不太同意 3. 说不清 4. 比较同意 5. 完全同意
10	病床周围常用物品轻易可取	1. 非常不同意 2. 不太同意 3. 说不清 4. 比较同意 5. 完全同意
11	储物柜、床头柜等高矮适宜，不用攀高（使用凳子）、下蹲、弯腰即可取物	1. 非常不同意 2. 不太同意 3. 说不清 4. 比较同意 5. 完全同意
12	室内光线（阳光或照明）充足且不刺目	1. 非常不同意 2. 不太同意 3. 说不清 4. 比较同意 5. 完全同意
13	夜间使用地灯	1. 非常不同意 2. 不太同意 3. 说不清 4. 比较同意 5. 完全同意
14	室内通风良好，温、湿度适宜，不会因异味、温湿度过高或过低导致闷热、烦躁等不适	1. 非常不同意 2. 不太同意 3. 说不清 4. 比较同意 5. 完全同意
15	床与治疗仪等用物摆设不拥挤，且通道宽敞	1. 非常不同意 2. 不太同意 3. 说不清 4. 比较同意 5. 完全同意
	卫生间	
1	厕所或马桶旁有扶手并且高度合适	1. 非常不同意 2. 不太同意 3. 说不清 4. 比较同意 5. 完全同意
2	有浴缸，且高度适宜、容易出入、有扶手	1. 非常不同意 2. 不太同意 3. 说不清 4. 比较同意 5. 完全同意

No.	问 题	回答选项（请在您选择的答案题号上打钩）
3	淋浴房（包括浴缸）使用防滑垫或其他防滑措施	1. 没有 2. 非常少 3. 较少 4. 较多 5. 全部
4	厕所、淋浴房排水通畅	1. 没有　　2. 偶尔 3. 有时 4. 经常 5. 总是
5	卫生间通风良好，温、湿度适宜，不会因异味、温湿度过高或过低导致闷热、烦躁等不适	1. 没有　　2. 偶尔 3. 有时 4. 经常 5. 总是
6	卫生间紧急呼叫设备可及	1. 非常不同意 2. 不太同意 3. 说不清 4. 比较同意 5. 完全同意
7	洗漱用品可轻易取用	1. 非常不同意 2. 不太同意 3. 说不清 4. 比较同意 5. 完全同意
	病区公用环境和设备	
1	开水房容易出入，使用安全、方便	1. 非常不同意 2. 不太同意 3. 说不清 4. 比较同意 5. 完全同意
2	病区公用环境及设备安全（如配餐室、活动室、休息室、锻炼处等）	1. 没有 2. 很少 3. 较少 4. 较多 5. 全部
	院内病区外环境	
1	地面平整、干净	1. 没有 2. 很少 3. 较少 4. 较多 5. 全部
2	楼梯、台阶等有扶手	1. 没有 2. 很少 3. 较少 4. 较多 5. 全部
3	行走地面无坡、坎、台阶、坑等障碍	1. 没有 2. 很少 3. 较少 4. 较多 5. 全部
4	地面防滑、无水渍、尿液、油渍等	1. 没有　　2. 偶尔 3. 有时 4. 经常 5. 总是
5	环境、设备等不拥挤	1. 没有　　2. 偶尔 3. 有时 4. 经常 5. 总是

续表

No.	问题	回答选项（请在您选择的答案题号上打钩）
6	光线适宜（光线不暗且不刺目）	1. 没有　2. 偶尔 3. 有时 4. 经常　5. 总是
7	活动处自己熟悉或道路指示牌清楚	1. 没有　2. 偶尔 3. 有时 4. 经常　5. 总是

（刘祚燕　陈 茜）

第二节　吞咽障碍与护理

【概述】

吞咽障碍（dysphagia）又称为吞咽困难、吞咽异常或者吞咽紊乱，是指食物或液体（包括唾液）从口腔到胃运送过程发生障碍，常伴有咽部、胸骨后或食管部位的梗阻感和停滞感。正常的吞咽过程常常分为四个阶段：准备阶段、自主阶段、咽阶段和食管阶段（图 6-1）。

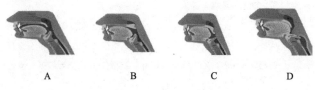

A　　　　B　　　　C　　　　D

图 6-1　正常的吞咽过程

准备阶段（图 6-1A 部分）是咀嚼食物，形成可吞咽的食团；自主阶段（图 6-1B 部分）是指将可吞咽的食团从口腔前部向口腔后部推送，直至咽部；咽阶段（图 6-1C

部分）是指食物通过咽部的过程；食管阶段（图 6-1D 部分）是指食物通过食管进入胃的过程。吞咽障碍一般发生在前三个阶段：准备阶段、自主阶段和咽阶段，即从食物入口到进入食管的过程。

吞咽障碍可发生在任何年龄阶段，但 65 岁以上老年人的发生率较高，美国急性病房 17.6%，护理之家 32.5% ～ 55%，康复机构 30% ～ 35%，社区老年人 14%。老年患者吞咽障碍可以发生噎呛、误吸、吸入性肺炎、营养不良、脱水，甚至窒息、死亡等不良后果。噎食是噎呛的一种，指食物误入气管或卡在食管狭窄处压迫呼吸道，常常有咳嗽等反应；严重者引起呼吸困难，甚至窒息，是老年人猝死的常见原因之一。据近年报道，美国每年约有 4000 多人因噎食猝死，占猝死病因的第 6 位。误吸是任何异物（食物或液体，包括口腔分泌物）通过声带进入气道。50% 的误吸没有任何症状，临床上称为隐形误吸。吞咽障碍严重威胁老年人的身体健康和生命安全。关注老年人的吞咽障碍，切实做到早预防、早发现、早治疗对于降低老年患者的医疗负担、提高老年患者的生命质量至关重要。

【病因】

（一）衰老

随着年龄增长，吞咽功能异常的发生率上升，吞咽的速度变慢。有研究提示老年人口腔、咽、喉及食管等部位的黏膜、肌肉发生退行性改变或神经通路障碍，协调功能不良，使老年人张口反射下降、咳嗽反射减弱、胃肠蠕动减弱、胃排空延迟致胃潴留、贲门括约肌阀门作用下降、体位调节能力丧失以及抵御咽喉部分泌物及胃内容物反流入呼吸道的能力下降，因而出现吞咽功能失调，易发生吞咽困难呛咳、误吸甚至窒息。

（二）疾病

多数研究认为脑卒中、痴呆是引起老年人吞咽障碍的重要疾病，但也有研究提出其中冠心病、脑血管意外（脑梗死、脑出血）、呼吸系统疾病（COPD、慢性呼吸衰竭、肺部感染）、消化系统疾病（胃炎、胃癌）和泌尿系统疾病（前列腺肥大、肾癌等）是引起患者误吸的前五位的疾病。

（三）药物

镇静、安眠药物等精神药物都有抑制中枢神经系统，其副作用中可能有锥体外系反应，出现肌张力障碍而导致说话和吞咽功能失调，服用时间越长，剂量越大，症状出现越早越重，另外，一些药物使食管下段括约肌松弛引起误吸，如茶碱类、钙拮抗剂、多巴胺等。

（四）进食相关因素

老年进食注意力不集中、进食的食物种类不适当可能与吞咽功能障碍有关，但进食速度缺乏研究，进食体位的研究结果有争议。

（五）其他相关因素

有研究提示患者的吞咽功能障碍可能与自理能力下降、建立人工气道、病人及家属对相关知识的缺乏等有关。

【诊断要点】

可通过对患者进行吞咽障碍的筛查和评估作出诊断，常常由临床护理人员、首诊医生初步筛查，有问题或者可疑吞咽障碍者由语言治疗师或者经过专门培训的医护人员、放射科医生等进一步评估。

（一）基本的吞咽筛选

（1）观察患者意识的水平。

（2）观察患者控制姿势的能力，能否维持坐位15分钟。

（3）如果患者能参与并配合直立位置（坐位）可进一步进行吞咽功能评估。

（二）吞咽困难进一步评估

（1）饮水实验：吞咽障碍的研究及临床实践中均常使用饮水实验，包括洼田饮水实验，3盎司饮水实验等。筛选实验常敏感度高特异性低，而无法对误吸做出明确诊断，但可初步筛选出误吸高危人群，为进一步诊断缩小范围。

（2）饮水实验与临床体检相结合：标准吞咽功能评估（standardized swallowing assessment，SSA）、"Any Two"试验等将饮水实验与临床体检（认知、体位保持能力、构音、发音、咽反射和自主咳嗽能力、饮水后咳嗽和饮水后声音改变）相互结合。SSA敏感度和特异度均较好（50%和80%），"Any Two"试验对无症状性误吸具有良好的诊断作用。这类评估非侵入性并且可以床旁执行，成本低，可以作为患者的简单而有价值的筛查工具。

（3）进食实验：语言治疗师通过吞服试验或者护士在患者入院后首次进餐时观察患者吞咽的反应，其敏感度和特异度分别为50%和80%。

（4）仪器及影像学评估：由影像学、内镜医师进行的视频内窥镜吞咽检查、改良吞钡检查，可以精确评估吞咽障碍的发生部位及性质，敏感性和特异性分别为90%和71%。是确定有无吞咽障碍及严重程度的"金标准"，但存在无法床旁及时对病人进行检查、无法反复检查、有认知障碍或者体弱无法保持体位、不配合的老年患者无法实施。

（5）自我吞咽障碍筛查量表：患者可通过自我吞咽障碍筛查量表进行筛查，仅用于认知正常的患者。

（6）其他：反复唾液吞咽试验、颈部听诊法、血氧定量法、枸橼酸超声雾化吸入试验、P物质检测、声学分析等，但其受较多因素影响，目前作为患者吞咽障碍、误吸的预测的辅助方法。

【治疗】

（一）生物反馈

根据吞咽功能障碍的性质，患者治疗愿望和认知状态评估选择合适的对象进行生物反馈治疗。

（二）吞咽康复训练

吞咽困难患者应该有口咽部的吞咽康复训练，包括恢复性练习，补偿技术（姿势和动作改变）和饮食稠度硬度等质地改变。

（三）并发症的干预

1. 营养不良和脱水

（1）口服营养补充剂筛查出有营养不良和营养不良的风险的老人，应由营养师指导并且给予口服营养补充处方。

（2）评估完全不能、部分不能经口腔进食者，选择适当营养、液体补充方式。

（3）管饲：患者不能吞咽，对液体和食物有噎呛，可以通过鼻胃管（NG），经皮内镜下胃造瘘/空肠造瘘（PEG/PEJ)供给营养。短期吞咽困难推荐NG喂养；长期吞咽困难（＞4周）推荐PEG/PEJ喂养。

2. 噎呛、误吸、窒息、吸入性肺炎

（1）帮助和（或）教育保持良好的口腔和牙齿（包括义齿）卫生。

（2）选择有利于吞咽的食物或药物，管饲患者饲管在适当位置。

（3）多学科团队支持的健康教育。

（4）有饮食呛咳风险的患者，床边应备吸引装置；有意外噎呛力争在最短时间内发现异常情况，并争分夺秒及时抢救。进食过程中发生呛咳频繁或呛咳严重的患者，应立马停止进食，床边应备氧气装置和负压吸引装置，当患者发生呛咳时，应及时吸出口腔、鼻腔、咽喉部的分泌物、食物残渣和异物，保持呼吸道通畅。生命体征稳定者可进行体位引流，将气管或支气管中的误吸物引出。心跳呼吸骤停者可借助气管插管或支气管镜吸出误吸物，并且反复进行肺灌洗、心肺脑复苏，当患者发生心搏呼吸骤停后应在疏通气道的同时立即进行心肺脑复苏。

（5）教会患者自己、照顾者噎食的徒手急救方法。

【主要护理问题】

（1）吞咽障碍：与吞食过快、进食过快、食物过硬或过黏、脑梗死、痴呆、谵妄等疾病有关。

（2）焦虑/恐惧：与害怕窒息、治疗或护理的不适有关。

（3）潜在并发症：噎呛、误吸、吸入性肺炎、营养不良和脱水等。

【护理目标】

（1）对吞咽障碍高风险的患者进行干预，改进吞咽功能。

（2）患者焦虑／恐惧程度减轻，积极配合治疗及护理。

（3）预防和减少相关并发症发生，如果发生并发症者能够得到及时处理。

【护理措施】

（一）病情观察

肺癌、食管癌、甲状腺手术后及高龄等患者易发生吞咽障碍，护理此类患者时应注意病情观察，注意吞咽障碍的筛查，警惕误吸的发生，以免误吸诱发其他并发症。对服药量大、药物反应明显、吞咽困难的老年患者要重点观察。力争在最短时间内发现异常情况，并争分夺秒及时抢救。

（二）心理护理

当患者脱离危险后，应及时给予心理支持和心理疏导，以安慰患者情绪，减轻或消除患者的恐惧感。

（三）预防噎呛措施（表 6-2）

表 6-2　预防呛咳措施

条目	具体措施
食物	准备食物时要注意剔除鱼刺、骨头等
	避免食用黏性较强的食物如年糕、芝麻糊等
	避免食用干燥的食物，如面包干等
	吞咽困难者不能吃含水分多的水果，如西瓜、葡萄等
	避免食物过冷过热或过量
	禁止过量饮酒
	对脑卒中吞咽困难的患者应给予半流质饮食
	对于偶有呛咳的患者也应选择半流质的食物
	合理调整饮食种类，以细、碎、软为原则，且温度适宜

续表

条目	具体措施
进食注意事项	进食时指导患者细嚼慢咽，少食多餐，避免一次进食过多对于进食慢的患者，配餐员可将餐盘留下，在规定的时间内回收对于频繁发生呛咳的患者，可用汤匙将少量食物送至舌根处，让病人吞咽，张口确认食物完全咽下后再送入食物病人发生呛咳时宜暂停进餐，呼吸完全平稳时，再喂食物若患者频繁呛咳且严重者应停止进食
进食体位	尽量取坐位或半坐位进餐，头部向前倾斜 15° 进餐后，至少 30 分钟保持上身直立，卧床患者应抬高床头至少 60°
口部肌肉训练	对有吞咽功能障碍的老年人，指导吞咽功能锻炼（表 6-3）

（四）呼吸道护理

（1）慢性支气管炎、肺部感染患者应采取半卧位、侧卧位。

（2）进食后 30 分钟内不进行吸痰等容易诱发恶心、呕吐、反胃的操作。

（3）定时帮助患者翻身、拍背，并指导患者有效咳嗽、排痰，以保持呼吸道通畅，从而防止坠积性肺炎的发生。

（五）吞咽功能锻炼

对有吞咽功能障碍的老年人，进行吞咽功能锻炼指导（表 6-3）。

表 6-3　吞咽功能锻炼

条目	具体措施
面部肌肉	皱眉、鼓腮、露齿、吹哨、呲牙、张口、咂唇
舌肌运动	将舌头向前伸出，然后左右运动摆向口角，再用舌尖舔上下嘴唇，抵压硬腭部

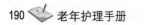

条目	具体措施
发音训练咽部冷刺激与空吞咽	患者张口发 "a" 音，并向两侧运动发 "yi" 音，然后再发 "wu" 音
	用酸食物－柠檬棉签擦拭，少量冰柠檬擦拭或冷食物－交替冷食品/饮品或温度刺激，使用冷冻喉镜刺激口腔各部位，然后嘱患者做空吞咽动作
呼吸道的训练	深吸气－憋气－咳出，配合吹纸片，皱眉，鼓腮运动，训练每日1次，每次30分钟

（六）健康教育（表6-4）

表6-4 吞咽障碍患者健康教育

条目	具体措施
饮食习惯	情绪不稳定时禁止进餐，如伤心、生气等情绪激动时避免谈论令人不愉快的事情或其他干扰患者进食的影响因素细嚼慢咽，少食多餐、少食辛辣、刺激的食物、禁止过量饮酒
食物选择	食物应细、碎、软，避免鱼刺、骨头和黏性较强的食物
	食物温度适中，不宜过热或过冷
	避免食用干燥食物，如面包干等
	少食水分多的水果，如西瓜、葡萄等
进食观察	告知其家属或陪护人员，一旦病人在进食后、翻身或呕吐时出现剧烈咳嗽，要立即置病人于侧卧位或头偏向一侧，检查患者口腔内有无异物。如病人出现喘鸣、呼吸困难、声音嘶哑、面色苍白，继之变为青紫等，高度怀疑窒息的可能
现场急救	当患者出现呛咳频繁或呛咳严重时，立即协助低头弯腰，身体前倾下颌朝向前胸，如果食物残渣卡在喉部危及呼吸时，患者应再次低头弯腰，喂食者可在其肩胛下沿快速连续排击，使残渣排除若仍然不能取出，患者取头低足高侧卧位，以利体位引流；用筷子或用光滑薄木板等撬开病人口腔，插在上下齿之间，或用手巾卷个小卷撑开口腔，清理口腔、鼻腔、喉部的分泌物和异物，以保持呼吸道通畅，第一时间尽可能多地去除气道异物，呼叫医务人员抢救

【特别关注】

（1）误吸的预防；

（2）健康教育。

【前沿进展】

吞咽障碍的评估——洼田饮水试验

1. 洼田饮水试验评定 让患者端坐，喝下30ml温开水，观察所需时间及呛咳情况。1级：能顺利地1次咽下；2级：分2次以上，能不呛的咽下；3级：能1次咽下，但有呛咳；4级：分2次以上咽下也有呛咳；5级：全量咽下困难，频繁呛咳。

2. 洼田饮水试验的注意事项 ①专人负责；②做饮水试验时，不要告诉患者，以免患者紧张，影响试验分级；③测试者给患者喂水或告诉家属喂水时，剂量要准确，并根据患者平时呛咳的情况决定喝水的方法，以免给患者造成不适感觉。

吞咽障碍筛查评估SSA

如表6-5所示：初步评价意识水平、头部和躯干部控制、唇控制（唇闭合、流涎）、呼吸模式、软腭运动：（舌的活动范围）、喉功能或声音强弱（发[a]、[i]）、咽反射、自主咳嗽。若均正常，则进行下一个方面的筛查。意识障碍包括嗜睡、意识模糊、昏睡和昏迷。姿势控制程度主要看患者维持坐位或半坐卧位的能力和程度。若患者存在意识障碍或者不能取坐位、半坐卧位或无法维持坐位、半坐卧位15分钟以上，则患者有可能存在吞咽障碍。第二步饮一匙水（量约5ml），重复3次，观察口角有无流水，有无无效喉部运动、重复吞咽、吞咽时咳嗽、哽咽/喘鸣/气促、吞咽后喉的功能（声音），如果 2 次及以上有上述异常，提示患者有吞咽障碍及误吸风险。3 次吞咽中有 2 次正常或 3 次完全正常，则进行第三步：饮一杯水 (量约 60ml)，观察其能否 2 分钟内饮完、需要时间、吞咽中或完毕后咳嗽、哽咽 / 喘鸣 / 气促、吞咽后喉发音改变。不能进入第三步、在第三步中出现咳嗽或气哽、或出现吞咽后声音嘶哑，就认为是不安全吞咽。

表 6-5 吞咽障碍筛查评估表 SSA

项目	评 分		
意识水平	1= 清醒		
	2= 嗜睡，可唤醒并做出言语答应		
	3= 呼唤有反应，但闭目不语		
	4= 仅对疼痛刺激有反应		
头部和躯干部控制	1= 能正常维持坐位平衡		
	2= 能维持坐位平衡但不能持久（< 15 分钟）		
	3= 不能维持坐位平衡，但能部分控制头部平衡		
	4= 不能控制头部平衡		
唇控制 (唇闭合、流涎)	1= 正常 2= 异常		
呼吸模式	1= 正常 2= 异常		
软腭运动：(舌的活动范围)	1= 对称	2= 减弱	3= 消失
喉功能或声音强弱 (发 [a]、[i])	1= 正常	2= 减弱	3= 消失
咽反射	1= 存在	2= 减弱	3= 消失
自主咳嗽	1= 正常	2= 减弱	3= 消失
		合计：	分

续表

项目	评　分
第二步　饮一匙水（量约 5ml），重复 3 次	
口角有水流出	1= 没有 /1 次　2=>1 次
有无效喉部运动	1= 没有　　2= 有
重复吞咽	1= 没有 /1 次　2=>1 次
吞咽时咳嗽	1= 没有 /1 次　2=>1 次
哽咽 / 喘鸣 / 气促	1= 没有　　2= 有
吞咽后喉的功能（声音）	1= 正常　　2= 减弱或声音嘶哑　3=不能发音
	合计：　分
如果该步骤的 3 次吞咽中有 2 次正常或 3 次完全正常，则进行下面：第三步　饮一杯水（量约 60ml）	
能否全部饮完	1= 能　　2= 不能
饮完需要的时间	＿＿＿s
吞咽中或完毕后咳嗽	1= 无　　2= 有
吞咽时或完毕后哽咽 / 喘鸣	1= 无　　2= 有
吞咽后喉的功能（声音）	1= 正常　　2= 减弱或声音嘶哑　3=不能发音
误吸是否存在	1= 无，2= 可能，3= 有
	合计：　分

【知识拓展】

海氏急救法

　　美国泽维尔大学临床医学教授海姆里斯发明了一种简单易行、人人都能掌握的急救方法，即海氏急救法。从上世纪起，已被广泛应用于大众噎食急救。

1. 患者处于清醒状态时的他救方法

（1）站在患者身后，双臂合拢环抱患者腰部，使患者弯腰稍向前倾。

（2）一手握拳，轻放在患者的肚脐上。

（3）另一手也紧握拳头，在患者腹部迅速有力地向上挤压，好像要提起患者身体一样（图6-2）。

（4）重复以上步骤，直至异物被排出。

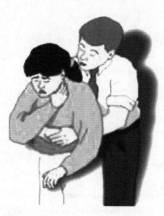

图6-2　海氏急救法对清醒患者急救

2. 如果患者处于昏厥状态时的他救方法

（1）救护者应使患者仰卧位，然后骑跨在患者腰部。

（2）救护者左手握拳，拳心朝前，腕部顶在患者上腹部中线处，右手按压在左拳上，双手同时用力，向患者腹腔内上方挤压（图6-3）。

（3）如果无效，可隔几秒钟再重复操作一次。

当然，在场的人要边抢救边打急救电话，争取医生尽早来到现场施救。

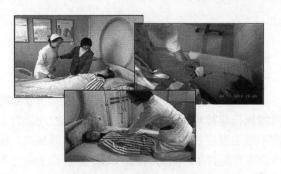

图6-3 海氏急救法对昏厥患者急救

3. 患者自救方法

（1）自己取立位姿势下巴抬起，使气管变直。

（2）一手握拳，轻放在自己的肚脐上。

（3）另一手也握拳，并俯身压在坚硬的物体上，如椅子或工作台上（图6-4）。

（4）用自己的拳头快速由内向外挤压。

（5）腹部上剑突下即心窝部靠在一张椅子的背部顶端或桌角，突然向胸腔方向施加压力也可取得同样效果。

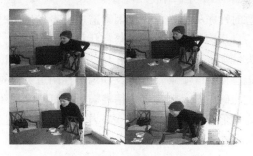

图6-4 海氏急救法之单人自救法

（陈　茜　阮顺莉）

第三节　尿失禁与护理

【概述】

尿失禁（urinary incontinence，UI）是指由于膀胱括约肌的损伤或神经功能障碍而丧失排尿自控的能力，使尿液不受主观控制而自尿道口溢出或流出的状态。尿失禁可发生在所有年龄组的病人，我国 60 岁以上的老年人发病率＞60% 以上，女性的发病率高于男性，60 岁女性尿失禁发病率达 46.5% ～ 55.3%，男性为 12.1%。随着护理场所的不同，尿失禁发病率也会有所不同，社区老年人为 22.2%，住院老年人为 40% ～ 70%，养老院老年人为 50%。尿失禁对大多数老年人的生命无直接影响，但是可以造成身体异味、反复尿路感染及皮肤糜烂的发生，是导致老年人孤僻、抑郁的原因之一。

【尿失禁分类及病因】

（一）暂时性尿失禁

暂时性尿失禁常由很多因素造成患者发生暂时尿失禁，一旦病因治疗后，尿失禁症状可以得到改善。暂时性尿失禁常占老年性尿失禁的 1/3。常见病因：①谵妄；②尿道感染；③萎缩性尿道炎和老年性阴道炎；④利尿药、抗胆碱能药、抗抑郁、精神病药及镇静安眠药等药物；⑤抑郁等不正常心理；⑥心力衰竭和高血糖症等疾病；⑦活动受限；⑧粪便嵌顿。

（二）常见的已经形成的尿失禁类型

1. 逼尿肌过度活动　这是老年人尿失禁最常见病因之一，主要有两种形式，一种逼尿肌收缩力正常；另一种逼尿肌收缩力受损。患者常表现为尿频、尿急、急性尿失禁等症状。常见病因：脑梗死、帕金森病、阿尔茨海默病、膀胱炎及膀胱癌等疾病所致。

2. 逼尿肌活动过弱 衰老、逼尿肌受损或神经系统受损常导致逼尿肌活动减弱。常见病因：椎间盘压迫、神经丛病变及特发性慢性尿道出口梗阻等疾病所致。

3. 无阻力性尿失禁 尿道丧失阻力，尿液随重力完全流出，因为尿道神经或尿道外括约肌受损。常见病因：前列腺手术、脊柱裂等。

4. 出口梗阻 多见于男性良性前列腺增大，常引起急性尿失禁或尿潴留。常见病因：良性前列腺增大、前列腺癌、尿道狭窄、膀胱颈挛缩等所致。

5. 压力性尿失禁 多见于老年女性，是因为盆底肌肉筋膜组织松弛，膀胱和尿道位置改变或尿道阻力下降所致。常见病因：难产、多产、肥胖、膀胱尿道膨出、子宫脱垂等。

【诊断要点】

（一）临床表现

（1）尿液不受主观控制而自尿道口溢出或流出。

（2）伴发其他症状：①尿急；②尿频，日间排尿超过7次；③尿不尽；④突然出现的排尿急迫感；⑤小腹坠胀伴气虚多汗等症状。

（二）辅助检查

（1）尿常规、尿培养，生化检查。

（2）测定残余尿量。

（3）排尿期膀胱尿道造影；站立膀胱造影。

（4）膀胱测压。

（5）闭合尿道压力图。

（6）必要时行膀胱压力、尿流率、肌电图的同步检查。

（7）动力性尿道压力图。

（8）尿垫试验。

（9）排尿记录等。

（三）病史

（1）患有老年性痴呆、脑卒中、脊髓疾患、糖尿病或泌尿系统疾病。

（2）诱发尿失禁的原因，如咳嗽、打喷嚏等，与尿失禁发生的时间关系，失禁时流出的尿量及失禁时有无尿意。

（3）尿道手术史及外伤史，与尿失禁的关系。

（4）女性老人既往分娩史、有无阴道手术史。

（5）饮酒和服药情况。

【治疗】

（一）解除尿失禁暂时性因素

处理尿路感染、夜间少饮水、适当时间排尿等。

（二）功能锻炼

盆底肌锻炼（Kegel法）、膀胱训练（提示排尿法）。

（三）间歇性导尿

适用于残余尿量过多或无法自行解出的女病人。

（四）物理治疗

电刺激疗法等。

（五）药物治疗

1. 一线药物　托特罗定、曲司氯胺和索利那新。

2. 其他药物　①其他 M 受体拮抗剂，如奥昔布宁；②镇静抗焦虑药，如地西泮、盐酸氯丙嗪等；③钙拮抗剂，如维拉帕米、硝苯地平等；④前列腺素合成抑制剂，如吲哚美辛；⑤α 肾上腺素受体激动剂，如苯丙醇胺；⑥雌激素制剂。

3. 手术治疗　尿道悬吊带术、膀胱颈悬吊术及阴道前壁修补术等。

4. 注射治疗　尿道、括约肌和膀胱颈注射硅胶和特殊碳。

5. 针刺治疗

6. 干细胞治疗　尿道周围注射自体成纤维细胞和自体肌细胞。

7. 其他辅助治疗　尿垫、尿裤或其他辅助尿失禁的用具。

【**主要护理问题**】

（1）压力性尿失禁：与手术、肥胖、腹压增高、盆底结构支持功能障碍等因素有关。

（2）急迫性尿失禁：与创伤、腹部手术、留置导尿管、液体（酒精、咖啡因、饮料）摄入过多、老年退行性病变及患有尿路感染、中枢或周围神经病变、帕金森病等疾病有关。

（3）反射性尿失禁：与脊髓损伤、肿瘤或感染引起对反射弧水平以上的冲动的传输障碍有关。

（4）社交障碍：与尿频、异味引起的窘迫和不适有关。

（5）知识缺乏：缺乏尿失禁治疗、护理及预防等知识。

（6）潜在皮肤完整性受损：与尿液刺激局部皮肤、

辅助用具使用不当等有关。

【护理目标】

（1）患者主诉尿失禁的次数减少，或能独立进行尿控。

（2）患者能主动参与治疗活动，愿意参与社交活动。

（3）患者或照顾者了解尿失禁及其处理的策略的相关知识。

（4）患者局部皮肤清洁、干燥、无破损。

【一般护理措施】

（一）尿失禁护理用具的选择与护理（表6-6）

表6-6　尿失禁护理用具选择与护理

用具	适用对象	护理注意事项
失禁护垫（纸尿裤）	多适用于女性和不配合使用其他护理用具的男性患者	每次更换纸尿裤时，用温水清洗会阴、阴茎、龟头、臀部及时更换尿布，保持会阴皮肤清洁干燥，防止尿布疹或压疮的发生
便盆	神志清楚的患者	指导患者正确使用便盆切忌拉、拽、扯，防止皮肤破损
留置导尿管	有局部难治性压疮或躁动不安尿潴留者	每日行2次尿道口护理，严格无菌操作，保持尿管通畅，避免受压扭曲，缩短尿管留置时间，尿管勿从腿上通过，尿袋不能等于或高于膀胱水平，防止尿液倒流，定时夹闭尿管，隔2小时放尿一次
避孕套式尿袋	男性患者	选择适合阴茎大小的尿袋 使用前清洁会阴，保持干燥 尿袋固定高度适宜，防止尿液反流，及时清空尿袋 涂爽身粉保持皮肤干燥，每日2次 尿袋可以根据情况1周更换一次

续表

用具	适用对象	护理注意事项
保鲜袋式尿袋	男性无烦躁患者	松紧适度，留一指空间，避免过紧引起阴茎缺血，及时更换，防止侧漏，保持会阴皮肤清洁、干燥，每次排尿后及时更换保鲜膜袋，每次更换时用温水清洁会阴部皮肤，阴茎、龟头包皮等处的尿液及污垢要清洗干净，每日会阴冲洗2次，保持会阴皮肤清洁、干燥，预防皮肤湿疹的发生
高级透气接尿器	无会阴部及臀部局部皮肤受损的患者	接尿器应在通风、干燥、清洁的地方保存，冲洗晾干，严禁暴晒，女性患者佩戴时，注意将接尿斗紧贴会阴部，男性将阴茎放入尿斗中，注意会阴皮肤清洁，每日用温水擦洗，观察局部皮肤情况，保持局部皮肤干燥，使用时排尿管不能从腿上通过，防止尿液倒流
尿套管	中度到严重尿失禁患者	注意会阴皮肤清洁，每日用温水擦洗观察局部皮肤情况，保持局部皮肤干燥
尿壶	神志清醒的男性患者	尿液要及时倒掉并清洗干净
造口袋法	会阴部皮肤无受损的女性患者	及时倒掉尿液，清洗会阴部保持局部皮肤干燥，完整取造口袋时防止撕伤皮肤

（二）心理护理（表6-7）

表6-7 心理护理

护理条目	内容
建立良好关系	以病人角度面对问题，建立互信的护患关系
保护隐私	涉及隐私操作时，用屏风等遮挡，保护病人，注意患者的感受

护理条目	内容
尊重保密意愿	对于有交流或认知障碍的老年人,当需要从照顾者或社会工作者等获取病史,如老年人神志清醒,应先征求其同意,才可就其病症与亲人交谈,因其可能正尽力隐藏这方面问题
心理支持	解释失禁是可治疗的症状 顾及病者的尊严,以减轻老年人及亲人的内疚、羞愧及尴尬感 用心聆听老年人抒发困扰及愤怒情绪,以舒缓其压力

(三)尿失禁康复训练(表 6-8)

表 6-8　尿失禁康复训练

康复项目	适应对象	康复训练内容
骨盆底肌练习	女性轻度压力性尿失禁,且认知功能良好的年轻老人	第一阶段:站立,双手交叉置于肩上,足尖呈 90°,足跟内侧与腋窝同宽,用力夹紧。保持 5 秒,然后放松。重复此动作20次以上。简易的骨盆底肌运动,可在有空时进行,以收缩 5 秒、放松 5 秒的规律,在步行、乘车、办公时都可进行 第二阶段:每天进行有效地自我训练:①平躺、双膝弯曲。②收缩臀部的肌群向上提肛;③紧闭尿道、阴道及肛门,此感觉如尿急,但无法如厕需做闭尿的动作;④保持骨盆底肌群收缩 5 秒,然后缓慢放松,5 ～ 10 秒后,重复收缩
耻骨肌的功能训练	认知功能良好,配合的老人	排尿中有意的中断尿流几秒,然后再继续排尿,反复训练

康复项目	适应对象	康复训练内容
膀胱行为治疗	急迫性尿失禁,且认知功能良好的老人	通过排尿记录来调整其排尿的间隔时间,制定排尿时间
		两次排尿期间出现的尿急通过收缩肛门、两腿交叉的方法来控制,然后逐步延长间隔时间
		留置导尿管者,行膀胱再训练前先夹闭导尿管,有尿感时开放导管10～15分钟,以后逐步延长

(四)健康教育(表6-9)

表6-9 尿失禁患者健康教育

教育条目	内 容
活动	坚持做盆底肌肉训练、健身操,减缓老年人肌肉松弛所致的尿失禁
	过于肥胖的老人增加全身活动来减肥
知识宣教	对患者及家属宣教尿失禁相关知识,增强患者自我保护意识和家庭支持
	指导患者正确选用和使用失禁用品
	指导患者功能训练方法
大便	保持大便通畅
	便秘患者摄取足够的纤维及水
	必要时用药物或灌肠等方法保持大便通畅
饮水	向老人说明尿液对排尿反射刺激的必要性
	保持摄入液体每日在2000～2500ml
	避免饮用高硬度水,可饮用磁化水
	适当调整饮水时间和量,睡前2～4小时限制饮水,以减少夜间尿量
	避免摄入有利尿作用和刺激膀胱作用的咖啡、浓茶、辣椒、碳酸类饮料

教育条目	内　容
饮食	选择均衡饮食，保证足量热量和蛋白质供给
皮肤	使用任何一种尿失禁护理用具，都应该观察会阴部、臀部皮肤情况，是否有发红、湿疹、溃烂等，此外女性患者还应注意阴道分泌物的量、颜色、性质以及有无异味等情况。保持局部皮肤干燥、清洁
用药指导	一些药物(如镇静剂、钙通道阻滞剂)可引起或加重尿失禁，故应尽量在医生指导下改用其他药物
如厕环境	提供良好的如厕环境 老年人的卧室尽量安排在靠近厕所的位置 夜间应有适宜的照明灯 对于痴呆或认知障碍患者的厕所注明标识
行为技巧	膀胱活动亢进的患者进行膀胱再训练 基于排尿规律，合理安排如厕时间 尽量避免在安排时间以外排尿 功能性失禁与神志不清或行动不便的患者有人按时提醒或协助排尿 神智清楚的老年患者延迟尿意以控制膀胱及增加膀胱容量
尿失禁用物选择	见表6-6

（五）并发症的处理及护理

尿失禁患者最常见的并发症有骶尾部、会阴部皮炎、压疮及尿路感染。常见原因及护理措施如下：

1. 尿液刺激　使会阴部皮肤常常处于潮湿和代谢产物浸渍的状态，加之皮肤间的相互摩擦，导致皮肤红肿、溃烂，护理时要注意以下几点：

（1）准确选择适当的尿失禁护理用物，保持局部皮肤的清洁干燥。

（2）避免尿液对会阴部的刺激，正确接尿，必要时按照医嘱局部用保护剂。

（3）发生压疮的尿失禁患者还应该注意定时翻身，其他具体操作请参考本书压疮的护理。

2. 长期尿失禁 导致会阴部皮肤常潮湿，尿道口长期尿液浸渍、饮水量减少以及长期留置保留尿管，消毒不严，细菌容易滋生，发生上行尿路感染，护理时应注意以下几点：

（1）及时倒掉尿液，清洗会阴部，保持会阴部清洁干燥。

（2）使用的失禁用品要及时更换，反复使用的失禁用品要清洗干净晾干备用。

（3）安置保留尿管严格无菌操作，尿道口每日消毒2次。注意事项参考失禁护理用具使用注意项。

（4）每日饮水量要2000～2500ml，尿液可以对尿道达到冲洗作用，防止结石形成。

【术前护理】

尿失禁术前的护理见表6-10。

表6-10 尿失禁术前护理

手术准备条目	准备内容
术前评估	对专科状况和伴随疾病进行充分评估，完成必要的心、肺、肝、肾功能检查
常规检查	尿培养、残余尿测定、尿动力学检查，了解尿道膀胱逼尿肌与尿道括约肌的协调性，明确患者的尿流率、膀胱容量等结果；抽取血标本，常规检查肝肾功能及凝血功能等 检查阴道壁的情况

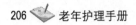

手术准备条目	准备内容
心理指导	讲解采取的手术方式,减除患者焦虑、紧张、恐惧等心态,使患者积极配合手术 与家属沟通,取得家属支持与配合
控制感染与疾病	如有尿路感染,控制感染后手术 有咳嗽者,指导有效咳嗽及控制咳嗽,防止腹压增加 同时应治疗伴有的其他疾病 抗凝血治疗者,术前1周停止使用抗凝剂
皮肤准备	会阴部备皮时动作要轻柔,防止刀片划伤 换清洁衣裤,保持外阴皮肤清洁、干燥,及时更换卫生护垫,以防尿液长期浸渍引起尿湿疹 已有尿湿疹者,局部涂搽锌氧油
肠道准备	保持大便通畅,术前进易消化食物 口服甲硝唑等抗生素 术前12小时禁食、8小时禁水 术前晚及术晨用1:1000的肥皂水清洁灌肠各1次,以防术中肠道损伤
阴道准备	有子宫或阴道脱垂的患者,用1:5000高锰酸钾液坐浴2次/天,连续2天 做好消毒、阴道冲洗等护理准备。术前晚和术晨用0.5%活力碘行阴道侧穹隆上药
饮食管理	制定合理的饮食计划,避免对膀胱有刺激的食物,适量饮水(饮水过多会加重尿失禁,饮水过少会产生便秘),保持大便通畅
其他	抗生素及麻醉药皮试 配血

【术后护理措施】

(一)病情观察

(1)术后去枕平卧6~8小时,以平卧位为主,降低会阴部张力。

（2）监测生命体征并做好记录，直至平稳。

（3）密切观察伤口有无出血、渗血、红、肿、热、疼等发生，一般腹部伤口沙袋压迫时间为 6～12 小时。

（4）阴道填塞纱条 24 小时，防止伤口出血，填塞纱条期间观察是否出现阴道胀、痛等不适感，按照医嘱适时给予止痛剂。

（二）留置尿管的护理

（1）妥善固定导尿管并随时保持通畅，观察小便的性状、量和颜色。

（2）每日会阴护理 2 次，并随时保持清洁。

（3）术后第 2 天尿管开始定时夹闭，逐渐延长开放时间，如无血尿，一般于术手 24～48 小时后拔除尿管。

（4）在留置尿管期间及拔除后的早期鼓励患者多饮水，以达到内冲洗，减少尿路感染的目的。

（三）活动

（1）术后 6 小时指导患者床上翻身和下肢活动如绷脚尖，以促进肠蠕动和防止下肢静脉血栓的发生。

（2）指导患者进行膀胱功能锻炼和盆底肌锻炼。

（四）饮食与预防便秘

（1）术后 6 小时可进流质或少渣半流质饮食。

（2）肠蠕动恢复后，指导患者进食清淡、易消化、高蛋白饮食。

（3）禁食辛辣、刺激性的食物。

（4）指导患者多饮水，多食新鲜水果、蔬菜和粗粮等，保持大便通畅。

（5）避免用力大便以防增加腹压，必要时给缓泻剂。

（五）术后常见并发症的护理（表 6-11）

表 6-11　术后常见并发症的护理

并发症	临床表现	处理及护理
盆腔血肿	下腹或腹股沟胀痛不适，行走疼痛	结合盆腔 B 超检查可明确诊断 经检查诊断为盆腔血肿，及时切开引流
伤口感染	发热、伤口渗血、红肿	注意观察体温变化，及时追踪血尿常规检查结果 保持伤口清洁干燥，每日观察伤口有无渗血、红肿，协助医生换药 必要时按照医嘱用抗生素
术后膀胱排空困难	排尿困难或排尿增加	留置尿管 5～7 天，如无血尿，遵医嘱拔除尿管 观察小便自解情况及进行残余尿测定
膀胱穿孔	血尿、腹壁穿刺处有尿液渗出	留置尿管 观察尿液的颜色、性状等

（六）出院指导

（1）指导患者少量多次饮水，每 1～2 小时自解小便 1 次或有小便感时及时排空，避免膀胱积尿过多。

（2）禁止盆浴 1 个月，持续盆底肌锻炼，每次时间＞3 秒，每日 3 次，每次 5～10 分钟。

（3）术后 2 周可恢复日常活动，术后 3 个月内避免性生活、大笑、咳嗽、便秘和重体力劳动。

（4）出现排尿困难、排尿不净时应及早诊治。

（5）肥胖者减肥、忌辛辣刺激食物，碳酸饮料等。

（6）术后 1 个月复查。

【特别关注】

（1）尿失禁护理用具的选择与护理；

（2）尿失禁康复训练；

（3）尿失禁术后护理措施。

【前沿进展】

（一）尿失禁治疗护理指南

尿失禁治疗护理指南按照循证医学的方法，根据尿失禁研究证据的强弱分为 A 级、B 级及 C 级推荐临床使用。

（1）对于压力性、急迫性和混合性尿失禁，初始治疗应包括生活方式干预、盆底肌肉训练、膀胱训练（A 级）。

（2）生活方式干预包括减轻体重、停止吸烟、饮食和液体摄入调节等（A 级）。

（3）如果发现雌激素缺乏和（或）尿路感染，治疗一段时间后应重新评估（B 级）。

（4）保守治疗配合恰当的药物治疗，效果将明显增强：抗胆碱药物治疗膀胱过度活动症、5- 羟色胺和去甲肾上腺素再摄取双重抑制剂治疗压力性尿失禁（A 级）。

（5）对于混合性尿失禁患者，临床医生应处理最主要症状（C 级）。

（6）高质量的问卷（A 级）被推荐用于评估患者症状和对生活质量的影响，ICI-Q 问卷被高度推荐（A 级）用于对患者尿失禁进行基本评估。

【知识拓展】

失禁相关性皮炎（IAD）与压疮的区别

尿失禁患者最常见的并发症是皮肤的问题，由大小便失禁引起的皮肤问题我们归为失禁相关性皮炎。有研究对 3405 例长期住院病员进行调查，显示 73% 的患者有失禁，5.7% 的患者有失禁性皮炎。由于失禁性皮炎和压疮常好发于相同部位，因此常难于区别二者，正确区分二者才能给予患者正确的处理方法，可以从以下来区别。

1. 失禁相关性皮炎和压疮的发病机制不同　压疮是因为压力或联合剪切力引起；失禁相关性皮炎是因为皮肤暴露在尿液或大便中导致的皮肤炎症反应。

2. 位置　压疮好发于骨隆突处；失禁性皮炎常发生于会阴、臀部、皮肤皱褶处。

3. 外形　压疮表现为不退色的红色，外形不对称，与周边皮肤常分界相对明显；失禁性皮炎常表现为鲜红色，常成镜面对称，与周围皮肤分界不清。

4. 皮肤受损深度　压疮可以累及皮肤全层；失禁性皮炎常为浅表性的，累及表皮和真皮。

老年人尿失禁发病率及其影响

尿失禁患病率虽然各有差异，但不同性别、民族、种族中的尿失禁患病率都随增龄而增加，并且女性患病率高于男性。根据报道，全世界约有 2500 万人患尿失禁，60 岁以上人口中占 15%～30%。在欧洲，西班牙、德国、英国、法国。尿失禁患病率分别为 23%、41%、42%、44%。美国老年人尿失禁患病率为 15%～30%。日本学者调查护理之家 65 岁以上老年人，发现患有尿失禁者占 87.3%。我国有调查提示社区 60 岁以上的老年人尿失禁患病率为 22.2%。在老人院或医院老年科病房尿失禁的患病率更高。2000 年的调查结果显示，在北京地区尿失禁的总患病率为 29.4%，其中女性 46.5%，男性 12.1%。

虽然尿失禁不会直接威胁患者的生命，但其会对病人、病人家庭、卫生保健人员以及社会带来沉重经济负担和精神负担，严重影响老年人的生存质量。据统计，美国每年至少有 1000 万老年尿失禁患者，每年消耗的经济资源超过 100 亿美元。更为重要的是，由于担心身体异味，患者不敢参加社交活动，产生焦虑、尴尬和沮丧，甚至孤独感等负性心理效应。如果不及时干预，最终形成恶性循环，对患者的身心健康造成严重影响。

（陈 茜 钟文逸）

第四节 便秘与护理

【概述】

便秘（constipation）指排便困难或排便次数减少，且粪便干硬，便后无舒畅感。老年人便秘的主要并发症是粪便嵌塞（fecal impaction），这会导致肠梗阻、结肠溃疡、溢出性大便失禁或矛盾性腹泻，甚至对心、脑血管循环产生不利影响，在急性心肌梗死、脑血管意外等疾病时可以导致生命意外。因此应该早期预防、治疗老年人便秘。大约 1/3 的老年人群发生便秘，其发生率是成年人的 5 倍，且女性是男性的 4 倍以上。我国部分城市调查提示：60 岁以上老年人慢性便秘的发生率高达 15%～20%。

【病因】

（一）不合理饮食

饮食过于精细、食物缺少纤维素及饮水量较少致使体内粪便体积减小对肠壁刺激较弱，大便干结导致便秘。此外，对于有多饮用浓茶习惯的老年人，因茶内鞣酸致使胃肠黏膜收缩，黏膜分泌黏液量减少，导致润滑作用减弱，致使发生便秘。

（二）生理因素

老年人因胃酸缺乏，消化酶分泌减少，肠蠕动减弱，小肠吸收功能差，使食物经过胃肠的时间过长，大便水分被吸收，引起粪便干燥；因年老体弱，膈肌、腹肌、肛门括约肌收缩力下降，腹压降低，使排便动力不足，导致粪便不易排出。

（三）心理因素

老年人由于体弱多病、离退休、丧偶、丧子、空巢家庭等原因。情绪紧张、焦虑抑郁导致神经调节功能紊乱，使条件反射障碍或高级中枢对副交感神经抑制加强，使分布在肠壁的交感神经作用加强，抑制排便。尤其焦虑可增强盆底肌群的紧张度，从而引起排便时肛门直肠矛盾运动，从而导致便秘。

（四）疾病

肺心病、肺气肿、心力衰竭、心肌梗死、肛裂、痔疮及糖尿病神经病变均可导致习惯性便秘发生。

（五）缺乏锻炼

老年患者由于行动不便或因疾病限制，导致活动量相对较少，肠蠕动减弱，肠道水分减少而引起便秘。

（六）药物副作用

老年人用药种类较多，如阿片类镇痛药、缓泻剂、抗胆碱药及抗抑郁药等均可导致结肠平滑肌功能失调，导致并加重便秘发生。

（七）其他

不良的排便习惯，有意克制排便等影响了排便的反射。另外，还有研究发现，老年人便秘的发生与地域、城乡、文化程度、年龄、居住方式等多种因素有关。

【诊断要点】

（一）临床表现

1. 排便困难 排便次数每周少于 3 次，粪便量少，排便间隔时间延长，并逐渐加重；粪便干硬，难以排出；或粪便并不干硬，亦难以排出。

2. 伴随症状 口渴、恶心、腹胀、腹痛、会阴胀痛等。

3. 与便秘有关的疾病的表现 肛裂可有排便疼痛、鲜血便；肠道疾病（直肠肿瘤、憩室炎、肠缺血等）可有黏液血便、肿块；内分泌疾病如甲状腺功能减退，出现畏寒、黏液水肿等。

（二）辅助检查

1. 肛门直肠指检 肛门直肠指检简易、方便，可确定是否有粪便嵌塞、肛门狭窄、直肠脱垂、直肠肿块等病变，并可了解肛门括约肌的肌力状况。

2. 结肠镜 电子结肠镜检查可观察结肠和直肠黏膜情况，排除器质性病变。

3. 钡剂灌肠 钡剂灌肠可发现巨结肠。

4. 直肠肛门压力测定 肛门直肠测压肛门直肠测压可研究肛门直肠运动，特别是内、外括约肌功能，包括括约肌部位及长度、高压区及松弛反射等。临床通过肛门直肠测压，可了解肛门直肠压力、直肠感觉、肛门节制能力等。

5. 球囊排出试验 球囊排出试验是一种简单的，用于评价受试者对人工粪便的排出能力。一般是将球囊置于受试者直肠壶腹部，注入 37℃ 温水 50ml，嘱受试者取习惯排便姿势尽快将球囊排出，正常在 5 分钟内排出。球囊排出试验多与肛门直肠测压结合应用。

【治疗】

治疗原则：①个体化治疗；②早期治疗；③综合治疗；④避免滥用泻药。

（一）药物治疗

1. 口服缓泻剂 如麻仁丸、液体石蜡、硫酸镁等。

2. 胃肠动力药 如甲氧氯普胺、多潘立酮、枸橼酸莫沙比利。

3. 简易通便剂 如开塞露、甘油栓、肥皂栓等。

4. 灌肠 便秘严重者必要时给予灌肠。可选用温盐水、开塞露或肥皂水行小量不保留灌肠。

（二）饮食治疗

多食含维生素 B 的食物，以促进消化液的分泌，增加含纤维素多的食物，以刺激肠壁蠕动，促进排便；摄入适当的蔬菜和水果，每日饮水量在 2000 ～ 2500ml，以增加粪便水分。

（三）精神心理疗法

通过合理的心理疏导，缓解老年人抑郁、害怕和恐惧等负性心理，分析引起便秘的原因，帮助树立信心。

（四）手取便

若发生粪便嵌塞，且灌肠后仍未排便者，用戴手套的手指润滑后伸入直肠，将粪便挤碎后抠出。

（五）生物反馈治疗

生物反馈治疗是通过有效降低外括约肌静电位及纠正病理性外括约肌矛盾运动，改善肌肉力量和协调性，从而缓解便秘。该法具有无痛苦、无创伤性和无不良反应的特点。

（六）中医辨证施治

中医将便秘按病性分为热秘、冷秘、气秘、虚秘,并对其进行辨证施护。一般包括:中药内服,中药外敷,针灸疗法,按摩疗法等方面的治疗。

【主要护理问题】

（1）便秘:与活动减少、不合理饮食、药物的副作用等有关。

（2）焦虑:与患者对便秘恐惧、担心预后有关。

（3）舒适的改变:与排便时间延长、排便困难有关。

（4）知识缺乏:缺乏合理饮食、健康生活方式及缓解便秘方法的知识。

【护理目标】

（1）排便困难及并发症候群全部消失,定时排便,大便次数较治疗前有所增加,排便 1 ～ 2 次 /1 ～ 2 天。

（2）病员心理状态良好。

（3）患者能排空大便,便后无不适感。

（4）获得预防及治疗便秘相关知识;保证每日饮食中含纤维素食品的量和水分的摄入,调整饮食,建立健康饮食。

【护理措施】

（一）心理护理

（1）耐心听取患者的倾诉,取得患者的信任,反复强调便秘的可治性,增加患者的信心。

（2）多与患者沟通,解决实际问题,增加治疗信心。

（3）耐心讲解便秘出现的原因,调节患者情绪,使其精神放松,避免因精神紧张刺激而引发便秘。

（4）鼓励患者参加集体活动，促进家庭支持和社会支持。

（二）运动护理（表6-12）

表6-12 老年人便秘的运动护理

条目	具体措施
参加一般运动	老年人根据自身情况参加运动，若患者身体条件允许可适当参加体育锻炼，如散步、慢跑、太极拳等
避免久坐久卧	若患者长期卧床或坐轮椅，应该避免久坐久卧，可扶助站立
腹部按摩	可做腹部按摩，取仰卧位，用手掌从右下腹开始沿顺时针向上、向左、再向下至左下腹，按摩至左下腹时应加强力度，2～3次/天，每次5～15回，站立时亦可做
收腹运动和肛提肌运动	收缩该部位的肌肉10秒后放松，重复训练数次，以提高排便辅助肌的收缩力，增强排便能力
卧床锻炼方法	躺在床上，将一条腿屈膝抬高到胸前，每条腿练习10～20次，每天3～4次；从一侧翻身到另一侧（10～20次），每天4～10次

（三）排便护理（表6-13）

表6-13 老年人便秘的排便护理

条目	具体措施
养成良好的排便习惯	定时排便，早餐后或临睡前按时蹲厕，培养便意取坐位 排便用力勿过猛 注意力集中，避免便时看书看报 有便意则立即排便
少用泻药	勿长期服用泻药，防止药物依赖发生
保证良好的排便环境	保证有良好的排便环境，便器应清洁而温暖

续表

条目	具体措施
使用辅助器	体质虚弱的老人可使用便器椅，或在老人面前放置椅背
	提供排便坐姿的依托，减轻排便不适感，保证安全
	指导老人在坐位时把脚踩在小凳子上
排便注意事项	排便时身体前倾
	勿忽视任何一次便意，不要留宿便
	心情放松，先深呼吸，后闭住声门，向肛门部位用力解便

（四）便秘患者的饮食护理（表 6-14）

表 6-14　便秘患者的饮食护理

条目	具体措施
高纤维食物和维生素含量丰富食物	多食纤维素和维生素丰富的蔬菜和水果，如粗制面粉、玉米粉、豆制品、芹菜及韭菜等
	对于体重正常、血脂不高、无糖尿病的患者，可指导清晨空腹饮一杯温开水或蜂蜜水或加少许香油等，以润滑肠道，刺激肠蠕动
产气食物及维生素 B 丰富的食物	多食产气及维生素 B 含量丰富的食物，如白薯、香蕉、梨、生蒜、生葱、木耳、银耳、黄豆、玉米、生黄瓜、生萝卜及瘦肉等食物。利用其发酵产气，促进肠蠕动
多饮水	养成多饮水的习惯，有心功能不全及肾功能差的老年便秘患者在医生的指导下饮水，其余老年便秘患者保证每天的饮水量在 2000～2500ml
	每天清晨饮 1 杯温开水或盐开水
增加含油食物	对体重正常、血脂不高的患者，适当增加脂肪摄入量，如黑芝麻、蜂蜜及植物油等
避免或减少饮食	少饮浓茶或含咖啡的饮料
	对于功能损伤或不活动的老人应限制富含纤维素的食物
	禁食生冷、辛辣及煎炸刺激性食物

（五）健康教育（表 6-15）

表 6-15　便秘的健康教育

条目	具体措施
建立健康的生活方式	培养良好的排便行为，指导患者在晨起或早餐前排便，即使无便意，也要坚持蹲厕 3～5 分钟或因餐后 1 小时如厕，纠正不良饮食习惯，多食粗纤维含量高的食物，多饮水选择适合个人体力的锻炼方法，合理安排锻炼时间
	高血压、冠心病、脑血管意外病人应避免用力排便，若排便困难，要及时告知医务人员，以采取相应措施，以免发生意外
自我按摩	在清晨和晚间解尿后，患者取仰卧位或半卧位，双腿稍屈曲，腹部放松
	操作者或患者自己用手的大小鱼际肌对患者脐周按胃肠蠕动方向顺时
	针按摩，手法由轻至重，由慢至快，再由快至慢，由重至轻。每次 10～15 分钟或每次按摩 200 圈，每天早晚各 1 次。也可便前 20 分钟或餐后 2 小时进行
	在按摩同时可做肛门收缩动作
简易通便剂使用	老年人取左侧卧位，放松肛门括约肌，将药挤入肛门，保留 5～10 分钟后再排便
药物指导	容积性泻药服药的同时需饮水 250ml
	润滑性泻药不宜长期服用，以免影响脂溶性维生素的吸收
	盐性轻泻剂如硫酸镁等作用快但不宜长期使用
	部分渗透性泻药服用后会引起腹胀等不适感，服用一段时间后会逐步适应
	温和的口服泻药多在服后 6～10 小时发挥作用，故宜在睡前 1 小时服用

【特别关注】

（1）胃手术后饮食护理；

（2）术后胃管的护理；

（3）术后并发症的早期观察及处理。

【前沿进展】

传输功能障碍型便秘的治疗

传输功能障碍型便秘是指肠内容物从肠近端到直肠远端的通过时间较正常减慢引起的便秘。目前报道治疗结肠慢传输型便秘的手术有以下 3 种：

（1）结肠切除加回肠直肠吻合术：是治疗 STC 的经典术式，但有一定的并发症，1/3 患者有顽固性腹泻，10% 患者便秘复发。

（2）结肠次全切除加盲肠或升结肠 - 直肠吻合术：由于保留了盲肠及回盲瓣，手术简易，且可减少腹泻及其他并发症。文献报道有较好的疗效，但需符合以下条件：盲肠不扩张，且功能及压力均正常；肛管压力正常，且盲肠收缩时压力必须大于肛管舒张时压力，以利排便。

（3）结肠部分切除：若钡灌肠证实只有一段结肠扩张，则可切除该段结肠。

【知识拓展】

便秘对身体的危害

便秘一直困扰着老年患者，是很多疾病发生、加重的诱因，对老年人的健康带来不可忽视的危害。由于粪便在大肠中停留的时间过久，异常发酵、腐败产生大量的毒性物质，如组胺、硫化氢、酚、吲哚等造成患者出现一系列的中毒现象并且严重影响体内新陈代谢，引发多种疾病，并加速衰老。

1. 对心脑血管疾病的影响 便秘排便时过分用力，腹腔压力升高，迫使心脏收缩力加强，血压升高，诱发心脏血管疾病的发生或加重。对于有脑血管疾病的老年人可造成脑血管破裂，甚至脑中风，突然死亡。对于冠心病患者，由于心腔内压力增高，加重了冠状动脉缺血状态，造成大面积心肌梗死或室颤的发生。

2. 对消化系统影响

（1）加重胃肠功能紊乱：粪便在肠内存留的时间过长，毒性物质吸收对已减弱的胃肠消化功能又加重了额外的负担，使胃肠功能进一步紊乱。表现为腹部胀满、食欲差、口苦、嗳气、恶心等。

（2）引起肛门直肠疾病：痔疮的加重或血栓的形成损伤直肠黏膜及曲张的静脉而便血，可致肛门炎症或肛裂的发生。

（3）加重肝脏损害：粪便内的组胺等含氮物质在肠道细菌作用下，分解产生氨及其他有害物质，这些有害物质的吸收引起肝细胞损害加重，可诱发肝性脑病。

3. 诱发癌症 残留在肠内的残渣、废物经细菌发酵产生很多有害物质，长期刺激肠黏膜细胞，易使细胞发生突变可导致结肠癌等。

4. 诱发急性痛风性关节炎 人体内嘌呤代谢产生尿酸，一般 20% ～ 25% 由肠道排出。当粪便在肠内停留时间过长，尿酸排出减少，部分重吸收，使血尿酸增高，导致急性痛风的发生。

5. 诱发前列腺增生和加重原有症状 便秘时用力排便，造成盆腔及前列腺充血，久之可发生前列腺增生。

6. 其他 毒素在血液中循环，可引发一系列皮肤病，如痤疮、暗疮、色素沉着等，造成皮肤损害。有毒代谢物质通过血液影响到中枢神经系统，干扰大脑功能，引起记忆力下降、思维迟钝及免疫功能降低等。长期便秘者因对排便产生严重的精神负担，对其情绪和心理亦产生负面影响。

便秘中医疗法

1. 穴位贴敷法 用生大黄、木香、苦杏仁等共研细末加入透皮剂调制成药膏贴敷于神阙穴用胶布固定，每天敷一次。

2. 穴位叩打法 用双球健身锤捶打足三里，双侧每次捶打各 1 分钟，刺激足三里穴，可使胃肠蠕动规律而有力。

3. 合谷穴按摩法 取合谷、中脘与天枢等穴位，每次各部位按摩 3 分钟，每周 3 次，改善便秘问题。

4. 足底推拿法 选用与胃十二指肠，升横降结肠，肛门等反射区进行推拿，每次选 2 个或 3 个反射区推拿约 15 ～ 20 分钟，每天 1 次或 2 次。

5. 温水洗足疗法 通过温水的刺激，使双足底的结肠、小肠、肛门等反射区血液循环活跃，促进肠蠕动，使大便排出，每次半小时，每天一次。

（陈 茜 邓泽蓉）

第五节 大便失禁与护理

【概述】

大便失禁 (fecal incontinence) 指粪便及气体不能随意控制，不自主地流出肛门外，为排便功能紊乱的一种。其粪便泄出物污染内裤，产生异味，影响患者的自尊，同时可并发肛周皮肤感染、破溃等并发症，给患者带来极大的痛苦，增加社会及家庭负担，给照护带来较大困扰。大便失禁随年龄增大发病率也增加，65 岁以上的男女显性大便失禁的发病率为年轻人的 5 倍。美国的多项调查提示患病率约 2.2% ～ 18.4%，其中 30% 的患者大于 65

岁，63% 为女性。长期住院病人大便失禁表现得更为明显，其中加拿大患病率46%，美国47%。护理之家的患者大便失禁发生率如下：法国65.2%，捷克54.4%，美国46%，日本42.9%。

【病因】

（一）解剖学异常

瘘、直肠脱垂及肛门直肠先天性异常、损伤、分娩时损伤等肛门直肠创伤、骨盆骨折等。

（二）神经肌肉疾病

1. 中枢神经系统受累 痴呆、镇静状态、智力低下、脑卒中、脑肿瘤、脊柱损伤、多发性硬化、脊髓痨等。

2. 外周神经系统受累 马尾损害、多发性神经炎、糖尿病、Shy-Drager综合征、中毒等。

3. 骨骼肌疾患 重症肌无力、肌病、肌营养不良等。

4. 平滑肌功能异常 直肠顺应性异常、炎症性肠病、放射性直肠炎、直肠缺血、粪便嵌顿等。

5. 肛门内括约肌功能不全 放射性直肠炎、糖尿病等。

6. 其他 精神疾患、全身营养不良、肛门直肠感染、肠易激综合征、特发性甲状腺功能减退、肥大细胞增生病、急性心肌梗死、脾大等。

【诊断要点】

（一）临床表现

1. 大便失禁

（1）完全大便失禁，不能随意控制粪便及气体的排出。

（2）不完全大便失禁，可控制干便排出，却不能控制稀便和气体排出。

2. 并发症

（1）会阴部、骶尾部皮炎及压疮。

（2）患者的心理困窘甚至恐惧。

（二）辅助检查

1. 肛管内超声 可简便快速了解肛门括约肌解剖形态，若操作者经验丰富，发现括约肌病变的敏感性及特异性可接近 100%。

2. 肛管动力测量 肛管动力测量可评估肛管内外括约肌、直肠 - 肛门抑制反射和直肠感觉功能，为本病的诊断提供了重要依据。

3. 肛直肠生理学测定 肛管测压、肌电图描记肛门括约肌的功能状况及神经支配情况、肛管超声检查直肠黏膜及黏膜下层组织结构。

4. 排粪造影检查 应用放射造影方法观察排便时盆底肌和直肠动力活动，通过直肠角改变，可以推测耻骨直肠肌的状态和损伤程度。

5. 检查 直接了解肠道情况。

【治疗】

（一）非手术治疗

老年人中轻度大便失禁较常见，大部分通过非手术治疗即可获得满意疗效。

1. 去除病因 如果病因能够找到，应设法予以去除，例如在糖尿病性神经病变引起的大便失禁者，有效地控制高血糖常可使症状改善。

2. 间歇性刺激排便 如果无明显原因可寻或病因无法去除，应设法培养病人定时的排便习惯，以使直肠和肛门保持空虚。

3. 药物治疗 阿片类止泻剂；大容积纤维性物质；非特异性止泻剂，如地芬诺酯。

4. 经肛门电刺激 能改善某些大便失禁病人的大便节制能力。方法是，将一连接到轻便刺激器的电极插入肛门内，间断地通电（每天一般 30 分钟），以刺激肌肉收缩。

5. 生物反馈治疗 若药物治疗无效，则首选生物反馈治疗。

（二）外科手术

如大便失禁经过保守治疗后仍无改善时则应手术治疗。严重大便失禁通常是由于肛门括约肌解剖结构或神经功能受损所致，多需积极的外科手术治疗。

（1）肛管括约肌修补术。

（2）括约肌移植加电刺激装置植入术，疗效不确切。

（3）人工肛门括约肌：此项疗法可作为传统手术疗法失败后的首选，不足之处为价格较昂贵。

（4）人工肛门：其他手术均难以治愈大便失禁，实行结肠造口或回肠造口或人工肛门。

【主要护理问题】

（1）大便失禁：与疾病、手术、肥胖等因素有关。

（2）社交障碍：与大便失禁异味引起的窘迫和不适有关。

（3）知识缺乏：缺乏大便失禁治疗、护理及预防等知识。

（4）潜在皮肤完整性受损：与大便刺激局部皮肤、辅助用具使用不当等有关。

【护理目标】

（1）患者主诉大便失禁的次数减少。

（2）患者能主动参与治疗活动，愿意参社交活动。

（3）患者或照顾者了解大便失禁及其处理的策略的相关知识。

（4）患者局部皮肤清洁、干燥、无破损。

【一般护理措施】

（一）大便失禁的评估与观察

（1）询问病史，了解症状。

（2）观察病人排便的性质、量、规律和习惯。

（3）视诊肛门皮肤情况、直肠指诊。

（4）分析引起病人大便失禁的相关因素。

（二）皮肤护理

（1）注意及时观察肛周皮肤有无皮疹、红肿、破损。

（2）及时清洁肛门周围皮肤，减少粪便对皮肤的刺激，也要避免频繁擦洗，必要时肛周皮肤涂搽鞣酸软膏、黄连扑粉等保护。

（3）长期卧床的大便失禁病人常有会阴部或臀部皮肤损伤，应该定时更换体位，减少局部皮肤受压。选择适当的护理用具，保持会阴部及臀部的清洁干燥。对于营养不良患者应注重加强营养等方面，而不仅是单纯地对失禁的护理。

（三）心理护理

1. 心理评估　评估患者是否有难以启齿、意志消沉、孤僻、害怕、孤寂、抑郁和惧怕社交等灰色心理，如有这些心理问题应及时防治，避免患者精神颓废，社会适应能力进一步退化。

2. 心理支持　护士通过充分了解大便失禁的相关问题，工作中尊重患者，鼓励他们回到社会，主动提供优质护理服务，给患者精神上的关怀与理解，及时给予心理疏导。工作中及时处置大便失禁，帮助患者消除因大便失禁带来的困窘与尴尬，帮他们渡过难关，提高生活质量。

（四）饮食护理

（1）选择低脂、清淡、温热饮食，注意饮食的质量，以刺激胃结肠反射并且使大便质地正常化。

（2）增加膳食中食物纤维的含量，平均每日供应6.8g，增加粪便的体积，可以刺激肠蠕动，有助于恢复肠道功能，加强排便的规律性，有效地改善大便失禁状况。

（五）社会支持

社会支持是个体通过正式或非正式的途径与他人或群体接触，并获得自我价值感以及物质、信息和情感支持。家庭支持是大便失禁患者社会支持的主要来源，扮演着促进和保护个人健康的重要角色。良好的社会支持对大便失禁患者的治疗有积极的促进作用，促使他们积极主动地配合治疗与护理。

（六）大便失禁护理用具的选择与护理（表6-16）

表 6-16　大便失禁护理用具选择与护理

用具	适用对象	护理注意事项
一次性尿垫	所有患者	每次更换纸尿裤时，用温水清洗肛周及会阴部及时更换尿布，保持肛周及会阴皮肤清洁干燥，防止尿布疹或压疮的发生
灭菌纱球	稀大便且量较少者	每次肛塞用棉线缝制的灭菌纱球团，放置深度4～6cm，放置妥当后，将棉线末端留在肛门外，4～8小时常规更换1次 如果纱球随大便排出体外或便液污染肛周皮肤，随时清洁更换

续表

用具	适用对象	护理注意事项
便盆	清醒患者	指导患者正确使用便盆 切忌拉、拽、扯,防止皮肤破损
肛门控制塞	水样大便且失禁严重者	将其留置于肛直肠交界处 观察患者有无腹胀等不适 大便少者4～8小时给予常规更换 如果滑脱,及时更换
一次性肛管	稀大便且失禁严重者	放置深度15～20cm,放置妥当后,将肛管末端留在肛门外,用胶布固定后接一次性尿袋,持续放置,每日更换一次性尿袋 如果肛管随大便排出体外或便液污染肛周皮肤,随时清洁更换 因其易滑脱和逸漏,应注意观察,及时处理
卫生棉条	水样大便且量较少者	棉条放置深度4～6cm 大便少者4～8小时给予常规更换 患者如无主动排气或排便,2～3小时给予协助排气 如果卫生棉条随大便排出体外或便液污染肛周皮肤,随时清洁更换
一次性气囊导管	水样大便且失禁严重者	深插直肠15～20cm,有效地阻止粪便流入直肠 注意装置连接处固定紧密 避免导管滑出
大便失禁袋	肛门周围皮肤无破损者	注意失禁袋的固定,观察局部皮肤 及时更换失禁袋

(七)健康教育

(1)嘱患者穿弹性紧身裤,以增加大便节制能力。

(2)配合饮食,建立规律排便时间,餐后30分钟排便。

(3)定时给予轻泻剂与栓剂,每次餐后给予便盆。

（4）对粪便嵌顿所导致大便失禁采用定期灌肠，不要轻易使用泻剂，因为对该类药的作用很难预测。

（5）生物反馈法治疗患者，要教会其感受肛门括约肌活动。

（6）大便失禁的老年人每日饮水量应该在2000～2500ml以免引起脱水。

【术后护理】

（1）饮食由无渣流质逐渐过渡到少渣食物，早期控制排便的次数和量，同时防止便秘。

（2）注重肛门会阴运动以增强肛门会阴部肌肉的功能。

（3）创面换药每日1～2次，便后及时换药。

【特别关注】

（1）皮肤护理；

（2）大便失禁护理用具的选择与护理。

【前沿进展】

大便失禁研究方向

需要进一步开展的大便失禁相关护理临床研究包括：①失禁皮肤清洗的频率及方式；②皮肤护理所使用的产品和装置具有哪些优越性、哪些危险性；③感染的发生率；④病人健康状况和不能自理的程度。

【知识拓展】

生物反馈疗法

生物反馈疗法是指应用专门的工具，去探查、放大人体的生理变化过程，并将其转变为可理解的信息，按一定程序再将此信息反馈用于治疗疾病的方法。1953年 Skinner 提出生物反馈疗法理论基础，他认为机体必须通过自己完成某种运动或操作后才能得到强化的条件反射。1973年 Kohlenberg 首次报告了生物反馈法在成人患者应用可以改善大便失禁的状态。随后进行的研究也证实其能够治疗大便失禁，提高患者生活质量。与其他各种保守的治疗方法相比，除患有严重的大便失禁，即对固体大便也不能控制者以外，均应首先选择生物反馈法。生物反馈治疗的目的是达到在直肠扩张时肛门外括约肌收缩，并提高直肠感觉与外括约肌收缩功能。这种训练可以让病人自发性适应，也可借助于仪器来完成。因其简单、经济且无副作用，近年来得到了广泛应用，是目前最重要的、首选保守治疗方法。

（陈　茜　邓秀琳）

第六节　压疮与护理

【概述】

压疮是由于身体局部组织长期受压，血液循环障碍，组织营养缺乏，致使皮肤失去正常功能，而引起的组织破坏和坏死。2007年，美国国家压疮咨询小组定义：压疮是皮肤或皮下组织由于压力、剪切力或摩擦力而导致的皮肤、肌肉和皮下组织的局限性损伤，常发生在骨隆突处。压疮好发于老年患者，尤其是病情危重、长期卧床、营养失调或代谢障碍、两便失禁的老年患者，可在数小时内发生。当局部压力 > 16mmHg（1mmHg = 0.133kPa），即可阻断毛细血管对组织的灌流；> 30 ～ 35mmHg（1mmHg = 0.133kPa），持续 2 ～ 4 小时，即可引起压疮。据美国统计资料显示，71% 的压疮出现在 70 岁及其以上的老年人。有文献报道，老年住院患者压疮的发生率为 10% ～ 25%。压疮已成为基础护理工作的重点，也成为评价护理工作质量的重要指标。

【病因及危险因素】

（一）外部因素

1. 压力 ①压力的强度和持续时间是造成压疮的最主要因素，往往发生在骨隆突出的周围。②皮肤及其支持结构对压力的耐受力：皮肤毛细血管最大承受压力为 16 ～ 33mmHg（2.01 ～ 44kPa），最长承受时间为 2 ～ 4 小时。③压力与时间关系的研究显示：压力大小与压力作用时间呈抛物线关系，即低压长时间的压迫造成的组织危害大于高压短时间的压迫。④肌肉及脂肪组织比皮肤对压力更敏感，最早出现变形坏死，而萎缩、瘢痕化及感染的组织更增加对压力的敏感性。

2. 剪切力 ①剪切力是施加于相邻物体的表面，引起相反方向进行性平滑移动的力量，是引起压疮的次要因素。②当身体同一部位受到不同方向的作用力时，就会产生剪切力，但比压力更易致压疮。③剪切力作用于深层，引起组织的相对移动，切断较大区域的小血管供应，导致组织氧张力下降。因此，剪切力比垂直方向的压力更具危害。④实验证明，剪切力只要持续存在大于 30 分钟，即可造成深部组织的不可逆损害。⑤如果将受压部位的血管比喻为水管的话，压力是将水管挤扁，而剪切力是将水管折弯，所以剪切力更易阻断血流。

3. 摩擦力 ①床铺皱褶不平、有渣屑、皮肤潮湿或搬动时拖、扯、拉、拽患者均产生较大摩擦力。②摩擦力作用于皮肤，易损害皮肤的角质层，增加皮肤的敏感性。③也可使局部皮肤温度增高，温度每升高 1℃，加快组织代谢，并增加 10% 氧的需要量。④摩擦力的大小与皮肤的潮湿程度有关，少量出汗＞干燥皮肤＞大量出汗，大量出汗可降低摩擦力。

4. 潮湿　①大小便失禁、大汗或多汗、伤口大量渗液等均是造成皮肤潮湿的原因。②湿润皮肤使组织产生压疮的可能性比干燥皮肤高 5 倍。③正常皮肤偏酸性，pH 4.0～5.5，尿和粪均为碱性。④潮湿造成皮肤酸碱度的改变会降低皮肤角质层的屏障功能，导致表皮损伤，细菌增殖。

（二）内部因素

与营养不良、运动障碍、感觉障碍、急性病、年龄、体重、血管病变、水肿等。

（三）诱发因素

坐、卧的姿势、移动病人的技术、大小便失禁、个体的社会状态和吸烟等。

【诊断要点】

（一）传统分级方法的临床表现

Ⅰ期　淤血红润期，即使解除压迫状态，局部组织仍持续发红或发展成红斑。

Ⅱ期　炎性浸润期，皮肤损伤在表皮或真皮，溃疡呈浅表性。

Ⅲ期　浅表溃疡期，伤口侵入皮下组织，但尚未侵犯筋膜。

Ⅳ期　坏死溃疡期，全层皮肤缺失，伴有组织坏死或肌肉、关节囊及骨的损伤。

（二）国际分级方法的临床表现（NPUAP2007）

Ⅰ期　在骨隆突处的皮肤完整伴有压之不退色的局限性红斑。深色皮肤无明显的苍白改变，颜色可与周围组织不同。有疼痛、硬块、表面变软、发热或发凉。

Ⅱ期　累及表皮或真皮层，表现为一个浅的开放性溃疡，伴有粉红色的伤口床，也可表现为一个完整或破裂的血清性水疱，无腐肉。

Ⅲ期　全层皮肤组织缺失，可见皮下脂肪，但骨头、肌腱、肌肉未外露，组织缺失的深度不明确，可能包含潜行和隧道，可有腐肉存在。

Ⅳ期　全层组织缺失，伴有骨、肌腱或肌肉外露，常有潜行或隧道，创面有腐肉或焦痂。

可疑的深部组织损伤皮下软组织受到压力或剪切力的损害，完整但退色的局部皮肤可出现颜色改变如紫色或黑紫色，或形成充血性水疱。与周围组织比较，该区域的软组织可出现疼痛、硬肿、糜烂、松软、较冷或较热。

不明确分期缺损涉及组织全层，溃疡底部有腐肉覆盖（黄色、黄褐色、灰色、绿色或褐色），或者伤口床有焦痂附着（碳色、褐色或黑色）。无法确定其实际深度，只有去除足够多的腐肉或焦痂，暴露出伤口床的底部，才能准确评估压疮的真正深度、确定分期。

【治疗】

（1）全身性因素的治疗：积极治疗原发疾病，给予充足蛋白质、热量和水的摄入，防止负氮平衡，改善全身营养状况。

（2）伤口局部治疗：运用湿性愈合理念，运用现代新型敷料进行伤口管理。

（3）其他治疗：负压治疗、高压氧治疗以及外科手术治疗等。

【主要护理问题】

（1）皮肤完整性受损：与压疮有关。

（2）舒适的改变：与疼痛有关。

（3）焦虑：与患者担心压疮的预后有关。

（4）潜在并发症：出血、感染、骨髓炎等。

【护理目标】

（1）患者压疮创面愈合良好。

（2）患者主诉不适感减轻或消失。

（3）患者焦虑程度减轻，配合治疗及护理。

（4）未发生相关并发症，或并发症发生后能得到及时治疗与处理。

【护理措施】

（一）评估

1. 压疮的局部情况　伤口局部的评估包括压疮的分期、部位、大小、潜行、是否感染、基底组织、渗液、伤口周围皮肤状况以及疼痛评估。

2. 压疮危险因素评估量表　详见老年综合评估。

（二）压疮记录

记录内容包括压疮的部位、大小、分期、组织形态、气味、渗出液量、潜行隧道、有无存在感染、周围皮肤情况、患者一般情况及基础疾病等，需在每次换药前做好记录并留取影像资料。

（三）心理支持

在压疮的治疗过程中，需要给予患者心理疏导，帮助树立治疗的信心，积极配合治疗。

（四）敷料选用（表 6-17）

表 6-17　压疮敷料的选用

分期		敷料选择
淤血红润期 （Ⅰ期）		透明贴、溃疡贴、渗液吸收贴、皮肤保护膜
炎性浸润期 （Ⅱ期）	水疱＜5cm	水胶体、油纱
	水疱＞5cm	消毒后于水疱低位剪一小缺口，空针抽出疱液后，油纱、水胶体内敷
	真皮层受损、渗液较多	水胶体或泡沫类敷料
溃疡期 （Ⅲ～Ⅳ期）	硬痂	外科清创、水胶体敷料外敷
	疑有感染伤口	禁用密闭性湿性敷料
	渗液多	水凝胶、泡沫敷料、镁盐或藻酸盐等吸收性敷料、纱布或泡沫类敷料、泡沫银敷料
	红色伤口	注意保护新鲜肉芽，盐水纱布湿敷，藻酸盐、溃疡糊、纱布或密闭敷料覆盖
不可分期	坏死组织、腐肉、硬痂	清创
	无红、肿、浮动或渗出	保留干痂
	有红、肿、浮动或渗出	清创

（五）预防措施（表 6-18）

表 6-18 压疮的预防措施

因素	措施
保护皮肤	保持皮肤清洁、光滑、干爽，避免骨突出处受压；使用防压皮肤护理液，改善皮肤微循环、营养状况，提高皮肤抵抗力；高危人群可能受压部位贴水胶体敷料或透明薄膜；每 2 小时翻身一次
减轻压力	长期卧床患者，至少 2 小时变换体位；帮助患者进行行走或站立训练；协助或指导患者自己活动，使用水床、气床、泡沫等减轻器具
减少摩擦力和剪切力	保持床头低于 30º；将肢体放置于特殊位置，以支撑身体不移动或滑动；降低身体与床和椅之间接触表面的压力
营养支持	纠正营养不良，改善代谢紊乱

【特别关注】

（1）压疮敷料的选用；

（2）压疮的预防措施。

【前沿进展】

压疮防治理念国际新认识

（1）皮肤是一个器官，与其他器官一样，随着年龄、疾病等的影响，皮肤会出现衰老、病变。

（2）压疮部分是可以预防的，但并不是全部。

（3）入院时局部组织已有不可逆损伤，24 ～ 48 小时就有可能发生压疮。

（4）护理不当确实能发生压疮，但并不是所有的压疮都是由于护理不当造成的；把所有的压疮都归结为护理不当，这样的观念会极大地阻碍压疮护理技术的进展。

【知识拓展】

压疮愈合理论

（1）湿性愈合理论：大量证据已证明湿性愈合要比干性愈合快得多。临床报告提示湿性治疗使患者伤口面积缩小加快，大量肉芽组织形成、上皮细胞快速再生；能够保护创面，维持人体恒温37℃，保护伤口湿润。应用封闭敷料使伤口基底床保持湿性状态且形成低氧环境，有利于毛细血管生长和再生，有利于细胞的增殖分化和移行，保留促生长因子。湿性环境下伤口不结痂，有利于组织细胞保持活性和上皮细胞在光滑表面上移行，愈合速度加快，有利于坏死组织溶解，降低感染率。

（2）自溶清创理论：应用湿性愈合敷料（水凝胶类）可使伤口水化或保持伤口湿润，达到痂皮软化，坏死组织溶解，使伤口清洁、无痛并且无出血。

（3）渗液滋养理论：未感染的伤口渗液含有多种活性酶和蛋白质，对伤口有营养作用，同时可保护神经末梢，减轻疼痛。

（胡秀英　左满花）

第七节　睡眠障碍与护理

【概述】

睡眠障碍是指睡眠质及量的异常，或在睡眠时发生某些临床症状，也包括影响入睡或保持正常睡眠能力的障碍，是睡眠和觉醒正常节律性交替紊乱的表现。可由多种因素引起，常与躯体疾病有关。睡眠障碍随着年龄的增长而增多，大约40%的老年人存在一种或多种睡眠疾患。睡眠不仅影响老年人身体健康，对心理健康的影响也比较明显。由于老年人大脑皮质功能的减退，新陈代谢的减慢，体力活动的减少，因此，老年人的睡眠时间比青壮年少，一般每天约6小时。人一生中，睡眠约占据1/3的时间，睡眠与机体各种因素密切相关，例如疾病、情绪改变、环境变化、夜尿增多等。而且睡眠水平的下降可直接影响机体的活动状况，导致机体对发生疾病的阈值降低、损害机体的记忆力、加速机体迈向衰老。

【病因】

绝大多数的老年人都存在失眠、白天嗜睡等现象，其主要与下述因素有关：

（1）睡眠的生理改变：随着年龄增长，导致睡眠时相提前。

（2）疾病影响：慢性阻塞性肺疾病、肝癌、痛风等。

（3）环境因素：室温过高或过低、噪声、家庭关系等。

（4）心理社会因素：担心所患疾病、医疗费用而引起焦虑、抑郁等负性情绪。

（5）药物因素：经常服用各种药物进行治疗，在服用这些药物的过程中容易对睡眠造成不良影响，导致老年患者出现睡眠障碍。

（6）社会家庭因素：老年患者由于机体功能逐渐衰老，日常生活需要家人护理，并且患者活动范围明显变小，跟外界交流较少，性格变化明显。

（7）不良睡眠习惯：老年患者睡眠质量与是否睡前

进行室内环境卫生清洁、午睡、经常晒太阳、规律起睡、睡前喝热牛奶、睡床的软硬度等习惯有关。

（8）精神疾病：老年人一旦患有精神疾病，对其睡眠质量将有严重的影响，主要表现在患者睡眠过程中容易惊醒，同时睡眠质量严重下降。

【诊断要点】

（一）临床表现

（1）入睡困难：老年人睡眠潜伏期长，入睡时间长达 30～60 分钟，一旦入睡可获得较深的睡眠。

（2）夜间睡眠不深且容易觉醒：老年人浅睡眠比例增多，因此感受外界刺激的阈值降低，轻微刺激就会使其惊醒。

（3）早睡早醒：与睡眠有关的脑功能显著减弱，造成睡眠节律的不稳定。

（4）睡眠时间缩短：虽然拥有充分的睡眠时间，但整晚累计睡眠总时数小于 5 小时。

（5）自觉整夜都处于梦境状态，未能深睡，主诉全身乏力、易疲劳等。

（二）辅助检查

①多导睡眠描记评估；②睡眠评估量表：匹兹堡睡眠指数（PSQI）；③活动记录仪；④睡眠日志。

【治疗】

（1）病因治疗：是睡眠障碍的基本治疗方法。

（2）睡眠卫生的促进：通过对机体所处外环境和内环境的改变，改善睡眠。

（3）心理干预。

（4）药物治疗。

【主要护理问题】

（1）睡眠型态紊乱：与老化、躯体疾病、精神刺激有关。

（2）焦虑/恐惧：与睡眠障碍导致精神过度紧张有关。

（3）有跌倒的危险：与失眠引起的头痛、头晕有关。

（4）疲乏：与睡眠质量降低有关。

（5）潜在并发症：高血压、高血糖、心脑血管障碍和性功能障碍等。

【护理目标】

（1）患者的睡眠质量得到提高。

（2）患者的焦虑或恐惧减轻或消失。

（3）患者不发生跌倒。

（4）患者得到较为充足的睡眠。

（5）患者未发生并发症，或并发症发生后得到及时处理。

【护理措施】

（1）针对病因的护理对老年人进行全面评估，找出其睡眠质量下降的原因并进行对因处理。

1）睡眠史：通过患者和其家属熟悉患者睡眠障碍的程度、性质。

2）评估睡眠情况：用 PSQI 量表、贝克（Beck）抑郁量表等检测患者是否存在某些心理障碍的共病，以量化其心理症状和情绪。

3）睡眠日志：通过长时间地追踪患者的睡眠模式，以更准确的了解患者的睡眠情况。

4）多导睡眠描记评估（PSG）：借此评估睡眠和觉醒，以识别睡眠时是否有异常事件的发生，是诊断睡眠障碍的金标准。

（2）睡眠卫生的促进（表 6-19）

表 6-19　睡眠卫生的促进措施

措施	具体内容
提供舒适的睡眠环境	调节卧室的光线和温湿度，保证起居室温湿度适宜、无异味、光线柔和
	保持被褥的干净整洁，被褥厚薄适宜、衣物松紧适宜
	保持周围环境安静，避免大声喧嚣
帮助老年人养成良好的睡眠习惯	提倡早睡早起、午睡的习惯，午睡时间控制在 1 小时以内
	入睡前不宜饮用咖啡、大量饮水、忌烟酒等，提醒其睡前应如厕
	情绪对老年人的睡眠影响很大，因此，睡前注意调整情绪
	鼓励老年人规律锻炼，指导其参加力所能及的日常活动和体力劳动，增加业余生活
	入睡困难时，尽量采用非药物手段帮助入睡
睡眠行为干预	放松训练
	刺激控制疗法，如被动集中注意力、避免睡前兴奋等
	睡眠限制
	生物反馈疗法

（3）心理护理与支持　根据不同的情况，采用针对性的心理支持和疏导，以安慰患者情绪，消除其焦虑感。

（4）上述方法无效时，在医生指导下选择合适的药物治疗睡眠障碍的理想药物应具有迅速催眠、维持充足睡眠时间、提高睡眠质量且无成瘾性和宿醉反应。可使用的药物包括：短效苯二氮䓬类、唑吡坦类药物，尽量不使用长效苯二氮䓬类，有基础疾病的老年人，应尽量避免药物。药物治疗应遵循：短期用药（一般来讲，不超过1个月）；间断用药（每周2～4次）；小剂量用药（常采用成人剂量的1/3～1/2）；缓慢停药；尽量避免同服同类药物。

（5）健康教育（表 6-20）

表 6-20　健康宣教的内容

项目	具体内容
睡眠卫生教育	每天按时起床
	停止使用兴奋中枢神经系统的物质，如咖啡、烈性酒、烟草等
	清晨进行适当的锻炼
	睡前避免刺激，可进行一些轻松的阅读或收听收音机
	睡前热水泡脚或热水浴 20 分钟
	按时进餐，餐前避免多饮，多食
睡眠认知干预	睡在床上的时间不超过睡眠障碍发生前的时间
	睡眠时提倡采取仰卧位和右侧卧位
睡眠行为干预	见表 6-20
睡眠环境	安静舒适
	光线和温湿度适宜
	周围无噪声
	睡前保持情绪稳定

【特别关注】

（1）引起老年人睡眠障碍的常见原因；

（2）纠正睡眠障碍的主要干预措施；

（3）提高老年人对睡眠障碍的认识，加强老年人对非药物疗法的重视度。

【前沿进展】

老年人不要怕睡眠少。美国斯坦福大学佛里德曼教授对老年人的睡眠问题提出了一个全新的观念：老年人不要把睡觉少、失眠当成负担。应该把睡眠少而浅看成是生理现象。研究表明：

（1）人的睡眠并不是越多越好，一般每天 6～8 小时即可满足要求，而老年人所需要的时间就更少，夜间睡 5 小时就足够了，中午再睡 1 小时左右，可支持晚上睡得更迟些。

（2）大多数老年人的失眠是心理因素造成的，长时间卧床，苦苦追求延长睡眠时间，反而会加重焦虑反应，促进心理障碍，形成恶性循环，而加重失眠。早晨醒后即起床，不要计较睡眠时间长短，消除心理负担。

【知识拓展】

推荐晚餐时的助眠食物

（1）牛奶：含有色氨酸，不仅可以抑制大脑兴奋，还能使人产生疲倦感。

（2）大枣：大枣煮汤，可以安脾抚神，加快睡眠时间。

（3）小米：含有大量淀粉、色氨酸，容易产生温饱感，促进神经细胞分泌出致睡意的物质。

（4）醋：可以消除身体疲劳，减少浅睡时间，提高睡眠质量。

（5）蜂蜜：具有补中益气、安抚内脏的作用，但是对于有血脂异常的老年人来说，应该予以注意。

（胡秀英　李亚琴　龙　纳）

参 考 文 献

陈静，丁蔚，王翎．2011.误吸干预整体护理在防治老年吸入性
　　肺炎中的意义．中国老年学杂志，31: 1738，1740

陈鑫．2014.失禁性皮肤的护理进展．全科护理，12(34): 3174，
　　3175

董碧蓉．2009.老年病学．成都：四川大学出版社

杜娟．2011.老年患者便秘护理的探讨．基层医学论坛，15:1001

格日乐，刘玉海，张淑珍．2010.早期摄食训练对改善老年患
　　者急性卒中后吞咽障碍的临床观察．内蒙古医学杂志，42(7):
　　823，824

胡蕊，王华丽等．2013.河北省城市社区老年人睡眠障碍的现况
　　调查．中国心理卫生杂志，13(5): 369～373

华前珍．2006.老年护理学．第 2 版，北京：人民卫生出版社

黄慧，李艳，周敬花．2012.住院患者发生跌倒的原因分析及防
　　范．临床合理用药，5(10): 99，100

黄谢．2013.老年尿失禁患者综合护理干预的效果观察．现代护
　　理，46，47

姜玉珍，常文凤．2010.老年人跌倒的预防及健康教育．中国实
　　用医学，5(29): 233，234

蒋蕾．2013.综合性护理在老年脑卒中吞咽障碍患者中的应用
　　效果．护理实践与研究，10（11）: 51，52

李桂荣，王英凯，唐岚．2011.功能性便秘的研究进展．国老年
　　学杂志，31: 2374

李洁．2012.尿失禁的护理新进展．山西医药杂志，41(9): 914，915

李莉．2014.老年人尿失禁的治疗与护理．山西医药杂志，43(18):
　　2233，2236

李秀莲．2011.健康教育在预防住院患者跌倒危险因素中的应

用.护理研究, 4(6): 106

刘会芹.2011.便秘的危险因素、分类和便秘患者的护理.职业与健康, 27(3): 2, 3

刘景利, 邹红雁.2013.老年人跌倒的护理.吉林医学, 34(8): 1545, 1546

刘珏综.2009.女性压力性尿失禁行为治疗的循证研究进展.海南医学院学, 15(1): 94, 95

刘顺莉, 杜艳英等.2015.住院老年患者睡眠质量与心理健康分析.中国健康心理学杂志, 15(1):143 ～ 145

吕丽敏, 赵若华.2011.老年性便秘的护理研究进展.全科护理, 9(2): 543, 544

马玲, 钱绍媛, 杨明春.2013.老年痴呆患者噎食的原因分析及护理干预措施.世界最新医学信息文摘, 13(10): 426

马月利.2012.护理干预对改善老年脑卒中患者吞咽功能障碍的效果评价.中国实用护理杂志, 28(6): 13, 14

南春菊.2007.便秘的预防及护理进展.护理研究, 21(3): 755 ～ 757

倪娜.2014.老年住院患者跌倒的危险因素及护理对策探讨.中医药指南, 12(31): 374

欧红英, 区美琼.2012.老年人便秘的护理探讨.中国实用医药, 7(29): 232, 233

曲小燕.2014.老年人跌倒发生原因及预防措施.临床合理用药, 7(12): 139

涂菊红.2013.女性压力性尿失禁患者围手术期的护理.当代护士, 5: 39, 40

王建业, 钟晨阳.2011.老年尿失禁的病因和治疗.中国实用内科杂, 31(1): 25 ～ 27

王淑梅.2013.压疮预防新进展.中国卫生产业, 10(6): 56

王亭贵, 陈思远, 连倚南等.2001.台北某社区老人之吞咽障碍.台北医学, 5(5): 523 ～ 529

王艳红, 李权利.2011.社区老年人便秘的健康干预.中国社区医师, 18(13): 293, 294

王艳琼，宁宁，刘欢．2014.压疮与失禁性皮炎鉴别方法研究进展．中国护理管理，14(7): 687～689

韦洁．2012.老年患者便秘护理新进展．现代医药卫生，28(13): 2021

翁美容，石荣，房栅丞．2014.便秘的中西医治疗进展．新疆中医药，32(2): 88～90

吴晓璐．2013.老年人便秘的研究现状及护理干预．河北联合大学学报(医学版)，5(6): 855, 856

夏月清．2009.对吞咽障碍患者进行吞咽功能训练的疗效观察及护理．中国老年保健医学，7(5): 78, 79

邢贺楠．2014.老年患者睡眠障碍的原因分析及护理对策．实用临床医药杂志，14(11): 224～226

许林慧．2013.女性压力性尿失禁患者围手术期的护理干预．护理实践与研究，10(17): 49, 50

杨娟．2010.健康教育在降低老年人跌倒风险中的应用．临床护理，(4): 58, 59

杨娟．2012.老年人跌倒的预防及护理．内蒙古医学，6(2): 163, 164

杨丽萍．2013.针对老年性尿失禁的护理对策．中国医药科学，3(6): 126, 127

杨微．2011.对老年脑卒中致吞咽障碍患者的护理干预及效果．护理管理杂志，11(9): 657, 658

张杰，李进让．2013.老年人吞咽功能调查研究．临床耳鼻咽喉头颈外科杂志，27(2): 91～93

张声生，李乾构．2011.慢性便秘中医诊疗共识意见．北京中医药，30(1): 3～5

郑华光，鞠奕，沈东超等．2013.老年人意外伤害的首要病因评价和预防．中国卒中杂志，8(12): 1003

郑英华，王菊廷，黄庆娟等．2012.老年脑卒中吞咽障碍患者的护理干预效果．中国美容医学，21(11下): 335, 336

周敏，唐敏．2008.压力性尿失禁的治疗及护理进展．上海护理，8(4): 57～59

朱英．2011.老年尿失禁的病因及治疗．中华保健医学杂志，

2011. 13(3): 272

邹多武，张玲 . 2013. 慢性便秘肠功能检查及其临床意义 . 中国
实用外科杂志，33(11): 923 ～ 925

Amella EJ, Aselage MB. 2012.Mealtime difficulties. In: Boltz M,
Capezuti E, Fulmer T, Zwicker D, editor(s). Evidence-based
geriatric nursing protocols for best practice. 4th ed. New York
(NY): Springer Publishing Company; 453 ～ 468

Bolton L, Girolami S, Hurlow J. 2013. The AAWC pressure ulcer
guidelines[J]. AJN The American Journal of Nursing, 113(9):
58 ～ 63

Carucci LR, Lalani T, Rosen MP, et al. 2013.ACR Appropriateness
Criteria dysphagia, Expert Panel on Gastrointestinal Imaging.
ACR Appropriateness Criteria® dysphagia. [online publication].
Reston (VA): American College of Radiology (ACR); 10

Chou R, Dana T, Bougatsos C, et al. 2013. Pressure Ulcer Risk
Assessment and Prevention: Comparative Effectiveness.
Comparative Effectiveness Review No. 87. (Prepared by Oregon
Evidence-based Practice Center under Contract No. 290-2007-
10057-I.) AHRQ Publication No. 12(13)-EHC148-EF. Rockville,
MD: Agency for Healthcare Research and Quality. www.
effectivehealthcare.ahrq.gov/reports/final.cfm.

Fleischmann W, Lang E, Kinzl L .1996. Vacuum assisted wound
closure after dermatofasciotomy of the lower extremity.
Unfallchirurg 99(4): 283 ～ 287

Fleischmann W, Lang E, Russ M. 1997. Treatment of infection by
vacuum sealing. Unfallchirurg. 100(4): 301 ～ 304

Fleischmann W, Strecker W, Bombelli M, Kinzl L .1993 Vacuum
sealing as treatment of soft tissue damage in open fractures.
Unfallchirurg.96(9):488 ～ 492

Gebhardt K S. 2004.Pressure ulcer research: where do we go from
here. Br J Nurs, 13(19): 14 ～ 18

Pentore R .L Z, Venneri A J, 3, Nichelli P. 1996. Accidental choke cherry poisoning: early symptoms and neurological sequelae of an unusual case of cyanide intoxication.The Italian Journal of Neurological Sciences, 17: 233 ～ 235

第七章 老年人常见疾病与护理

第一节 老年疾病的特点

老年疾病和其他年龄组所患疾病的特点有着本质的区别。进入老年后身体功能逐渐衰退，各系统功能逐渐下降，内环境日趋不稳定，容易发生各种疾病；往往多系统、多疾病并存；加之老年人脑血流量减少，注意力不集中，反应迟钝，对疾病感觉不够灵敏以致很多症状不典型，常延误治疗，加速病情进展。老年疾病多以神经系统、心血管系统及呼吸系统疾病为主，由于老年人生理与病理方面的特殊性，故老年人患病有特殊性，大致包括以下几方面。

（一）病因、病理机制复杂

老年病常常为多病共存、病理机制复杂，经常有非一种疾病在临床表现中占优势的特点，且同种症状可由多种原因导致。例如，尿失禁可因感染、药物、脑卒中等多种原因引起加重；患者出现呼吸功能不全时可能由胸腔积液、肺部感染、慢性阻塞性肺疾病、贫血及胸椎畸形等多种原因导致。

（二）老年人常多种疾病并存

一个老年人身上常同时患有多种疾病。据统计，老年人平均同时患有 4～6 种疾病或更多，例如一个老年人可以同时患有冠心病、高血压、高脂血症、颈椎病、白内障和腰肌劳损等。虽然这几种疾病同时存在，但总有轻重缓急，其中必有 1～2 种为主要疾病，危害性大，甚至有致命性危险。

（三）容易发生并发症

老年人器官代偿功能差，随着病情的变化发展，容易发生各种并发症。例如老年人患病时容易发生水、电解质紊乱、血栓和栓塞症，多器官衰竭等；一旦发生感染或严重疾病时，可顺次发生心、脑、肾、肺等两个或两个以上器官的衰竭；其他还容易有出血倾向及压疮等。

（四）非特异性症状多见

老年人因有脑动脉硬化存在，大脑比其他器官对于应激或疾病更为敏感。即使老年人无中枢神经系统病变，也会常因为其他疾病或感染，而表现出淡漠、神志错乱、烦躁不安或谵妄等中枢神经系统症状；有时甚至仅表现为尿失禁、食欲丧失或血压低等，而无特异性系统的症状。例如老年人发生肺部感染时，可表现为体温不高，白细胞数增加不明显，咳嗽咳痰不多，无胸痛等呼吸系统或感染的特异性表现，而只表现为意识障碍、谵妄、大小便失禁、虚脱和食欲减退等症状。

（五）老年人易发生意识障碍和精神异常

老年人脑细胞萎缩、神经系统功能减退、脑动脉供血不足，大脑对各种应激状况或疾病比其他脏器耐受性更差，容易出现嗜睡、谵妄、神志不清，甚至昏迷等症状。各种疾病引起的高热、脑出血、电解质紊乱、脱水、低血糖、休克、严重心律失常等，都可导致意识障碍。有时病变脏器本身症状不明显，却已发生神志不清、中毒性肺炎、肝性脑病等。某些作用于中枢神经系统的镇静剂、安定药等也可造成老年人意识障碍。

（六）老年人患病发病快、易发生全身衰竭

老年人脏器储备功能低下，一旦应激，病情迅速恶化，容易在发病后迅速衰竭。所谓"老死"实际上并非无病，为原来处于勉强平衡状态的某些脏器功能迅速衰竭并涉及多个脏器损伤所致。

（七）老年人患病后恢复慢、病情容易反复

由于老年人功能衰退，患病后往往不易恢复，或恢复缓慢，甚至不少疾病还留下后遗症，往往需要采取康复措施。患病期间，老年人更易受气候、环境、情绪及饮食等干扰，而使病情反复。

（八）用药种类多

老年人由于机体内环境的稳定性衰退，生理改变为慢性退行性改变，各组织器官功能衰退，造成药物在体内的吸收、转运、分解、排泄功能降低。老年人患病时，如用药种类过多或剂量不当，加上老年人本身对药物的反应很容易发生药物毒性反应，甚至因药物反应而加重病情，使老年人的健康受到威胁，甚至危及生命安全，故主张老年人应尽量减少用药。

（九）需要更多的医疗技术支持

由于老年人疾病的需要，无创或有创呼吸机、心脏起搏器等特殊医疗技术在老年病房使用频率高。因此需要老年病房的医疗护理软硬件的支持。

（十）护理评估困难

老年人可能由于听力减退、近期记忆力降低以及语言困难等因素，对疾病表现的敏感性差。因此，对老年人的评估必须耐心、细致，应用有效沟通技巧，保证护理评估的真实全面。

（王晓玲　陈　茜）

第二节　老年人心理问题与护理

一、老年人的心理特点及影响因素

【概述】

进入老年阶段人的机体功能开始走向明显的衰退时期，必然面临着由盛至衰、由强到弱的生理功能和社会生活功能的改变。大量研究表明，老年人的心理伴随其生理功能减退而变化，且受不同的职业状况、家庭结构、婚姻形态、经济境遇等多方面的影响，这些因素对老年人的感觉、知觉、记忆、智力、情绪、情感、性格、兴趣等都将产生影响。老年人的心理变化是指心理功能和心理特征的改变，包括感知觉、智力和人格特征等。

【老年人的心理特点】

（一）记忆的变化

记忆衰退是老年人心理的一个明显特征，也是用来判断衰老的、易于发现和比较敏感的指标。老年人的记忆是以短期记忆明显减退为主要特征，表现为刚刚说过的事情完全忘记，经他人提醒后才能记起。而老年人的长期记忆一般都没有明显变化，年轻时所学习的知识和技能仍能回忆，甚至幼年时发生的一些事情都能记忆犹新。老年人对于具有形状的、颜色鲜明的、与生活中的实物相联系的事物能很好地记忆，但对于数字、单纯的文字等需要机械记忆的东西不能记忆，这是因为人的初级记忆随着年龄增长基本上没有变化或者变化很少，而老年人的次级记忆变化较大，表现为对信息的加工处理不如年轻人，对信息组织加工的效率也明显降低。老年人的再认能力远强于回忆能力，这是因为再认时原始材料摆在眼前，能够给老年人提供一些线索，难度小一些，表现在能认出熟人但却不能说出其名字。

老年人的记忆也可以受疾病影响而发生变化，往往是某些疾病的常见症，多见于阿尔茨海默病。

（二）智力的变化

智力也会随着年老而发生变化，但并非全面减退。在记忆减退基础上，老年人的抽象思维和联想能力也减退，因此老年人在限定时间内加快学习速度比年轻人难，学习新知识、掌握新技能的能力不如年轻人，其学习也易受干扰。老年人的智力减退不明显，且与个体因素（遗传、身体状况等）和社会因素（文化水平、职业等）有密切关系。如果老年人的智力突然明显减退，多由疾病所致，临床上最常见病症是阿尔茨海默病。

（三）思维的变化

思维是个体更为复杂的心理过程。随着年龄增长，老年人的思维较晚出现衰退，特别是对于自己熟悉的专业相关的思维能力仍能保持良好状态。但由于老年人在感知和记忆方面的衰退，老年人在概念、逻辑推理以及解决问题的能力方面有所减退，特别是在思维的敏捷度、流畅性、灵活性、独特性以及创造性方面明显比中青年时期要差，而且个体差异很大。

（四）人格的变化

伴随着生理衰老和记忆及思维的减退，加之离退休后社会角色和家庭地位的变迁，老年人的人格也相应发生变化，如对健康和经济的过分关注与担心所产生的不安与焦虑，保守、孤独、任性、把握不住现状而产生的怀旧情绪和发牢骚等。近年来有学者认为，老年期主要矛盾是人格的完整性或绝望之感。

（五）情感与意志的变化

老年人的情感与意志由于生活的历练而趋于稳定，但由于身体衰退、离开工作、亲朋故去等原因也容易产生抑郁、焦虑、孤独、自闭、对死亡的恐惧等心理。而老年人的情感与意志的变化受生活条件、文化素质和社会地位的影响存在较大差异，因此应该为老年人们提供有保障的悠闲生活，充分地尊重他们，让他们安享幸福的晚年生活，从而保持稳定的情感与意志。

【老年人心理变化的影响因素】

（一）生理因素

1. 感官老化，生理功能减退 老年人感觉器官的退化首先是对老年人心理的影响，使老年人不由自主地产生衰老感。进入老年期后，感觉器官开始老化，视力和听力逐渐减退。其他感觉如触觉、嗅觉、味觉也在发生退行性变化，使老年人对冷热温度和味道的反应变得迟钝。当神经组织尤其是脑细胞逐渐发生萎缩并减少，可导致精神活动减弱、反应迟钝、记忆力减退。由于骨骼和肌肉系统功能减退，运动能力也随之降低。因此，感官老化和生理功能减退使老年人对生活的兴趣和欲望降低，社交活动减少，常感到孤独和寂寞。

2. 老年疾病损害 各种老年疾病的缠身也是身体老化对老年人心理影响的具体体现。随着老年人的心脑血管、呼吸、神经、运动、消化、内分泌等系统的生理功能的全面衰退，老年人对环境的适应能力和对疾病的抵抗能力在下降，患病率升高。据统计，63岁以上老年人，大约 1/4 的人经常患病。即使没有生病，也会因为器官和功能的老化而感觉四肢酸软、身体疲惫，或其他不适，这给老年人生活带来了极大不便，老年人们深感苦恼和焦虑。而老年人常患的冠心病、高血压、糖尿病以及各种癌症等疾病，则使他们感到恐惧、悲伤、绝望甚至产生轻生的念头。

3. 死亡的威胁 老年人心理障碍出现与死亡的危险和挑战有着密切的关系。尽管社会的进步和医学卫生条件的提高使人类的平均寿命持续延长，然而死亡仍然不可避免。老年期是人生的最后一站，特别是身体的日渐衰退和疾病的不断缠身使老年人与死亡显得特别的接近。而大多数老年人会表现出害怕、恐惧和悲观的情绪反应。死亡恐惧症就是一种常见的老年人的心理障碍。

（二）社会因素

1. 社会角色转变 老年期是人生的最后一个重要转折期，其中最突出的特点是离退休导致了老年人长期以来形成的主导生活和社会的角色转变为闲暇被动的家庭角色，使老年人经济收入减少、成就感体验丧失、生活方式和生活习惯被打破，从而产生失落、空虚和悲伤感。

2. 家庭状况 家庭环境的好坏与否对老年人的心理将产生重要的影响，包括家庭结构、家庭经济状况、家庭成员之间的人际关系等。家庭的分化对老年人的生活和心里产生一定的影响，子女与老年人的分居不仅使老年人的生活得不到子女无微不至的照顾和关心，更重要的是老年人期望的是热闹的家庭氛围，这种分居难免使老年人不时感到寂寞孤独。对老年人来说，有足够的退休金养老，对子女和外界的依赖减轻，往往显得自信十足，无用感减弱。相反，如果老年人为生计发愁，容易产生焦虑不安情绪。

特别是老年人在百病缠身又无钱治疗时，会自感无用，自认是累赘，形成自卑感。如果家庭气氛融洽、人际关系和谐，儿孙们能够对老年人表示出充分的尊重和孝顺，老年人就能因此获得较大的心理满足。

3. 婚姻状况　离婚是使双方老年人都会面临孤独和再婚困扰。丧偶对于老年人的影响是严重和剧烈的，有研究表明，老年丧偶者在配偶去世后6个月内死亡率比平均死亡率高40%。丧偶后，老年人的悲伤感和孤独感最为典型，许多老年人以泪洗面、悲痛欲绝，甚至因过度悲伤而患病。而再婚会也会遇到很多问题，例如，如何适应对方的生活习惯、如何面对双方的子女等。

4. 社会环境　除了老年人自身和家庭因素以外，社会环境对老年人的心理也会产生一定程度的影响。中国已经步入老龄化社会，老年人口与日俱增，关注、爱护和尊重老年人的良好社会风气有利于老年人积极心理的形成。随着社会的发展和家庭养老弊端的不断涌现，社会养老今后将成为趋势，通过国家和社会向老年人提供一个有利于老年人健康、愉快地生活的社会环境，将会大大地降低老年的心理负荷。

（李蓉琼）

二、老年人常见的心理问题及护理

老年人常见的心理问题有抑郁、焦虑及谵妄等。

老年抑郁症及护理

【概述】

老年抑郁症是在老年人群中出现的抑郁症，是老年人最常见的功能性精神障碍。老年抑郁症患者缺乏抑郁症的持久的情感低落、思维迟缓、言语动作减少等典型临床表现，患者常常以腹痛、腹泻等各种躯体不适就诊，伴有一定的情绪低落、焦虑和行为迟滞，有的老年抑郁症患者完全没有抑郁症的表现，无相应的躯体疾病和器质性病变。老年抑郁症在 50～60 岁的老年人群中发病率最高，80 岁以后发病率明显降低，病程一般较长。老年抑郁症对老年人健康的最大危害是自杀。

【病因】

老年抑郁症的发病原因尚不明确，可能与以下因素有关。

1. 遗传因素 流行病学调查研究发现，抑郁症患者的亲属患抑郁症的几率高出一般人群的 30 倍，且同系亲属发病一致率高，说明遗传在抑郁症的发病因素中起着重要的作用。

2. 性格倾向 调查研究发现，在工作和生活中过分疑虑及谨慎，过分关注各种细节、规则和秩序等，言行谨小慎微，做事力求完美，不顾及生活乐趣和人际关系而过分看重工作成效者，往往具有较明显的焦虑、强迫、冲动等性格特征，容易发生抑郁症。

3. 生理及心理功能退化 老年人的视觉、听觉、触觉及运动能力都会随着年龄的增加而逐渐出现不同程度的衰退，伴随组织器官的形状及功能老化的同时，老年人常容易出现情绪波动、多疑敏感、焦虑抑郁等各种心理问题，不及时正确处理则易发生抑郁症。

4. 慢性疾病和其他各种原因导致的残障、自理能力下降 老年人常常身患两种以上的疾病，他们长期承受病痛的折磨，有的人日常生活自理能力部分或全部受限，生活质量受到严重影响，容易产生悲观厌世、焦虑抑郁、孤独无助等心理问题，最终导致抑郁症发生。

5. 应激事件　各种应激事件影响个体的饮食和睡眠甚至导致内分泌系统失调，如刺激强度和持续时间超出个体的承受能力时，则会导致心理问题的发生。如离退休后不能适应角色变化；家庭结构变故的影响；亲友离世的打击；不能客观评价自己的身体状况；缺乏稳定的经济来源；静养环境得不到保障等。

6. 无效或消极的应对方式　对同一事件不同的人会采取不同的应对方式，有积极的、淡化的、紧张的，若采取无效的、消极的应对方式，不仅不能解决好面临的问题，反而会导致心理问题的出现。

7. 低效/无效的家庭社会支持系统　老年人随着年龄增加，其生理功能和社会功能日渐衰退，日常生活自理能力逐渐下降甚至丧失，需要有效的家庭社会支持系统给予足够的支持，才能使老年人无忧无虑的享受天伦之乐，安度晚年，反之则会导致老年人出现心理问题。

【诊断要点】

（一）临床表现

老年抑郁症患者往往缺乏典型的抑郁症表现，常以躯体不适症状就诊，容易误诊。其临床表现为：

（1）早期轻度患者可无抑郁症状，仅表现为原有躯体疾病自觉症状加重。

（2）中度患者可出现一定的抑郁症状。

（3）晚期重度患者可出现抑郁性痴呆症状。

（二）老年抑郁症的特点

1. 焦虑激越和抑郁的混合状态　患者一方面表现为焦虑恐惧，轻者终日喋喋不休地述说其体验和"悲惨遭遇"，重者则产生悲观绝望甚至采取自杀行为。而另一方面则表现为抑郁症状，对身边人和事物都不感兴趣，即使是以前最喜欢的人和事都不能引起他的喜悦，觉得生活没有意思，整日无精打采。此特点常见于50～65岁初次发病者。

2. 疑病症状　约1/3的老年抑郁症患者以疑病表现为首发症状，患者常常出现以植物神经功能紊乱为主的躯体症状，疑病内容主要涉及消化系统症状，如腹痛、腹胀、胃肠不适、便秘、腹泻等为最常见表现，医院检查缺乏相应的阳性检查结果和体征。

3. 躯体或生物学症状　出现与疑病症状相似的一系列躯体症状。

4. 迟滞性　患者常常表现为无精打采、兴趣低下、闷闷不乐、思维迟缓，思维内容贫乏，对所提问不能立即回答，常处于缄默状态，对外界事物无动于衷。

5. 妄想性　患者常出现毫无理由、毫无根据和不合常理的想法，以疑病妄想及虚无妄想最为典型，其次是被害妄想、关系妄想、贫穷妄想和罪恶妄想，妄想的具体内容一般与老年抑郁症患者的生活经历和生活环境以及他对生活的态度有关。

6. 认知损害　患者的近期记忆力和远期记忆力均受损，但其定向力保持完好，而患者对自己的智力减退表现淡漠，发展到严重阶段时患者可出现抑郁性假性痴呆。

7. 自杀倾向　自杀倾向是老年抑郁症患者最危险的表现，自杀是对老年抑郁症患者健康危害最大的行为。因患者的逻辑思维能力保持良好，一旦出现自杀念头，患者常常故意掩盖自杀倾向，更不会明确表达自杀观念和行为，导致老年抑郁症患者的自杀成功率高。

（三）诊断标准

①符合抑郁症诊断标准和病程至少已持续2周；②存在分裂症状，但不符合分裂症的诊断；③排除器质性和药物所致精神障碍。

（四）辅助检查

抑郁量表检测：①老年抑郁量表；②汉密顿抑郁量表；③流调中心用抑郁量表；④简易智力检测量表。

【治疗】

（一）一般治疗

在积极治疗各类躯体疾病基础上，加强患者的身心支持。为患者提供营养丰富的易咀嚼、消化食物；鼓励支持患者参加各种娱乐活动，进行体育锻炼；鼓励患者培养各种兴趣爱好；构建和完善"尊老、敬老、爱老"的社会风尚，促进家人、亲友、邻里对患者的关心和支持，增强和完善有效的家庭社会支持系统。

（二）心理治疗

关注患者，及时评估了解患者的需求，根据需求给予心理护理和治疗。心理治疗多采用个别治疗结合集体治疗的方式，可更有效地减轻或消除老年抑郁症患者的孤独感、无助感和无力感。

（三）药物治疗

药物治疗用于提高患者的情绪，减轻或解除其焦虑程度，促进患者的活动。常用的抗抑郁药有单胺氧化酶抑制剂（MAOI）、三环类抗抑郁药和选择性5-HT再摄取抑制剂（SSRIs）三类，临床上常用的MAOI药物有氯贝胺，三环类抗抑郁药有丙咪嗪、阿米替林、多虑平，

SSRIs类抗抑郁药有盐酸舍曲林片、盐酸氟西汀、盐酸帕罗西汀等。

（四）电休克治疗

电休克治疗（electroconvulsive therapy，ECT）详见本节"知识拓展"部分。

【主要护理问题】

（1）有自杀的危险：与老年抑郁症患者悲观厌世、情绪低落有关。

（2）营养不足——低于机体需要量：与食欲低下、行为迟滞，进食少有关。

（3）生活自理能力下降／缺陷：与严重抑郁症状、生活兴趣丧失、认知功能障碍、呆滞有关。

（4）社交功能减退：与长期处于抑郁心境、自卑、不愿参加社交活动、不愿与他人交流有关。

（5）记忆受损：与抑郁症、脑细胞功能衰退有关。

【护理目标】

（1）患者没有出现自杀企图和行为，或者自杀意念减弱。

（2）进食量增加，体重及皮下脂肪增加，营养状况改善。

（3）生活自理能力得到保持或提高。

（4）与他人的交流增加，愿意走出家门或愿意参加社交活动。

（5）记忆能力维持原有水平或有所提高。

【护理措施】

（一）心理护理

（1）耐心与患者交谈，尊重理解患者并赢得患者的信任。

（2）全面评估、收集患者的信息。

（3）鼓励患者主动表达自身感受，及时给予正性反馈和支持。

（4）教会患者掌握有效应对的策略和自我放松的方法。

（5）根据评估结果给予患者针对性的心理护理。

（6）鼓励患者家属和朋友给予患者关心和支持。

（二）日常生活护理

（1）酌情给予高蛋白、高热量、高维生素、低脂肪、易消化食物。

（2）不能主动进食者可留置鼻胃管管喂流质饮食，保证患者的营养。

（3）鼓励患者自行/协助完成洗漱、沐浴、更衣、整理床铺等。

（4）酌情协助患者如厕、散步、运动等日常生活。

（5）保持安静舒适的环境，保证患者获得充足的睡眠。

（三）药物指导

（1）讲解疾病及药物的相关知识，鼓励督促患者主动参与治疗。

（2）讲解药物治疗可能出现的副作用、表现及相应的处理措施，提高患者的应对能力。如单胺氧化酶抑制剂（MAOI）服用后易导致肝肾功能损害，应定期监测肝肾功能；三环类抗抑郁药（TCAs）也可引起肝肾功能损害，用药后还易导致直立性低血压、心动过速、传导阻滞和口干、便秘、排尿困难和视物模糊以及记忆力减退、过多镇静或转为躁狂状态等多系统不良反应，用药后应注意监测血常规、肝肾功能等变化；选择性5-HT再摄取抑制剂（SSRIs）有胃肠道刺激不适、抗胆碱能和心血管系统副作用，但较 TCAs 轻。

（3）指导患者正确遵医嘱服药。抗抑郁药物治疗要求尽可能单一用药，并且要足量、足疗程服药。指导督促患者遵医嘱按时按量服药，不能随意增加或减少药物剂量或中途停药。指导患者将有引起胃肠道刺激症状的药物在饭后服用，服药后不宜马上躺下。有口干便秘不良反应者应指导其适当多饮水，增加粗纤维食物的摄入。

（四）病情观察

（1）观察患者的神志及生命体征等病情变化。

（2）观察患者的表情、言语及日常活动情况。

（3）观察患者用药后的效果及副作用。

（4）观察患者的饮食、运动、睡眠及心理状况。

（5）观察患者电休克治疗后的效果。

（五）健康教育和康复护理

（1）根据患者的具体情况，讲解有关老年抑郁症的病因、临床表现、发生发展、治疗等相关知识，增强患者对自身所患疾病的了解，促进患者主动参与治疗和护理。

（2）指导患者正确用药，讲解药物治疗的作用及不良反应，正确的服药方法，强调不能多服、漏服，必须遵医嘱按时按量服药，指导患者自我监测药物疗效和毒副作用。

（3）督促指导患者养成规律的作息时间和运动习惯，培养兴趣爱好，提高患者自我调节能力，保持平和、愉悦的心情。

（4）做好患者家属的健康教育，提高家庭支持系统对老人的照顾和关心能力，指导家属在日常生活中关注患者情感和心理感受，多与患者交流，多给予关心和支持，增加患者的心理安全感，为患者提供良好的身心休养环境。

（5）指导患者如有不适立即就医，提高患者治疗依从性和日常自我照顾的能力。

（李　芸）

老年谵妄与护理

【概述】

老年谵妄（senile delirium）是指由各种致病因素引起的一种可逆的、具有波动性的急性精神紊乱状态，伴有意识、认知、定向、思维、记忆以及睡眠周期紊乱的短暂性器质性脑综合征。又称为老年性谵妄、老年人谵妄、老年期谵妄，是老年人常见的认知功能障碍。主要表现为精神急性发病或短时间内具有波动性，注意力难以集中，思维紊乱、意识障碍（嗜睡、昏迷或警觉性增高）等，常见于基础疾病较多且严重、身体虚弱、认知功能下降，经历失血、感染、大手术等刺激的高龄（70 岁以上）老年人。随着人均寿命的延长、社会人口的老龄化和医疗技术的发展，老年人口比例越来越大，可能发生谵妄的老年人数明显增加，老年谵妄的发生率逐渐增高。有研究报道，美国每年近 50% 住院老年人有发生谵妄的风险，用于谵妄预防和治疗的年均费用超过 1640 亿美元，欧洲国家则高达 1820 亿美元。谵妄的发生对患者预后会产生不良影响，不仅可以导致患者住院时间延长，躯体 / 认知功能下降，其他并发症（坠床、压疮、尿路感染、心肌梗死、肺水肿、肺炎、呼吸衰竭）风险增加，死亡率增加，而且加重家属的精神及经济负担，浪费医疗资源。

【病因】

老年谵妄的发生常是由多因素引起的，取决于病人脆弱性的高低和外在促成因素（或有害刺激）之间的相互作用。哈佛医学院老年研究中心 Sharon K. Inouye 教授及团队研制的"多因素谵妄风险模型"，形象阐释了老年谵妄的多种危险因素及其关系（图 7-1）。该模型将谵妄的危险因素分为两大类：倾向因素（predisposing factors）和促成因素（precipitating factors）。倾向因素中的主要因素包括多病共存、痴呆、认知功能损伤、躯体功能障碍、视力障碍、饮酒史、年龄大于 75 岁。其中高龄已被多项研究证明为导致术后谵妄的独立危险因素。促成因素中的主要因素包括麻醉、大手术（如大动脉瘤）、剧烈疼痛、精神药物的使用、肢体约束、睡眠紊乱、生理指标异常（如血尿素氮/肌酐比值升高、钠/钾/糖异常等）等。

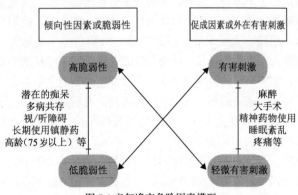

图 7-1 老年谵妄危险因素模型

其致病因素归纳为以下五类。

（一）非脑器质性躯体因素

1. 生理功能减退　随着年龄的增加，老年人的神经细胞结构及神经递质的释放和摄取都发生改变，使大脑功能减退。同时老年人的脑血液循环发生生理或病理性改变，使脑血流量减少，葡萄糖代谢功能降低，脑细胞对缺氧敏感增加而耐受性降低。另外，肝肾功能下降导致药物在体内的分解代谢减慢，易出现药物蓄积中毒，均是导致谵妄发生的高危因素。

2. 躯体疾病 任何影响脑血流或脑供氧的疾病，以及引起体内代谢紊乱的疾病都可能导致谵妄状态的出现，包括肺炎、COPD、肺部感染、心功能不全、动脉粥样硬化、高血压、糖尿病等。有报道认为，谵妄的发生常取决于躯体疾病的严重程度和脑对躯体疾病所致影响的耐受程度。

（二）脑器质性因素

包括 Alzheimer 病、Pick 病、脑外伤、脑瘤、脑血管病、脑膜炎或脑炎、颅内动脉炎等脑部疾病，直接损害脑细胞功能，使老年人原本下降的脑细胞功能进一步受损，更容易发生谵妄，各种原因导致的脑梗死患者出现夜间谵妄、恍惚等精神神经症状即是该类型的典型例子。

（三）药物因素

药物的副作用或累积中毒是引起老年谵妄的另一重要原因。老年人的肝脏对药物解毒和肾脏排泄功能均较年轻人明显降低，容易导致药物在体内集聚。老年人因身体原因常需长期服用多种药物，然而其大脑对药物的耐受程度低下，利尿剂、镇静催眠剂、止痛剂、抗抑郁剂、抗精神病药及其他抗组胺、抗胆碱能作用等药物的使用，均容易导致谵妄的发生。

（四）精神创伤或刺激

在严重精神创伤或强烈刺激的作用下，老年人由于导致大脑皮质的弱化，比青年人更容易发生谵妄。

（五）睡眠剥夺、视／听觉障碍

睡眠剥夺和视／听觉障碍都可能导致患者出现精神症状，如易怒、困倦、注意力难以集中、学习和记忆力显著下降，反应迟缓，在需要做出迅速反应的情境中难以做到，容易出现错误。有些老年人因长期失眠，视、听功能下降甚至丧失，日常表现为烦躁易怒或精神萎靡、神思恍惚、反应迟缓，易出现幻听、幻视、谵妄等精神症状。

（六）其他

老年人机体代偿能力下降，一旦患病，发生腹泻、感染、进食减少时容易出现水、电解质及酸碱平衡失调，进而导致幻觉、谵妄精神症状发生。也有研究报道，血浆白蛋白降低，肌酐、尿素氮增高是谵妄发生的高危因素，老年人消化吸收功能及肾功能减退，容易发生营养不良或肾功能衰竭，更容易发生谵妄。另外性格内向、生活事件量表评分高等社会、心理学因素也是导致谵妄发生的相关因素。

【诊断要点】

（一）临床表现

老年谵妄临床表现涉及精神活动的各个层面，包括以下几个方面：

1. 精神状态急性变化或波动性　短时间内出现定向力、注意力、认知功能、意识水平、感知觉的急性改变，或症状时好时坏。例如，时间、人物、地点定向力障碍，不能正确说出时间、地点，对以前熟悉的人也不认识。与患者交流时，有时可以回答所有的问题，有时反应迟钝，甚至嗜睡难以唤醒。

严重时患者的自我定向力发生障碍，精神行为异常，可伴有大量的、以恐怖性视幻觉为主的错觉、幻觉。患者表现为坐立不安或不活动、呆坐，易激惹，乱扔东西甚至攻击他人，严重时外逃，并伴发声障碍，出现疯狂尖叫、大喊、谩骂、呻吟等。

2. 注意力难以集中 患者表情呆板茫然或恍惚，注意力不能集中，对周围的事物关注时间明显缩短；睡眠规律紊乱，白天精神萎靡嗜睡，夜间思维活跃，精神兴奋难以入睡。

3. 思维紊乱，胡言乱语 谈话主题散漫或与谈话内容无关，思维不清晰或不合逻辑，或毫无征兆地从一个话题突然转到另一话题。

4. 意识水平改变 患者往往表现为嗜睡、昏睡、昏迷或过度警觉。患者表现为有时呆板、迟钝、活动和语言减少，有时则吵闹不止、躁动不安，容易被任何声音或触摸惊吓，眼睛睁大，神经质，过度警觉；有时又表现为意识清醒；或者几种状态可交替出现，且表现为昼轻夜重，白天可如同常人，夜间出现谵妄状态。当意识恢复后，患者对谵妄经历部分或全部遗忘。

（二）辅助检查

1. 认知功能检查 用于测定患者认知功能。常用的简易智能精神状态检查量表（MMSE）或 SPMSQ 量表包括：①定向力；②近期记忆力；③注意力；④逻辑思维能力。

2. 实验室检查 实验室检测项目包括血常规、血气、小便常规、血糖和水电解质、肝肾功能等。

3. 其他辅助检查 如脑电图、头颅 CT、MRI 检查等。

（三）诊断标准

目前谵妄诊断常用 CAM 量表。主要包括 4 个特征：①急性精神状态的变化或波动性；②注意力不集中；③思维混乱；④意识水平改变。谵妄的诊断必须具备特征①＋②＋③或者④。该量表主要适用于非精神专业的医护人员，具有较高的敏感性和特异性。具体方法见本书老年健康综合评估相关内容。

【治疗】

（1）去除病因：积极治疗原发疾病；去除引起老年谵妄的各种因素。

（2）支持治疗：补充维生素、水分、矿物质等各种营养物质，维持水、电解质及酸碱平衡，改善脑循环，保证大脑的能量供给，促进脑细胞功能的恢复。提供安静、安全、舒适的居住环境，加强患者家庭社会支持系统的功能。

（3）对症治疗：针对不同的症状采取相应的治疗措施，如镇静、安眠、抗精神病药物治疗等。

（4）中药治疗：依据病情选用中成药治疗，改善脑循环和脑细胞的缺血缺氧情况，活血促醒，激活神经代谢，改善脑功能。

【主要护理问题】

（1）有受伤/伤人的危险：与产生幻觉和被害妄想有关。

（2）有离家出走或迷路的危险：与疾病所致定向力障碍有关。

（3）自理能力下降/缺陷：与急性认知障碍致日常生活自理能力下降或丧失有关。

（4）语言沟通交流障碍：与谵妄、认知障碍有关。

【护理目标】

（1）没有出现伤人和自伤行为。

（2）没有离家出走和迷路情况出现。

（3）能够进行简短的语言交流。

【护理措施】

老年谵妄病人的护理措施见表 7-1。

表 7-1　老年谵妄病人的护理措施

护理项目	具体内容
改善认知功能和定向障碍	保障明亮的室内环境，提供钟表、挂历显示时间和日期
	口头介绍：反复向患者介绍环境和医务人员
	鼓励患者进行益智活动，例如打牌、下棋、拼图、音乐欣赏、人生回顾、智力游戏等
	延长探视时间，鼓励患者的亲属和朋友探视
改善视/听力障碍	解决任何可逆转的听觉和视觉障碍（例如清除耳道耵聍）
	必要时向患者提供老花眼镜
	医院内相应辅助设施：荧光指示水壶、床头呼叫按钮和床控键、大字号的书籍、发光的放大镜等
评估药物使用	入院时评估药物使用情况
	在临床药师的参与下，评估是否存在药物不合理使用
纠正脱水和便秘	鼓励患者多饮水，可为患者提供喜欢的饮料，配上吸管，放在容易拿到的地方（每天饮水量为 30ml/kg）
	如口服饮水量不足，考虑静脉输液
	如有心衰、肾功能衰竭需限制入量，保持出入平衡，并请相关专科会诊
	检查是否存在可能导致患者脱水的药物，如利尿剂等
	鼓励患者进食蔬菜、水果等高纤维素食物
	鼓励多活动，形成良好的排便节律，定时排便
	必要时加用通便药
纠正低氧血症	检查患者的吸氧管是否通畅或脱落
	检查口腔，是否存在气道堵塞
	将病人的床头维持在 30° ～ 45°，使肺部更好地进行血氧交换

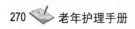

续表

护理项目	具体内容
控制感染	积极控制感染 严格执行院感控制措施（例如手卫生等） 避免尿管相关性感染； 预防吸入性肺炎
控制疼痛	正确评估患者疼痛水平，对不能言语沟通的患者使用疼痛表情等进行评估 提倡使用对乙酰氨基酚与其他阿片类药物联用控制疼痛。多科合作为患者选择最好的止痛药物种类和使用途径（如口服、皮下、塞肛、镇痛泵等） 辅助治疗：使用冰袋或热水袋外敷，放松技巧如音乐、洗热水澡，冥想，回忆过去快乐的事，背部或手部按摩，调整环境（减少噪声、调暗灯光等），调整体位
改善营养不良	在营养师的指导下改善营养不良 检查患者的义齿是否正常 肠内营养不能耐受者考虑肠外营养
鼓励早期活动	鼓励术后患者尽早下床活动 尽快停用约束设备，如约束带、导尿管、心电监护 为患者提供活动所需要的设备如拐杖、步行器、氧气等 对不能行走的患者，鼓励在床上被动运动、肢体伸展训练 请康复师协助治疗
改善睡眠障碍	合理安排药物使用时间，减少患者夜间如厕次数，避免睡前服用兴奋药物或使用利尿剂 尽量避免夜间进行医疗护理活动（测血压、体温等）； 改良环境：减少噪声，如保持走廊安静，使用柔和微弱的灯光，手机震动模式 使用非药物放松方法：安神茶或牛奶、音乐放松、背部按摩 停用或调整安眠药物剂量，明确安眠药物的潜在毒性和不良反应

【知识拓展】

电休克治疗

电休克治疗（electroconvulsive therapy，ECT）是一种用短暂时间、适量电流通过患者大脑，使患者暂时意识丧失，从而达到治疗目的的一种精神障碍治疗方法，分为抽搐电休克和无抽搐电休克。无抽搐电休克（modified electroconvulsive therapy，MECT）是在电休克治疗前，给患者静脉注射快速起效的催眠剂和肌松剂，然后再进行电休克治疗。目前医院多采用MECT，它可降低治疗并发症发生（如骨折和脱臼）的风险，提高患者对电休克治疗的依从性。

（一）电休克治疗的适应证、禁忌证和并发症（表 7-2）

表 7-2 电休克治疗的适应证、禁忌证和并发症

类别	内 容
适应证	各类型的重症抑郁
	躁狂急性发作
	精神分裂症
	分裂样以及分裂情感性障碍
禁忌证	嗜铬细胞瘤
	颅内占位性病变及腹主动脉瘤
	近期脑血管意外和脑外科手术（3 个月内）
	近期心肌梗死（3 个月内）
	其他颅内压增高的疾病
并发症	呼吸停止
	骨折与脱臼
	吸入性肺炎
	虚脱

（二）疗程

一般每日 1 次或隔日 1 次，6 次为一疗程。为巩固疗效可在一个疗程后，改为每周 2 ～ 3 次，但最多不得超过 12 次。门诊病人和住院患者皆可进行治疗。

（三）电休克治疗的护理（表 7-3）

表 7-3　电休克治疗的护理

治疗阶段	护理措施
治疗前准备	查体和完成必要的检查，如心电图、脑电图、胸部 X 线片等
	耐心解释，消除患者的紧张恐惧，取得合作
	测量体温、脉搏、呼吸和血压
	禁饮禁食 6 小时
	排空大小便，取下活动义齿、发卡，解开衣带、领口
	保持环境安静舒适，室温 18 ～ 26℃
	备齐各种急救药品和器械
治疗时护理	体位：患者仰卧于治疗台上，保持四肢自然伸直、头部过伸
	遵医嘱使用阿托品、硫喷妥钠、氯化琥珀酰胆碱等药物
	遵医嘱给予氧气吸入
	麻醉后将涂有导电胶的电极紧贴于患者头部两颞侧（双侧电极放置）或右侧顶颞部（单侧电极放置）
	停止供氧，将压舌板放置在患者一侧上下臼齿间，用手紧托下颌（如无抽搐电休克治疗可不用压舌板，但必须紧托下颌）
	电量大小以引起痉挛发作阈值以上的中等电量为准，每次通电次数不超过 3 次
	当颜面部和四肢抽搐将结束时，用简易呼吸囊辅助加压供氧、人工呼吸约 5 分钟

治疗阶段	护理措施
治疗后护理	专人护理，加强病情观察，防止患者意识恢复过程中发生意外
	遵医嘱给予氧气吸入
	指导患者注意休息，避免过劳
	指导患者按时服用药物，防止错误用药和未按医嘱用药
	加强饮食护理，进食营养丰富的饮食

（李　芸　王艳艳）

第三节　老年胃食管反流病与护理

【概述】

胃食管反流病（gastro-esophageal reflux disease，GERD）指胃食管反流引起的烧灼感、反流等症状和（或）食管炎，包括反流性食管炎（reflux esophageal，RE）、糜烂性反流病（nonerosive reflux disease，NERD），后者又名内镜下阴性反流病。

GERD 在欧美国家十分常见，以胃灼热作为衡量标准，每天发生率为 7%，每月发生率为 15%。55% ～ 81% 的 GERD 为 NERD，占总人口的 3% ～ 4%。GERD 随年龄增加发病增多，40 岁以上多见，男女比例接近，但男性发生 RE 高于女性，分别为（2 ～ 3）：1、10：1。北京和上海人群中反流症状的发生率为 8.97%，RE 为 1.92%。

【病因】

多种因素可造成胃内容物 [酸和（或）胆汁] 反流至食管造成黏膜损伤。

1. 抗反流功能下降

（1）食管下端括约肌松弛；

（2）食管下端括约肌压力降低：引起食管下端括约肌压力降低的因素有食物（高脂肪、巧克力、咖啡等）/ 药物（钙离子拮抗剂、地西泮、茶碱等）、某些激素（胆囊收缩素、促胰液素、胰高血糖素、血管活性肠肽等）；

（3）胃食管交界处结构异常。

2. 食管清除能力降低

3. 食管黏膜防御作用减弱

4. 食管感觉异常　研究发现 GERD 患者有食管感觉过敏，特别是患者食管对球囊扩张感知阈和痛阈降低、酸敏感增加，抗酸治疗后食管对酸的敏感性恢复。

5. 胃排空延迟

6. 其他因素　婴儿、妊娠、肥胖易发生胃食管反流，硬皮病、糖尿病、腹腔积液、高胃酸分泌状态患者也常有胃食管反流。

【诊断要点】

（一）临床表现

70% GERD 患者的典型症状为胸骨后烧灼感、反流，不典型症状为咽喉炎、哮喘、咳嗽、胸痛等。临床症状与食管损伤程度不一定成比例。老年 GERD 反酸、胃烧灼等典型反流症状较轻，而声嘶、咽部异物感、夜间咳嗽、夜间哮喘（非特殊过敏原性哮喘）等食管外症状较重，发生率高，可能为：老年人胃肠神经末梢感觉迟钝，疼痛敏感性降低，食管对反流刺激的敏感性下降；然而老年 GERD 患者多发食管外症状的机制比较复杂，目前研究显示食管 - 支气管反射、近端反流和微量误吸可能是主要机制。

（二）辅助检查

1. 内镜检查 是诊断 GERD 的一线方法，出现糜烂性病灶的诊断特异性为 90% ～ 95%。内镜下易发现 Barrett 食管，可见橘红色黏膜分布于齿状线 2cm 以上，可呈岛状、舌状、环状分布，染色有利于诊断，而活检发现肠化生是 Barrett 食管确诊的依据。胃镜可直观显示食管炎和 BE（Barrett 食管）等食管病变，还可观察贲门的松弛情况及食管裂孔疝。

2. 24 小时食管 pH 监测 是目前使用最广泛并作为金标准的 GERD 检测手段，单通道或双通道主要反映食管内酸性反流物的活动参数。尤其在症状不典型，没有 RE，或有典型症状治疗无效时更具诊断价值，敏感性 95%，特异性 95%。观察指标中 pH ＜ 4 的总时间百分比诊断病理性反流最具价值，但阴性结果不能排除 GERD 的诊断。

3. 食管测压 是诊断食管动力异常的重要手段，GERD 患者常出现食管体部动力障碍、老年人 LES（食管下括约肌）压力降低。正常人 LES 静息压在 10 ～ 30mmHg，如 ＜ 6mmHg 易导致反流，当胃内压升高而 LES 压力不能相应升高（比值 ±1）时反流发生。

4. 核素检查 口服核素标记液体 300ml 后平卧位，行核素扫描，10 分钟后食管出现放射性活性，提示存在胃食管反流，如肺内显示核素增强，表明有反流物进入肺部。

5. 食管滴酸试验 通过使食管黏膜酸化来诱发患者的胸骨后烧灼感、胸痛症状，以确定症状是否与敏感有关。

6. 24 小时胆汁监测 特制光纤控头能连续动态监测胆红素浓度的变化，从而诊断胆汁反流。用于抑酸治疗无效的 GERD 患者、呕吐胆汁、胃切除术后有反流症状，以及抗反流手术前后的评价。注意西红柿、胡萝卜等吸收光谱与胆红素相近。

7. 食管内阻抗测定 可进一步测出酸性和非酸性反流物的性质及反流的高度。高分辨率测压可反映出食管功能的异常，显示出上、下 LES 和食管体部压力及其传送和清除食管内容物的能力。

8. 食管吞钡检查 可反映食管功能、反流情况及食管裂孔疝，但检查时间短，受检查者影响较大，敏感性不高。

（三）并发症

①食管狭窄，反复发生食管反流造成的产生纤维组织增生，导致食管狭窄，发生率为 8%～20%，可引起吞咽困难、哽噎、呕吐、胸痛等；②Barrett 食管，有恶变倾向，每年癌变率约 0.5%，国外 85% 的食管腺癌发生于 Barrett 食管；③上消化道出血，RE 患者因食管黏膜糜烂或溃疡可发生少量出血。

【治疗】

GERD 治疗的目的是愈合反流性食管炎（RE）、快速缓解症状、减少复发、提高生活质量。

（一）一般治疗

抬高床头 15～20cm 可减少卧位及夜间反流，睡前不宜进食，白天进餐后不宜立即卧床。

（二）药物治疗

1. 抑酸治疗 强力抑酸剂 PPI（质子泵抑制剂）可产生显著而持久的抑酸效果，缓解症状快，RE 愈合率高，可用于所有的 GERD 患者。常规剂量的 H2 受体拮抗剂

（H2-receptor antagonist，H2RA）对空腹和夜间胃酸分泌抑制明显，可缓解多数 GERD 患者的症状，但对 C 级以上的 RE 愈合率差。

2. 促动力药 此类药单独使用疗效差，提高 LESP 的药物正在研究中。

3. 其他 制酸剂可中和胃酸，常用的药物是含有"铝、镁、铋"等的碱性盐类及其复合制剂，可用于解除症状，对 RE 的愈合几乎无作用。

4. 维持治疗 PPI 几乎可以愈合所有的 RE，但停药 6 个月后的复发达 80%，故必须进行维持治疗。PPI 维持治疗的效果优于 H2RA 和促动力药，维持治疗药物剂量无统一标准，多用常规剂量的 PPI。目前有研究提倡按需（on-demand）服药，即出现症状后患者自己服药至症状被控制，应先用起效快的 PPI，推荐 GERD 患者按此方法治疗。

（三）内镜治疗

内镜治疗获得令人鼓舞的效果，但长期疗效和并发症还需进一步随访观察。方法包括：射频能量输入法、注射法和折叠法，适应证为需要大剂量药物维持的患者，禁忌证为 C/D 级食管炎、Barrett 食管、直径＞2cm 的食管裂孔疝、食管体部蠕动障碍等。

（四）外科手术治疗

包括抗反流手术方式和适应证。手术方式主要为胃底折叠术，合并食管裂孔疝应行修补术，可在腹腔镜下或常规剖腹手术中进行。要引起注意的是抗反流手术的并发症较多，1～3 年的复发为 20%～30%，手术后的死亡和病残风险显著高于食管腺癌的发生。GERD 的手术指征为：经严格内科治疗无效者；自愿接受外科治疗者；并发 RE 及重症食管炎的反流性食管炎者；伴有哮喘、嘶哑、咳嗽、胸痛以及误咽等非典型症状，或经 24 小时 pH 监测证明有中、重度反流者；合并食管裂孔疝，甚至出现出血、吞咽困难等并发症者。

（五）并发症治疗

Barrett 食管治疗包括基础疾病和处理腺癌发生的危险性。目前尚无有力证据表明有逆转 Barrett 食管的方法。无异常增生者 3 ～ 5 年做 1 次内镜，轻度异常增生给予 12 周大剂量 PPI，如持续存在，6 个月至 1 年复查 1 次内镜，重度异常增生应强化内镜监测（化生上皮每个方向隔 2cm 取一块组织），可考虑内镜下黏膜切除或外科食管切除。食管狭窄可在内镜下扩张治疗后加用药物治疗。

【主要护理问题】

（1）舒适的改变：与胸骨后烧灼感、胸痛等有关。

（2）营养失调——低于机体需要量：与厌食性吞咽困难、进食减少有关。

（3）焦虑：与治疗效果慢、患者担心疾病的预后有关。

（4）潜在并发症：食管狭窄、食管腺癌、上消化道出血等。

【护理目标】

（1）患者主诉胸骨后烧灼感等不适减轻或消失；

（2）患者营养状况得到改善或维持；

（3）患者焦虑程度减轻，配合治疗及护理；

（4）未发生相关并发症，或并发症发生后能得到及时治疗与处理。

【护理措施】

（一）一般护理（表 7-4）

表 7-4 一般护理措施

护理要点	护理措施
饮食及药物	戒烟、禁酒、肥胖者减轻体重
	宜少量多餐，不宜过饱，饮食以稠厚为主
	睡前 2 小时不予进食，保持胃处于非充盈状态
	避免食用降低 LES 张力和增加胃酸分泌的食物，如酸性饮料、高脂肪、巧克力、咖啡、刺激性食品
	避免使用降低 LES 压及影响胃排空的药物，如抗胆碱能药、三环类抗抑郁药、多巴胺受体激动剂、钙离子拮抗剂、茶碱、β肾上腺素受体激动剂
睡眠	避免餐后即平卧；卧时床头抬高 20 ～ 30cm
衣着	裤带不宜束得过紧，避免各种引起腹压过高的状态

（二）病情观察（表 7-5）

表 7-5 病情观察

护理要点	护理措施
反流物刺激症状	反流物刺激食管深层上皮感觉神经末梢后产生指胸骨后烧灼感，多由胸骨下段向上延伸，甚至达咽喉部，为 GERD 的特征表现
症状特点	常在餐后 60 分钟出现，屈曲、弯腰、平卧发生较多，咳嗽、妊娠、用力排便、腹腔积液可诱发或加重症状。食管黏膜炎症、食管狭窄、食管运动功能失调造成吞咽困难，多为间歇性发生，可出现在吞咽固体和液体食物后

（三）促进食管和胃排空的药物护理（表7-6）

表7-6 用药护理

药物种类	主要作用	护理要点
甲氧氯普胺、多潘立酮	促进食管的排空，增加 LES 的张力	均为 10～20mg，每天 3～4 次，睡前和餐前服用；前者如剂量过大或长期服用，可导致锥体外系神经症状，故老年患者慎用
西沙必利	促进食管、胃的蠕动和排空	10～20mg，每天 3～4 次，无不良反应
氯贝胆碱	增加 LES 的张力，促进食管收缩	每次 25mg，每天 3～4 次能刺激胃酸分泌，长期服用要慎重

【特别关注】

（1）一般护理措施；
（2）用药护理。

（蒙张敏 黄兆晶）

第四节 老年骨质疏松症与护理

【概述】

骨质疏松症（osteoporosis，OP）是一种以低骨量和骨组织微结构破坏为特征，导致骨脆性增加和易发生骨折的全身性代谢性疾病。OP 是一种多因素所致的慢性疾病，分为原发性和继发性两类，其中老年人主要是原发性骨质疏松症。原发性骨质疏松症又分为两种亚型：Ⅰ型绝经后骨质疏松症和Ⅱ型老年性骨质疏松症。2000 年我国老年骨质疏松症患者达到 8400 万，约占全国总人口的 6.6%，其女性的发病率是男性的 2 倍以上。

【病因】

骨质疏松症的确切病因和发病机制尚不明确，目前认为主要与以下因素有关：

1. 内分泌因素（骨代谢失衡）　女性患者由于雌激素减少，血降钙素水平降低，造成骨质疏松；男性患者则是性功能减退所致睾酮水平下降引起骨质疏松。

2. 遗传因素　有骨质疏松症家族史的老年人更容易患此病。

3. 营养因素　钙摄入量不足和维生素 D 缺乏者容易引起骨质疏松症；长期蛋白质和维生素 C 摄入不足和患慢性吸收不良性疾病，也容易发生骨质疏松症。

4. 运动量减少　老年人缺乏活动，逐渐使肌肉强度减弱、骨量减少，甚至长期卧床老年人，更是加剧骨量丢失，从而导致骨质疏松症。

5. 生活方式　有长期吸烟、酗酒、喝浓茶或浓咖啡等不良生活方式，使骨量减少，骨折发生的风险明显增加。

【诊断要点】

（一）临床表现

（1）骨痛早期无症状，白天疼痛轻，夜晚和清晨醒来时疼痛明显，较重时表现为腰背疼痛或全身疼痛。骨痛为弥漫性，无固定部位，劳累或活动后加重，负重能力下降或不能负重。

（2）身长缩短、驼背因脊柱椎体压缩变形，使身长缩短，严重者驼背。

（3）脆性骨折患者常因轻微活动或创伤诱发骨折，如咳嗽、喷嚏、弯腰、负重、摔倒或挤压等，称为脆性骨折，是骨质疏松症最严重和最常见的并发症。常见部位有脊柱、桡骨远端及股骨近端。

（4）呼吸系统功能下降脊柱压缩性骨折导致胸廓畸形，使呼吸功能下降，心血管功能障碍，出现胸闷、气促、呼吸困难等症状。

（二）辅助检查

①生化检查；②X线平片检查；③骨密度检查，其中DXA（中轴双能X线吸附法）被WHO作为骨质疏松症诊断的金标准；④CT或ECT检查；⑤MRI检查。

【治疗】

（一）药物治疗

1. 钙制剂 如碳酸钙、葡萄糖酸钙等。

2. 钙调节剂 如维生素D、降钙素、雌激素、阿法骨化醇、骨化三醇等。

3. 二膦酸盐 如阿仑膦酸钠、帕米膦酸钠、依替膦酸二钠、唑来膦酸等。

（二）非药物治疗

①运动疗法；②营养疗法；③光疗；④高频电疗。

【主要护理问题】

（1）慢性疼痛：与骨折和肌肉疲劳所引起的骨痛有关。

（2）躯体活动障碍：骨痛、骨折所引起的活动受限有关。

（3）营养失调——低于机体需要量：与知识缺乏有关。

（4）潜在并发症：骨折与骨质疏松有关。

（5）睡眠型态紊乱：与疾病引起的疼痛、情绪焦虑等有关。

（6）情境性自尊低下：与身长缩短或驼背有关。

【护理目标】

（1）老年人能正确使用药物或非药物的方法减轻或解除疼痛，增强舒适感。

（2）老年人能遵循运动原则，合理安排活动，维持躯体的功能。

（3）老年人能遵循饮食原则，合理安排进餐。

（4）老年人无骨折发生或骨折后未发生相关的并发症。

（5）老年人睡眠质量明显改善。

（6）老年人能正视自身形象的改变，情绪稳定，无社交障碍。

【护理措施】

（一）疼痛的护理

（1）卧床休息时，使用加薄垫的木板或硬棕床，取仰卧位或侧卧位，使腰部和脊柱的肌肉松弛，从而缓解疼痛。

（2）使用背架、紧身衣等限制肌肉的活动度，减轻疼痛。

（3）热水浴、按摩、擦背以促进肌肉放松，从而达到缓解疼痛的目的。

（4）光疗、电疗、中药熏蒸、磁疗等，以促进血液循环，减轻水肿，减轻疼痛。

（5）音乐治疗、暗示疏导，转移老年人的注意力，缓解疼痛感。

（6）剧烈疼痛的老年人使用止痛剂、肌肉松弛剂等。

（二）健康教育（表 7-7）

表 7-7　健康教育

项目	内　容
日常生活的指导	为老年人提供安全的生活环境或设施，如浴室安装安全扶手、防滑垫或坐便器，防止跌倒和损伤
	指导老年人选择舒适、防滑的平底鞋
	睡前限制饮水量，减少夜间小便的次数
	日常用品放在老年人容易取放之处
运动的指导	建议老年人行走时使用手杖或助步器，保持活动的稳定性
	加强巡视，尤其是在用餐、洗漱和如厕期间，预防意外发生
	如无特殊的禁忌证，每天适当体育活动和户外日光照晒，如慢跑、快步走、登台阶、太极拳等
	因疼痛活动受限的老年人，定期进行关节的活动练习，进行肌肉的等长、等张收缩训练
	因骨折而固定或牵引的老年人，每日尽可能活动身体数分钟，如上下甩动肩膀，扭动足趾，做足背屈等

（三）饮食指导（表 7-8）

表 7-8　饮食指导

项目	内　容
饮食指导	勿暴饮暴食，进食七八分饱即可
饮食结构合理	摄入含钙和维生素 D 丰富的食物，如虾皮、鸡蛋、鱼类、肉类、花椰菜等，每日补充钙 800 ～ 1200mg
	多进食韭菜、芹菜等含粗纤维高的蔬菜
	减少盐的摄入量
	适当控制含磷较高的食物：如坚果、蛋黄等
	增加含维生素 C 和含铁食物的摄入：如绿叶蔬菜等
	增加奶制品和豆制品的摄入量：如牛奶、酸奶、豆腐等
	避免饮酒、喝浓茶、浓咖啡和碳酸饮料等

（四）并发骨折的护理

（1）已发生骨折者，定时协助翻身，使用减压工具，预防压疮的发生。

（2）脊柱骨折者，睡硬板床，在受伤椎体后凸畸形处垫枕头，不允许坐起，翻身时要轴线翻身，即肩、腰、髋部呈直线的整体翻身，避免因脊椎的屈曲扭转而发生后凸畸形或进一步损伤；股骨颈骨者，置患肢于外展中立位，避免过度转动和牵拉，应尽早指导进行患肢功能锻炼。

（五）老年人用药的护理（表7-9）

表7-9　老年人用药的护理

药名	护理的注意事项
钙制剂（如碳酸钙、葡萄糖酸钙）	不可与绿叶蔬菜一起服用，增加饮水量 空腹时服用效果最好
钙调节剂（如维生素D、降钙素、雌激素、阿法骨化醇、骨化三醇等）	使用降钙素时要注意有无食欲减退、恶心、颜面潮红等表现 服用维生素D、阿法骨化醇、骨化三醇时要监测血清钙、血尿素氮和肌酐的变化 使用雌激素的老年女性患者要先详细了解家族中的肿瘤和心血管方面的病史，服用期间注意阴道出血情况，定期做乳房和妇科检查
二膦酸盐（如阿仑膦酸钠、帕米膦酸钠和依替膦酸二钠、唑来膦酸等）	晨起空腹服用，同时饮清水200～300ml，至少半小时内不能进食或饮用饮料 禁止平卧，最好取立位或坐位，不能咀嚼或吸吮，避免发生口腔溃疡 静脉注射时，注意防止血栓性疾病的发生 定期监测血钙、血磷和骨吸收生化标志物 静脉滴注唑来膦酸时，时间在30分钟以上，用药前和用药3天内嘱患者多饮水，促进药物排泄、减少肾脏毒性；输液前后测定肝肾功能、血糖及电解质

（六）睡眠护理

创造有利于老年人睡眠和休息的环境，积极寻找老年人睡眠紊乱的原因，有计划地安排好治疗和护理时间，指导老年人放松术，必要时辅以帮助睡眠的药物治疗。

（七）心理护理

（1）医护人员应该和老年人倾心交谈，并鼓励其表达内心感受。

（2）指导老年人穿着，从衣着方面改变形象，增强老年人的自信心。

（3）强调老年人资历、学识方面的优势，增强自信心，鼓励老年人适应改变。

【特别关注】

（1）疼痛护理；

（2）健康教育。

【前沿进展】

药物治疗的新进展

20世纪90年代以来，阿仑膦酸钠作为一种防止骨质疏松的新药，逐渐引起人们的重视。阿仑膦酸钠在临床上常用预防和治疗骨质疏松症，有实验证实它能抑制破骨细胞活化，阻断骨吸收过程，减少新的骨折发生，被认为是骨质疏松症治疗的首选。但有报道说阿仑膦酸钠增加试管黏膜损伤和胃炎发病率。对此护理人员应做好此类药物的服药指导，避免不良反应的发生。

【知识拓展】

防止骨质疏松症的新观念

年轻时就需要注意骨骼的健康，补充足够的钙量，注意平衡饮食，中年时才能延缓骨质疏松症的发生。大多数的骨质疏松症早期无任何症状，单凭主观感觉来评估自己是否患病是很不科学的，应该定期体检，做到早期发现、早期治疗。对于已经诊断为骨质疏松的老年人，只静养不运动的观念也是不科学的，因为适当的运动可以促进血液循环，增加骨密度，有益于骨骼健康。当然，在运动过程中，要注意安全。

（刘　敏　张　元）

第五节　老年退行性骨关节病与护理

【概述】

老年退行性骨关节病（degenerative osteoarthritis）是老年人群的一种常见病，是指由多种因素引起关节软骨纤维化、皲裂、溃疡、脱失而导致的关节疾病。病因尚不明确，其发生与年龄、肥胖、炎症、创伤及遗传因素等有关。其病理特点为关节软骨变性破坏、软骨下骨硬化或囊性变、关节边缘骨质增生、滑膜增生、关节囊挛缩、韧带松弛或挛缩、肌肉萎缩无力等。随年龄增长其患病率增加，女性多于男性，> 60 岁人群患病率约 50%，> 75 岁人群患病率可达 80%，患病后的致残率则高达 53%。发生时间因各人的遗传、环境、营养及全身健康等因素的不同而各异。好发于负重大、活动多的关节，如膝、脊柱（颈椎和腰椎）、髋、踝和手等关节。

【病因】

骨关节炎可分为原发性与继发性两类，退行性骨关节病多指原发性骨关节炎，多发于中老年，无明确的全身或局部诱因，病因可能与：①年龄；②肥胖；③遗传因素；④免疫状况等有关。

【临床表现】

（一）临床表现

（1）一般情况：患者活动能力下降，精神变差，肌力及平衡能力不如以前，诉"腿软"，严重者引起活动障碍导致情绪低落或急躁。

（2）初期为轻到中度的关节间断性隐痛、局部压痛，过度劳动、天气变化可引起加重。中晚期可发展为持续疼痛乃至夜间痛。

（3）晨起或潮湿阴冷天气有关节紧束的感觉和运动缓慢，称为"晨僵"，一般持续时间不超过30分钟，活动可缓解。

（4）手部关节肿大变形明显，可出现 Heberden 结节和 Bouchard 结节。部分膝关节因骨赘形成或关节积液也会造成关节肿大，局部肌肉萎缩，严重者可出现关节变形，无法伸直或活动。由于关节软骨破坏、关节面不平，关节活动时出现骨摩擦音（感），多见于膝关节。部分患者还可触及关节内游离气体。

（二）辅助检查

1. 关节 X 线　早期无明显变化，晚期可见非对称性关节间隙变窄，软骨下骨硬化和（或）囊性变，关节边缘增生和骨赘形成或伴有不同程度的关节积液，部分关节内可见游离体或关节变形。虽然目前 X 线片表现在退行性骨关节炎的诊断中仍被作为客观依据之一，但近年来的研究表明不排除其他影像学的诊断方法。

2. 计算机断层扫描（CT）　可显示关节对线、软骨下骨骨小梁密度变化、囊性变程度及骨结构破坏等细微改变。主要用于脊柱骨关节炎的诊断。

3. 磁共振（MRI）　对于 X 线片显示无明显改变的而有骨关节炎症状的疑似病例，应行 MRI 检查，以发现早期病例。MRI 可极好地显示软组织、软骨下骨、韧带、半月板和软骨退变与损伤。

4. 高频超声　超声对软组织的检查比 X 线检查更有优势。可以显示骨关节炎病变的软骨表面粗糙、磨损、软骨变薄、软骨厚度改变及软骨透声变化等一系列病理改变，可以作为辅助诊断关节软骨病变的检查工具。

5. 实验室检查　血常规、血生化检查、C 反应蛋白、血细胞沉降率。关节液检查可见白细胞计数升高，其中以淋巴细胞升高为主。

【诊断要点】

根据患者的症状、体征、影像学表现及实验室检查一般不难诊断退行性骨关节炎，下面列举膝关节和髋关节骨关节炎诊断标准，供参考（表 7-10，表 7-11）。

表 7-10　退行性膝关节炎诊断标准

序号	条　件
1	近 1 个月内反复膝关节疼痛
2	X 线片（站立或负重位）示关节间隙变窄、软骨下骨硬化和（或）囊性变、关节缘骨赘形成
3	关节液（至少 2 次）清亮、黏稠，WBC < 2000 个 /ml
4	中老年患者（≥ 40 岁）
5	晨僵 ≤ 30min
6	活动时有骨摩擦音（感）

注：综合临床、实验室及影像检查，符合 1 + 2 条或 1 + 3 + 5 + 6 条或 1 + 4 + 5 + 6 条可诊断退行性膝关节炎。

表 7-11 退行性髋关节炎诊断标准

序号	条件
1	近 1 个月反复髋关节疼痛
2	血细胞沉降率 ≤ 20mm/h
3	X 线片示骨赘形成，髋臼缘增生
4	X 线片示髋关节间隙变窄

注：满足诊断标准 1＋2＋3 条或 1＋3＋4 条，可诊断退行性髋关节炎。

【治疗】

退行性骨关节炎治疗目的是减轻或消除疼痛，矫正畸形，改善或恢复关节功能，改善生活质量。

退行性骨关节炎的总体治疗原则是非药物与药物治疗相结合，必要时手术治疗。治疗应个体化，结合患者自身情况，如年龄、性别、体重、自身危险因素、病变部位及程度等选择合适的治疗方案。

（一）非药物治疗

非药物治疗是药物治疗及手术治疗等的基础。对于初次就诊且症状不重的患者非药物治疗是首选的治疗方式，目的是减轻疼痛、改善功能，使患者能够很好地认识疾病的性质和预后。

1. 患者教育 自我行为疗法（减少不合理的运动，适量活动，避免不良姿势，避免长时间跑、跳、蹲，减少或避免爬楼梯等），减肥，有氧锻炼（如游泳、骑自行车等），关节功能训练（如膝关节在非负重位下屈伸活动，以保持关节最大活动度），肌力训练（如髋关节炎应注意外展肌群的训练）等。急性发作时，最主要的治疗方法是病变关节的充分休息，必要时采用器械固定，防止畸形。

2. 物理治疗 主要增加局部血液循环、减轻炎症反应，包括热疗、水疗、超声波、针灸、按摩、牵引、经皮神经电刺激（TENS）等。

3. 行动支持 主要减少受累关节负重，可采用手杖、拐杖、助行器等。

4. 改变负重力线 根据退行性骨关节炎所伴发的内翻或外翻畸形情况，采用相应的矫形支具或矫形鞋，以平衡各关节面的负荷。

（二）药物治疗

如非药物治疗无效，可根据关节疼痛情况选择药物治疗。

1. 局部药物治疗 可使用各种非甾体抗炎药（NSAIDs）的乳胶剂、膏剂、贴剂和非NSAIDs擦剂（辣椒碱等）。

2. 全身镇痛药物 对乙酰氨基酚、NSAIDs如双氯芬酸钠、美洛昔康、塞来昔布、盐酸曲马多、阿片类镇痛剂、对乙酰氨基酚与阿片类的复方制剂。根据给药途径可口服、注射、肛内塞入。

3. 关节腔注射 ①透明质酸钠，②糖皮质激素。

4. 改善病情类药物及软骨保护剂 包括双醋瑞因、氨基葡萄糖、鳄梨大豆未皂化物（avocado soybean unsaponifiables，ASU）、多西环素等。

5. 抗骨质疏松治疗 有研究证据表明骨质疏松很可能是退行性骨关节炎的发病原因之一。因退行性骨关节炎多发于中老年患者，多数患者存在不同程度的全身性骨质疏松，因此在治疗退行性骨关节炎的同时，应进行抗骨质疏松的治疗。

（三）外科治疗

主要通过关节镜和开放手术，可根据病情选择：

（1）游离体摘除术；

（2）关节清理术；

（3）截骨术；

（4）关节融合术；

（5）关节成形术（人工关节置换术等）。

（四）基因治疗

基因治疗是近几年来出现的新的治疗方法。基因治疗是在细胞内插入一段目的基因，使细胞自身能够分泌原来不能分泌或分泌很少的蛋白，从而达到治疗目的。基因治疗目前仍处于动物实验阶段，要进入临床应用，还有很多工作要做。

【主要护理问题】

（1）活动无耐力：与全身疼痛、关节僵硬有关。

（2）慢性疼痛：与骨关节病变有关。

（3）躯体活动障碍：与躯体不适或情绪不良有关。

（4）焦虑/恐惧：与疾病长期存在或生活不能自理有关。

（5）营养失调——低于机体需要量：与食欲下降、消化吸收障碍有关。

（6）潜在并发症：感染、跌倒、骨折、出血等。

【护理目标】

（1）患者能采取有效措施维持日常活动，疼痛、乏力等主要症状减轻。

（2）良好的生活照料，必要时使用药物缓解患者疼痛或不适。

（3）改善患者生理和心理上的不适应，指导或协助患者自理。

（4）协助患者建立正性情绪，正确面对疾病，焦虑或恐惧减弱或消失。能了解躯体症状与年龄、生活方式的关系，能在疾病状态下维持相对正常的心理状态。

（5）保证营养，加强健康知识宣教，促进全面恢复。

（6）改善或恢复关节功能，延缓病变发展，以提高患者的生活质量。

（7）不发生严重并发症，或并发症发生后能得到及时治疗与处理。

【护理措施】

（一）老年退行性骨关节病的一般护理措施（表 7-12）

表 7-12　老年退行性骨关节病的一般护理措施

项目	措　施
病情观察	多询问患者主观感受，密切观察并记录患者出现的体征
	卧床或营养不良患者注意观察皮肤状况并加强护理
	观察药物及物理治疗是否到位，促进患者康复自理
环境护理	常检查周边环境，消除患者的不利因素
	帮助患者尽快熟悉周围的环境，防止患者跌倒／坠床，造成身体损伤及心理负担
心理护理	评估患者具体情况，制订个体化的护理计划
	使患者了解本病发生、治疗、预后等，缓解患者的紧张情绪，保持心情舒畅
	鼓励患者讲出感受，找出问题，有针对性的逐一解决问题
	通过多种形式宣教，使患者坦然接受新的身体状况，适应生活，积极面对人生
	联系家庭和社会支持，扩展健康教育对象
	必要时可联系社会工作者等支持单位，促进更多的人关爱老年人
营养管理	根据患者情况，按照医嘱给予优质蛋白、低脂、易消化饮食，同时合并其他疾病者给予相应饮食指导

续表

项目	措 施
	应注意补钙，宜多吃牛奶、豆类、虾皮、黑木耳等含钙高的食物
	了解患者平时的饮食要求，尽量提供适合患者口味及习惯的饮食，促进食欲，增进营养
	过于肥胖者，要适当控制饮食，适当加强活动，减轻体重以减轻关节的压力和摩擦
	进食不理想或合并其他疾病不能进食者遵医嘱静脉营养治疗或鼻饲
局部护理	避免穿高跟鞋，穿软底、有弹性的鞋
	注意关节的保暖，可戴护膝等保护关节的弹性套
	避免潮湿环境，不要在寒冷潮湿的地方坐卧，热天大汗时不要马上用冷水洗膝关节，以防局部血管收缩，影响膝关节的血液循环

(二)老年退行性骨关节病的用药护理(表7-13)

使用药物治疗的患者重要的是做好药物宣教，解释药物作用及副作用，注意观察药物不良反应并教会患者自己监测身体的不适，及时汇报医师，协助处理。

表7-13 老年退行性骨关节病的常见用药副作用及护理

药名	不良反应	护理措施
对乙酰氨基酚	偶可见恶心、呕吐等，少数发生过敏性Z皮炎、肝功能损害等，很少引起胃肠道出血	老年患者应慎用或适当减少使用易于发生胃肠反应患者指导饭后1小时服药
非甾体类	胃肠道：消化不良、溃疡出血、黏膜糜烂等	注意剂量及疗程，避免过量使用指导饭后半小时或药物与食物同服，勿食刺激性食物或饮料联合使用抗酸、保护胃黏膜的药物

续表

药名	不良反应	护理措施
糖皮质激素类	药物性肝炎、黄疸、肝损害等	定期监测肝功能
		观察患者皮肤黏膜、巩膜变化
		中度肝功能损害者剂量减为50%
		严重肝功能损害者不建议使用此类药物
	神经系统：头痛、头晕、耳鸣、失眠等	重视患者主诉，对症处理，加强观察，避免发生跌倒等意外
	体液与电解质紊乱、钠潴留、体液潴留、低钾等	留意患者出入量变化
		观察有无水肿、肢体肿胀等表现
		主诉乏力、心慌等应警惕，报告医师，监测血电解质
	胃肠道：消化道溃疡、消化道出血、胰腺炎等	与非留体类药物合用时危险性增高，应加强观察
		使用胃黏膜保护剂
		必要时监测大便隐血等
	病情加重	长期使用，可加剧关节软骨损害，加重症状。不能随意选用关节腔内注射糖皮质激素，更不能多次反复使用，一般每年最多不超过 3～4 次
	免疫系统：掩盖感染、致感染发作、过敏等	监测体温
		观察痰液、小便、分泌物性状，及时发现潜在感染
		遵医嘱正确使用抗生素
透明质酸钠	注射局部：出血、疼痛、感染	穿刺点 6 小时内不能沾水，48 小时内不能外用药物
		密切观察关节外观是否肿胀、淤紫，倾听患者主诉
		玻璃酸钠关节腔注射后，医务人员协助患者做膝关节主动或被

续表

药名	不良反应	护理措施
		动活动，可以提高其治疗效果
		患肢抬高，放松关节肌肉，避免提重物，避免登山、爬梯等剧烈活动

（三）老年退行性骨关节病的健康教育（表 7-14）

表 7-14 老年退行性骨关节病的健康教育

项目	护理措施
控制体重	良好生活习惯，控制体重，肥胖者指导减肥
关节活动及运动	根据患者病情，建立运动计划
	鼓励患者进行力所能及的关节功能训练，卧床者指导床上训练活动，能下床者协助日常生活
	指导老年人正确的活动姿势，减轻病变关节的压力
	膝关节骨关节炎患者，避免高负荷的跑、跳、蹲，减少或避免登山、爬楼梯
	颈椎骨性关节炎患者，养成良好的生活习惯，头部固定姿势的时间不要超过 1 小时，平时姿势要端正，持续 45 分钟后及时变换姿势防止局部过劳
	腰椎骨性关节炎患者，养成良好地生活习惯，腰部固定姿势的时间不要超过 1 小时，平时姿势要端正，持续 45 分钟后及时变换姿势防止局部过劳；睡板床以保证腰椎生理弧度的存在和腰部肌肉的放松
正确使用手杖	病变关节对侧握持手杖；手杖长度应为双手自然下垂时尺骨茎突与地面之间的距离；手杖弯柄应向前方
物理治疗	专业物理治疗师协助指导使用矫形器与物理疗法
预防跌倒	见本书老年综合征护理中跌倒相关内容

【特别关注】

（1）患骨关节退行性变患者的安全管理；

（2）患骨关节退行性变患者的心理护理；

（3）药物治疗的不良反应的早期观察及处理。

（任 静）

第六节 老年慢性阻塞性肺疾病与护理

【概述】

慢性阻塞性肺疾病（chronic obstructive pulmonary disease，COPD），简称慢阻肺，GOLD（COPD 全球倡议）将其定义为：COPD 是一种常见的以持续性气流受限为特征的、可以预防和治疗的疾病，其气流受限呈进行性发展，并且与气道和肺脏对有毒颗粒或气体的慢性炎性反应增强有关，疾病的严重程度和对个体的预后受急性加重和并发症的影响，不少患者最终发展为慢性呼吸衰竭及慢性肺源性心脏病。其中需要排除以可逆性气流受限为特征的哮喘。

COPD 是当前全球第 4 位致死病因，WHO 预计到 2020 年该病将成为全球第 3 位致死病因。近期，对我国 7 个地区 20 245 名成年人进行的调查显示，COPD 患病率占 40 岁及以上人群的 8.2%。COPD 病程长，患者在疾病中晚期生活质量差，对家庭和社会造成严重的经济负担。

【病因】

COPD 的病因和发病机制尚不明确。一般认为能够引起慢支炎和阻塞性肺气肿发生的相关因素都可能是 COPD

的发病病因。现在已知的危险因素大致可以分为两类。

（一）外因（环境因素）

（1）吸烟，其中包括斗烟、香烟等各种类型的烟草所产生的烟雾。

（2）因为采用多种燃料取暖，以及厨房中烹饪所引起的室内污染，越来越成为发展中国家特别是贫穷地区女性发生 COPD 极重要的危险因素。

（3）大量的职业性粉尘和化学烟雾的长时间暴露，例如，刺激性毒气、或者蒸汽烟雾、烟熏等。

（4）社会经济地位落后的人群（究其原因可能与居住环境拥挤、室内外空气污染严重、营养状况较差以及其他与社会经济地位较低有关的因素）。

（二）内因（个体易患因素）

（1）遗传因素：其中遗传性抗胰蛋白酶 α-1 缺乏是最重要的基因易感危险因素。

（2）气道反应性增高者。

（3）在怀孕期、新生儿、婴儿期或者儿童期导致肺发育或生长不良的各种因素。如呼吸道感染等，是潜在的可导致发生 COPD 的危险因素。

其中空气污染、吸烟是 COPD 最主要的危险因素，呼吸道感染是 COPD 发生和加重的重要因素。

【诊断要点】

（一）临床表现

1. 症状 COPD 患者主要表现为慢性咳嗽、咳痰。老年人随着气道阻力的增加，轻微日常活动甚至休息时也感气短或呼吸困难。由于衰老和免疫功能减退，老年 COPD 患者容易出现全身性症状如体重下降、食欲减退、骨骼肌萎缩、精神抑郁和（或）焦虑等。因此，面对患者有慢性咳嗽咳痰、且存在有呼吸困难以及长期暴露于危险因素接触史的，应首先考虑 COPD 的诊断。须注意与支气管哮喘、充血性心衰、支气管扩张等的鉴别诊断。

2. 体征 老年 COPD 患者由于病程长，呼吸功能失代偿，常出现以下体征：桶状胸、双侧胸廓语颤减弱、肺部叩诊呈过清音、听诊呼吸音减低、呼气相延长，可闻及干性啰音、湿啰音。

（二）辅助检查

①肺功能；②胸部 X 线检查；③胸部 CT 检查；④血气分析；⑤痰培养；⑥血常规检查。

诊断 COPD 的"金标准"：肺功能检查发现不完全可逆的气流受限。

（三）分期

COPD 按其病程可分为急性加重期（acute exacerbation of COPD，AECOPD）和稳定期。

急性加重期（AECOPD）：是指患者短期内咳嗽、咳痰、呼吸困难加重，超出了其日常的波动范围，痰液呈脓性或黏液脓性，可伴有发热、意识改变、发绀或原有发绀加重、外周水肿等表现。导致患者病情急性加重的最常见原因是呼吸道感染（病毒或细菌感染）。

稳定期：咳嗽、咳痰、呼吸困难等症状稳定或症状轻微。

【急性加重期的治疗】

（一）药物治疗

1. 支气管舒张剂 因短效支气管舒张剂如博尼康利、异丙托溴铵等可迅速改善患者气紧、呼吸困难症状，临床上，在急性加重治疗时，首选短效支气管舒张剂，可以联用或不联用毒蕈碱受体拮抗剂。

2. 糖皮质激素 COPD急性发作时，宜选用全身性糖皮质激素，因为全身性应用糖皮质激素不仅可以缩短患者康复的时间，改善患者的肺功能（FEV_1）及动脉低氧血症（PaO_2），且能减少患者病情早期复发及治疗失败的几率，减少患者的住院时间。临床上推荐剂量为：泼尼松40mg/d，疗程以5天为宜。

3. 抗生素 老年患者如出现以下症状时有必要使用抗生素治疗：

（1）困难增加、痰量增多，脓痰增多。

（2）脓痰增多，且伴有一项其他的主要症状。

（3）需要机械通气者。

痰微生物学培养和药敏试验是选用敏感抗生素的依据。

4. 呼吸兴奋剂 呼吸兴奋剂在国内应用比较普遍，但现有证据不支持使用这类药物。

5. 祛痰药 沐舒坦、痰热清等祛痰药物能稀释痰液，有利于老年病人咳嗽排痰。

6. 其他辅助治疗 根据患者病情适当的选用。包括维持患者的体液平衡（特别是对于使用利尿剂的患者）；治疗相关的并发症；注意保持患者的营养需要；有需要时使用抗凝剂。

（二）控制性氧疗

控制性氧疗是指限制吸入氧流量，使吸入氧浓度（FiO_2）低于33%。控制性氧疗通过调整供氧浓度来改善低氧血症，血氧浓度宜保持在88%～92%。

（三）机械通气

1. 无创正压通气 无创正压通气(non-invasive positive

pressure ventilation，NIPPV）可以降低 AECOPD 的死亡率，减少气管插管和治疗失败的概率，降低住院时间。临床上已广泛应用无创正压通气治疗 AECOPD 患者。

2. 有创机械通气　当患者不能耐受 NIPPV 或 NIPPV 治疗失败，存在威胁生命的低氧血症或严重高碳酸血症（$PaCO_2 > 60mmHg$）等情况时应考虑气管插管进行有创机械通气。

（四）支气管－肺物理治疗

有系统评价分析显示所有支气管-肺物理治疗（包括体位引流、胸部叩诊、振动、主动及被动吸痰设备等）均无效，不能改善肺功能，甚至可能有害。

【稳定期的治疗】

（一）药物治疗

GOLD 对 COPD 的管理目标是减轻患者的症状，积极减少急性发作的次数和严重程度，努力改善患者的健康状态及运动耐量。患者的具体治疗方案应该个体化，选择药物时应注意当地药物供应情况和患者的反应。

1. 支气管舒张剂

（1）选择支气管舒张剂时，根据对患者治疗的效果及副作用的研究，现主张首选吸入支气管舒张制剂，而不是口服制剂。因为吸入型的支气管扩张剂使用方便，显效快，可以明显改善大多数患者的气短、喘息等症状，提高患者的生活质量，减少 COPD 急性发作的次数。

（2）在根据支气管舒张剂的作用时间选择剂型时，研究表明，长效吸入支气管舒张剂不仅使用方便，且与短效支气管舒张剂相比，其在持续缓解患者症状上的作用更加明显；长效吸入支气管舒张剂还可以减少患者急性的发作以及与此相关的住院次数，改善其症状和健康状况。同时，治疗时与需要增加某一种支气管舒张剂的剂量相比，更主张联合使用不同的支气管舒张剂，以提高药物疗效和减少相应的副作用。

（3）因为茶碱类药物相对较低的疗效以及越来越多的副作用证据，治疗时已不建议选用该类药物，仅在无其他的支气管舒张剂，或者患者负担其他支气管舒张剂长期治疗有困难时使用。

2. 糖皮质激素　选用糖皮质激素治疗COPD时，推荐使用吸入制剂，而不主张长期口服糖皮质激素维持治疗。

吸入糖皮质激素（inhaled corticosteroids, ICS）治疗可减少COPD急性加重的次数。特别是对于FEV_1小于60%预计值的COPD患者，规律的使用吸入糖皮质激素不仅可以改善患者症状、提高其肺功能和生活质量，并且可以减少患者急性发作的频次。要注意不宜长期单药使用吸入糖皮质激素维持治疗，因为可能会使患者发生肺炎的风险增加。

3. 抗生素　对于非感染性急性加重和其他细菌感染的情况下不推。

（二）长程氧疗

长程氧疗（long term oxygen therapy, LTOT）指吸氧时间＞15小时/天。研究表明，特别是对于严重的具有静息状态下低氧血症的患者，长期氧疗可以明显提高患者的生存率。长期氧疗的适应证如下：

（1）PaO_2在7.3kPa（55mmHg）和8.0kPa（60mmHg）之间，或者SaO_2 88%，但合并有肺动脉高压、提示有红细胞增多症（血细胞比容＞55%）或有充血性心力衰竭的外周水肿的证据。

（2）$PaO_2 \leqslant 7.3kPa$（55mmHg）或者 $SaO_2 \leqslant 88\%$，伴有或者不伴有在 3 周时间内至少发生两次高碳酸血症的患者。

（三）流感疫苗

流感疫苗可以减少或预防 COPD 患者出现严重疾病或死亡的几率。流感疫苗分活疫苗和死疫苗，对于 COPD 患者，推荐使用的是减毒活疫苗，建议每年接种一次。据研究报道，对于年龄＞65 岁，或者年龄＜65 岁但是 FEV_1＜40% 预计值的 COPD 患者，注射肺炎链球菌多聚糖疫苗可能减少社区获得性肺炎的发生率。

（四）外科手术

肺大泡切除术、肺减容手术（LVRS）、肺移植可改善患者肺功能，提高患者生活质量。

【COPD 的预防措施】

（一）戒烟

吸烟是 COPD 最重要的危险因素。因此医务人员应督促患者戒烟。戒烟时专业的医务工作者对患者进行教育和监督可以明显提高患者的主动戒烟率。即使短时间的戒烟咨询（3min）也可使患者的戒烟率达到 5%～10%。临床常用的有：尼古丁替代疗法（含有尼古丁的口香糖、鼻喷雾剂、吸入剂、透皮贴、舌下含片或锭剂等）或者采用伐尼克兰，安非他酮或去甲替林的药物治疗均可以有效地提高患者的长期戒烟率。

（二）避免吸入烟雾

与政府合作，向群众反复宣传吸烟的危害，让全社会一起来建设无烟学校、无烟医院、无烟公共场所，创造身边的无烟工作环境，特别要求 COPD 患者不在家中吸烟。

（三）减少职业暴露

着重强调初级预防的重要性，可以通过消除或减少工作环境中多种有害物质的暴露来实现初级预防。次级预防也是同样重要，通过检测和早期发现能够得以实现。

（四）减少室内外空气污染

要求患者在通风不良的地方，尽量采取措施以降低或者避免，因为烹饪或取暖而燃烧生物燃料所造成的室内空气污染；室外空气污染，则建议患者根据发布的空气质量结果，在污染严重时减少在外活动，尽量待在室内。

（五）坚持体育活动

规律的体育锻炼可以使 COPD 患者改善运动耐量，减轻其呼吸困难症状以及疲劳感。有研究报道，一次有效的康复活动计划至少应该持续 6 周以上，而且持续的时间越长其改善症状的效果越明显。因此，应鼓励患者保持适当的体育活动。

【主要护理问题】

（1）气体交换受损：与呼吸道阻塞引起通气和换气功能障碍有关。

（2）清理呼吸道无效：与呼吸道炎症、阻塞，痰液过多而黏稠有关。

（3）营养失调——低于机体需要量：与呼吸困难、食欲差等因素有关。

（4）焦虑：与疾病危重迁延、生活自理能力下降、经济状况等有关。

（5）活动无耐力：与疲乏、呼吸困难、氧气供给予消耗失衡等有关。

（6）睡眠型态紊乱：与呼吸困难、不能平卧、环境刺激有关。

（7）潜在并发症：肺性脑病、心律失常、休克、消化道出血。

【护理目标】

（1）保持呼吸道通畅，能有效咳嗽排痰。

（2）营养状况得到改善或维持。

（3）情绪稳定，积极配合治疗，能采取有效措施完成必要活动。

（4）睡眠状况改善。

（5）活动能力改善，生活质量提高。

（6）未发生相关并发症，或并发症发生后能得到及时治疗与处理。

【护理措施】

（一）保持呼吸道通畅（表 7-15）

表 7-15　保持呼吸道通畅

项目	内　容
咳嗽	每 2～4 小时进行数次深呼吸，爆发性咳嗽
雾化	雾化吸入生理盐水、沐舒坦、爱全乐、普米克令舒等
拍背	促进排痰
负压吸引	电振动排痰机叩击胸背部或拍背

项目	内　容
病情观察	负压吸引排痰，动作轻柔，每次吸痰时间不超过 15s 痰的颜色、性质和量，咳嗽情况

（二）一般护理（表 7-16）

表 7-16　一般护理

项目	内　容
睡眠	Ⅱ型呼衰患者建议维持 SaO_2 90%～93% 纠正患者缺氧，改善呼吸困难 予睡眠卫生指导，养成良好的睡眠习惯 提供心理和经济支持，消除焦虑情绪 合理使用安眠药改善睡眠
饮食	适量碳水化合物饮食 高纤维素、易消化饮食，防便秘、腹胀 少食多餐，减少用餐时的疲劳 进食前后漱口，保持口腔清洁，促进食欲 根据水肿程度，限制钠盐摄入 张口呼吸、痰液黏稠者，补充足够水分
心理	陪伴病人身边，倾听病人的诉说 安慰病人使病人保持情绪稳定 协助病人了解疾病过程，减轻心理焦虑 共同制订康复计划，增强战胜疾病的信心
皮肤	根据病情变化随时评估患者皮肤情况 使用预防压疮气垫床 定时变换体位 保持大小便失禁患者皮肤清洁干燥 加强营养
活动	评估老年病人生活自理能力、活动量 以量力而行、循序渐进为原则 定时改变体位、拍背 鼓励有效咳嗽咳痰，保持呼吸道畅通

（三）安全用药的护理（表7-17）

表7-17 安全用药护理

药物	作用	副作用	护理
头孢菌素	抗感染	致出血	观察有无出血不良反应
喹诺酮类	抗感染	精神紊乱	观察有无失眠、精神错乱、眩晕及焦虑
利尿药	利尿	水、电解质紊乱	监测血电解质浓度
		夜尿增多	上午用药，睡前不饮水
氨茶碱	解痉	氨茶碱中毒	观察有无烦躁、呕吐、心律不齐
			从小剂量开始用，避免静脉输液速度过快
			避免静脉用药浓度太高
可待因	中枢镇咳	窒息	痰多时禁用，观察咳嗽、咳痰的情况
糖皮质激素	改善肺功能	致血糖升高	避免长期大量口服
		血压升高	定期监测血糖、血压
		骨质疏松	吸药后用清水反复漱口
		口咽部念珠菌感染	用制霉菌素溶液漱口

（四）无创正压通气（NIPPV）的护理

1. 无创正压通气的适应指针 ①疾病的诊断和病情有可逆性；②有辅助通气的指标：如中重度呼吸困难，患者呼吸急促，COPD患者呼吸频率≥25次/min，充血性心力衰竭患者则≥30次/min；③患者需动用辅助呼吸肌或者胸腹矛盾运动；④血气异常，pH＜7.35，$PaCO_2$＞45mmHg；⑤排除有用NPPV的禁忌证。

因此，NIPPV广泛应用于以下各类不同的疾病：

COPD 急性加重期；稳定期 COPD；心源性水肿；NIPPV 辅助撤机；辅助支气管镜检查；手术后呼吸衰竭；肺炎；急性呼吸窘迫综合征；免疫功能受损合并呼吸衰竭；支气管哮喘急性发作；胸部创伤；以及其他如：睡眠呼吸暂停综合征等。

2. 无创正压通气的禁忌 ①心跳呼吸停止；②自主呼吸微弱或昏迷；③短期内行过气道或食管手术；④判断患者误吸的可能性很高时；⑤面部有创伤 / 术后 / 畸形；⑥合并有其他脏器功能衰竭（消化道大出血、或穿孔或严重的脑部疾病等）；⑦患者不合作。

3. 一般护理（表 7-18）

表 7-18　无创正压通气的一般护理内容

项目	护理内容
用前准备	解释无创通气治疗的方法、目的和作用
	争取老年病人的理解和配合
	根据病人的病情和脸型选择合适的面罩
	认真调试无创呼吸机
观察疗效	呼吸困难症状是否缓解
	氧饱和度及血气分析指标是否改善
	呼吸频率和心率是否减慢
	辅助呼吸肌功用减少或消失
	行无创通气 2 小时通气无改善
	不耐受面罩
停机时机	出现呕吐、消化道出血
	气道分泌物多引流困难
	出现低血压、严重心律失常
机器维护	7 ~ 10 天更换一次管道
	每周一次清洁消毒湿化罐
	每天更换湿化液
	及时倾倒接水杯里的冷凝水
	定期清洁维护呼吸机

4. 呼吸机报警的识别和排除（表 7-19）

表 7-19 报警的识别和排除

报警提示	报警原因	处理方法
高压报警	呼吸机管道折叠、堵塞	畅通管道，必要时更换管道
	病人剧烈咳嗽	密切观察无需特别处理
	报警参数设置不当	重新设置报警参数
	病人烦躁、不耐受面罩	给予安慰，必要时暂停治疗
低压报警	面罩漏气	选择合适面罩，调节面罩松紧
	管道破损	更换管道
	接水杯未拧紧	拧紧接水杯
	湿化罐漏气	保持湿化罐密闭
	传感线脱离	紧密连接传感线
氧源报警	未连接氧源	紧密连接氧源
	氧源连接错误	正确连接氧源
	氧源压力低	联系中心供氧，保证氧气供给
电源报警	停电	立即取下面罩改为吸氧
	电源插座已坏	更换电源插座
	未接电源	正确连接电源
呼吸机不送气	传感线堵塞	更换传感线
	未启动工作模式	开启工作模式

5. 无创通气的并发症及护理（表 7-20）

表 7-20 无创通气的并发症及护理

并发症	护理
胃肠胀气	尽量使用鼻罩，通气时取半卧位
	适当降低 IPAP 参数
	间歇使用呼吸机
	避免摄入碳酸饮料
	必要时行胃肠减压
	给予促进胃肠蠕动的药物如多潘立酮等

并发症	护理
面部皮肤破损	选用材料柔软的面罩
	避免松紧带过紧
	间歇使用呼吸机
	鼻翼两侧加用小软垫
口腔、鼻腔干燥	保证湿化器正常工作，湿化温度调整到 32～35℃
	及时添加湿化水
焦虑、抑郁	做好心理护理
	必要时遵医嘱使用抗焦虑药物
治疗依从性差	鼓励病人坚持无创通气治疗
	积极排除呼吸机故障
	避免不良反应出现，增加病人舒适感

（五）氧疗的护理

根据 COPD 的病情选择正确的氧疗是缓解病人呼吸困难的有效措施。AECOPD 老年人应予控制性氧疗，稳定期患者则予长期氧疗。由于老年 COPD 患者活动无耐力，生活自理能力降低和疾病相关知识缺乏，氧疗的依从性受到较大影响。为确保氧疗效果，要经常检查指导老年病人坚持进行正确氧疗。氧疗病人的湿化水应每天更换，湿化瓶和氧气管每周更换，要特别向病人及家属或陪护指导安全用氧的注意事项。密切观察病人的 SaO_2 变化，Ⅱ型呼衰患者建议维持 SaO_2 90%～93%，因为氧饱和度过高可能导致二氧化碳潴留而出现困倦甚至肺性脑病。

（六）密切观察病情，及时预防、发现并发症

1. 病情观察 观察患者的生命体征，特别是体温以及呼吸的变化，注意呼吸的频率、节律和幅度；观察患

者咳嗽，咳痰的情况，特别是痰液的颜色，性状和量；定期对患者进行动脉血气分析的检测，以监测水、电解质及酸碱平衡的变化。

2. 合理用氧　一般持续低流量、低浓度给氧，氧流量 $1 \sim 2$ L/min，浓度在 $25\% \sim 29\%$。防止高浓度吸氧抑制呼吸，加重肺性脑病。

3. 用药护理　遵医嘱应用肺脑合剂，观察药物疗效。注意保持气道通畅，如发现药物过量引起心悸、呕吐、震颤，甚至惊厥，应立即通知医生予对症治疗。

（七）并发症的护理

1. 肺性脑病的护理　COPD 急性发作时，要密切观察呼吸困难及发绀程度，缺氧和 CO_2 潴留急剧变化时，可引起失眠、精神错乱、狂躁或表情淡漠、神志恍惚、嗜睡、昏迷等肺性脑病的表现，应及时报告医生并协助抢救。嘱患者绝对卧床休息，呼吸困难时取半卧位；协助医生定期检测患者动脉血气分析；予以持续低浓度、低流量吸氧（$1 \sim 2$L/min）；对表现狂躁不安的患者，给予床档保护或约束肢体，加强安全保护的措施，必要时专人护理。

2. 自发性气胸　如果患者出现胸痛、咳嗽或呼吸困难加重，提示自发性气胸的可能，应及时通知医生，积极准备胸腔穿刺术及胸腔闭式引流术相关的用物和药品，并配合医生进行处理；观察患者呼吸、脉搏，面色以及血压的变化，术后应观察患者伤口有无渗血，漏气或有无皮下气肿、胸痛发生。

（八）稳定期 COPD 患者的出院宣教

老年 AECOPD 患者急性期控制后，为了避免发生院内感染，要及时动员病人出院。此时要对病人进行健康宣教，提高患者对 COPD 的认识和自身处理疾病的能力，积极配合治疗避免病情反复。

1. 健康宣教的内容

（1）使病人了解 COPD 的相关知识。

（2）督促病人戒烟。

（3）教会病人正确使用吸入装置，及时补充药物。

（4）指导病人进行呼吸康复训练如缩唇式呼吸和腹式呼吸锻炼。

（5）坚持长程氧疗。

（6）营养支持。

（7）知道何时到医院就诊：发热、突发静息时呼吸困难、院外治疗无效、出现新发症状如发绀、水肿等应立即就诊。

2. 健康宣教的注意事项　因为老龄化和疾病原因，老年 COPD 患者听力下降、记忆力衰退、理解能力差，在为他们进行健康宣教时要做到个体化、人性化。所以要特别注意：

（1）耐心、仔细、反复宣教；语言通俗易懂。

（2）耐心示范吸入治疗方法直到病人掌握。

（3）服药的种类、时间及用药目的写在纸片上，避免遗忘。

（4）定期随访，不断强化。

【特别关注】

（1）保持呼吸道通畅的护理措施；

（2）无创正压通气的护理；

（3）稳定期 COPD 患者的健康宣教内容和注意事项。

【前沿进展】

AECOPD 急性加重的预防

由于 AECOPD 对患者危害大，经济损失巨大，如何减少 AECOPD 急性加重频率是医生越来越关心的问题。近年来这方面的研究进展主要有两方面。第一，每年流感疫苗和多价肺炎球菌菌苗接种，这样的免疫治疗被广泛推荐应用于 COPD 患者。第二，稳定期的持续治疗非常重要，研究发现，稳定期吸入长效 β_2 受体激动剂、长效 M 受体阻断剂或糖皮质激素联合长效 β_2 受体激动剂吸入治疗可以减少 COPD 患者急性发病次数，具体原因尚不确定，可能与这些药物可以修复损伤黏膜减少细菌生长有关。

【知识拓展】

吸入治疗的使用方法

（1）吸入装置：主要分为两大类，定量吸入器和干粉吸入器；

（2）吸入药物注意事项

1）定期清洁吸入装置：定期（每星期一次）用干纸巾擦拭吸嘴的外部。不能用水或液体擦洗吸嘴外部。药物要用完时及时补充，以免用药中断。

2）吸入药物后要充分漱口：吸入的药物不能完全吸到肺里，其中大部分留在口腔和咽喉部。如果药物吞咽下去，会通过胃肠道吸收入血至全身，长期积累会导致副作用；留在口腔和咽部的激素类药物，引起咽部肿痛、声音嘶哑；如继发真菌感染，可发生鹅口疮等口腔疾病。所以，无论使用哪种吸入器，吸入药物后均应充分漱口，然后将漱口水吐掉。

（张雪梅　高浪丽　谢冬梅）

第七节 老年高血压病与护理

【概述】

高血压病是指在静息状态下动脉收缩压和(或)舒张压增高(≥ 140/90mmHg),常伴有脂肪和糖代谢紊乱及心、脑、肾和视网膜等器官功能性或器质性改变,以器官重塑为特征的全身性疾病。老年高血压是指年龄大于60岁的老年人,休息5分钟以上,在未使用抗高血压药物的情况下,3次以上非同日测得的血压≥ 140/90mmHg。

目前我国约有2.6亿高血压患者,每10个成年人中有2例患高血压,我国60岁以上居民高血压患病率为66.9%,东部高于西部。老年高血压病死率13%(中青年仅6.9%),从死因来看,西方国家以心衰占首位,脑卒中和肾衰次之,我国以脑卒中最多,其次是心衰和肾衰。

【病因】

1. 遗传因素 约60%高血压患者有高血压家族史。与无高血压家族史比较,双亲一方有高血压者的患病率高1.5倍,双亲都有高血压病者则达到2 ~ 3倍。

2. 职业和环境因素 脑力劳动者的高血压患病率超过体力劳动者,城市发病率高于农村,从事精神紧张度高的、生活压力过大、长期受环境噪声和不良视觉刺激者发生高血压的可能性较大。

3. 饮食习惯 我国钠盐摄入量过高,约高出WHO推荐标准的1倍。食盐摄入量与高血压的发生和血压水平呈明显正相关,长期钙镁钾摄入不足也会导致血压升高。过量饮酒量与血压之间存在剂量-反应的关系。

4. 年龄 男性55岁以上和女性65岁以上是高血压

的高危人群。

5. 吸烟 吸烟可加速动脉粥样硬化，引起血压升高。

6. 其他因素

（1）肥胖是血压升高的重要危险因素：血压与 BMI 呈显著正相关。腹型肥胖者容易发生高血压。体重指数 BMI $\geqslant$ 24kg/m^2 者发生高血压的风险是体重正常者的 3～4 倍。

（2）阻塞性睡眠呼吸暂停综合征的患者 50% 有高血压，血压升高的高度与其病程有关。

【诊断要点】

（一）临床表现

大多数患者病情发展慢，病程长，无明显自觉症状。

（1）一般常见症状有头痛、头晕、耳鸣、心悸等。

（2）约 1% 可发展为急进型高血压，即舒张压持续 $\geqslant$ 130mmHg，出现严重的心、脑、肾损害，发生脑血管意外、视物质模糊、眼底出血、渗出和视乳头水肿，常死于肾功能衰竭、脑卒中或心力衰竭。

（二）老年高血压的特点

（1）单纯收缩期高血压占老年高血压人群的 60% 以上，随增龄其发生率增加，同时脑卒中的发生率升高；

（2）老年人脉压与总病死率和心血管事件呈正相关；

（3）血压波动大，表现为清晨高血压增多、高血压合并直立性低血压和餐后低血压患者增多；

（4）常见血压波动大，不仅昼夜有波动，而且一年四季都有波动，有冬季增高，夏季降低的趋势；

（5）假性高血压发生率高；

（6）并发症多且重。

（三）常见检查

① 24 小时动态血压监测；②实验室检查：包括血常规、尿常规、肾功能、血糖、血脂、血尿酸等；③超声心动图；④眼底检查；⑤心电图；⑥胸部 X 线检查；⑦颈动脉内膜中层厚度（IMT）。

（四）高血压控制的目标值

对于绝大多数高血压患者，血压目标值小于 140/90mmHg，对于老年人，目前各指南推荐不一，一般而言，75 岁以上高血压患者应低于 150/90mmHg。

【治疗】

（一）一般治疗

①低盐低脂饮食，补充钙和钾盐；②有氧运动；③戒烟限酒；④减轻体重；⑤充足的睡眠；⑥保持心理平衡。

（二）药物治疗

按时服药，小剂量联合用药（表 7-21）。

表 7-21 老年人高血压的常用药物

类型	常用药物
利尿剂	有噻嗪类、袢利尿剂和保钾利尿剂三类，如氢氯噻嗪、速尿等
β受体阻滞剂	美托洛尔、阿替洛尔
钙离子拮抗剂	非洛地平、氨氯地平
血管紧张素转换酶抑制剂	卡托普利、依那普利、培哚普利
血管紧张素阻滞剂	氯沙坦、替米沙坦
固定复方制剂	海捷亚、安博维、复方降压片、复方罗布麻片

【主要护理问题】

（1）舒适的改变——头痛：与血压升高有关。

（2）活动无耐力：与并发心力衰竭相关。

（3）焦虑：与对疾病预后担心相关。

（4）相关知识缺乏：与对疾病不了解相关。

（5）有跌倒的危险：与直立性低血压相关。

（6）潜在的并发症：心力衰竭、脑血管意外、肾功能衰竭。

【护理目标】

（1）主诉疼痛消除或减轻，能运用有效的方法消除或减轻疼痛。

（2）活动耐力提高。

（3）能说出引起焦虑的原因，应付方法及患者焦虑减轻。

（4）患者高血压相关知识增加。

（5）能有效避免发生跌倒。

（6）减少并发症的发生。

【护理措施】

（一）心理护理

（1）观察，同情病人的感受，和病人一起分析其产生焦虑的原因及表现，并对其焦虑程度做出评价。

（2）理解病人，了解病人的思想，耐心倾听病人的诉说，对病人提出的问题要给予明确的答复，建立良好的护患关系，提供安静、舒适、整洁、无不良刺激的环境。

（3）向病人说明焦虑对身心健康和人际关系可能产生不良影响，限制病员与其他具有焦虑情绪的患者及亲友接触，培养病员对自然环境和社会的良好适应能力，避免情绪激动及焦虑、过度紧张，遇事要沉着、冷静。

（4）对病人的合作与进步及时给予鼓励和肯定。

（二）健康教育（表 7-22）

表 7-22　老年高血压病人健康教育

项目	内　容
科学饮食	四要：低盐低脂、低胆固醇、高纤维素和维生素的食物、多食含钙丰富的食品。如芋类、绿色蔬菜、新鲜水果、马铃薯、海鱼、牛肉、猪瘦肉、蛋、豆制品、低脂奶制品、蘑菇、木耳等，每顿六分饱即可，烹调时，选用植物油，少吃动物内脏，食盐应 3～5g/d，每日摄入的食盐从 9g 降至 6g，可使脑卒中发病率下降 22%，冠心病发病率下降 16%。高血压患者每日蛋白质的量为每公斤体重 1g 为宜，每周吃 2～3 次鱼类蛋白质，如高血压合并肾功能不全时，应限制蛋白质的摄入
	四忌：忌含糖的饮料、咖啡、浓茶及刺激性食物，少吃葡萄糖、果糖及蔗糖，这类糖属于单糖，易引起血脂升高。忌高热量食品、忌含有较多钠盐的食物、忌暴饮暴食
戒烟限酒	烟草中含有 2000 多种有害物质，不仅使血压升高，还增加冠心病、脑卒中、猝死和外周血管病发生的风险，被动吸烟同样有害。高血压患者中 5%～10% 是由过量饮酒引起的，重度饮酒者脑卒中死亡率比不经常饮酒者高 3 倍，每天饮用少量的红葡萄酒，如一天一杯可使血压降低
适量运动	建议慢跑、步行、太极拳、气功等锻炼，每周 3～5 次，每次 30～60min，活动能力应当根据患者个体化情况，循序渐进，对于年老或体弱的患者，应当相应推后活动进度，散步已经足够，慢跑适用于年轻人，跑的时候精神要放松，地面要平坦，鞋子要宽松，两手紧握拳，身体自然放松，跑步的时候呼吸也不能太急促。运动时注意环境气候，夏季：避免中午艳阳高照的时间；冬季：要保暖，防中风。运动时勿空腹，应在饭后 2 小时。如有不适，立即停止运动

续表

项目	内　容
适量运动	一级高血压患者可正常工作，适当地参加体力劳动，避免过度劳累
	二级患者应增加休息时间，保证充分的睡眠
	三级高血压合并心力衰竭等并发症者，绝对卧床休息，最好采取左侧卧位
健康宣教	让其了解疾病发作的原因及诱发因素，控制高血压的重要性，照护知识与技能，为家属提供情感支持，缓解压力
	指导病员掌握高血压诱因的预防知识
	做好出院前的康复指导，讲解高血压用药的目的、剂量、副作用、注意事项等，说明擅自加大药量和停药的危害性，高血压的治疗归根结底是落实在患者本人，患者必须严格执行医生制定的治疗方案，加强病人自我管理、服药的依从性，且医患充分沟通，密切配合也是至关重要的
	病员可自备血压计及学会自测血压，不要过频，会导致精神紧张，如血压相对稳定，可1～2周测量一次，测不同时间段4次血压（晨起未服药前、上午10点、下午16点、睡前20：00～21：00）。记录测量日期、时间、地点和活动情况
	在服药时应于座位或卧位时服，服药后半小时内禁突然变换体位，尤其站立，注意防止直立性低血压，即使需要改变体位也需缓慢进行以免发生意外
	不需要严格禁止性生活，但若有头晕，心悸、胸闷等不适，应停止性生活，并及时就医
	高血压病人也可以经常通过按摩来缓解，如梳头、按揉风池、太阳及耳穴，抹额及内关、神门、合谷、足三里
	防止便秘，必要时给予润滑剂或轻泻剂
	养成早睡早起的习惯，保证睡眠质量
	饱餐后、饥饿时不宜洗澡，水温适宜，时间不超过20min
保持心情舒畅	教会病人正确对待生活中的不良事件，增强自我的控制能力，遇压力善于向人倾诉，养成良好的心理素质，按时就医

（三）高血压急症病情观察及护理（表 7-23）

表 7-23　高血压急症的观察与护理

高血压急症	临床表现	护理
急性左心衰竭	气紧心悸、口唇发绀、端坐呼吸、咯粉红泡沫样痰	嘱病人双腿下垂，采取坐位，予吸氧，并迅速通知医生
脑血管意外	呕吐、头痛、意识障碍、肢体瘫痪	观察生命体征、神志的变化，记录头痛的性质、程度、时间、发作规律、伴随症状及诱发因素 出现呕吐，应让病人平卧，头偏向一侧，以免剧烈呕吐时将呕吐物吸入气道
高血压脑病	血压突然升高，常伴有恶心、呕吐、剧烈头痛、尿频,	安慰病人别紧张，卧床休息，上床档，监测血压，遵医嘱给予降压药、利尿剂、镇静剂，观察并记录用药后的效果
心绞痛	疼痛延伸至颈部、左肩背或上肢，面色苍白、出冷汗	嘱病人安静休息，服一片硝酸甘油并吸入氧气

（四）用药护理

药物分类及不良反应见表 7-24。

表 7-24　高血压药物的不良反应及服药指导

药名	药物不良反应	服药指导
利尿剂	乏力、发生低血钾症和影响血糖、血脂、血尿酸代谢	推荐使用小剂量，每天使用不超过25mg，无尿及对磺胺过敏者禁用本类药物，密切观察水电解质平衡，低钾血症

续表

药名	药物不良反应	服药指导
钙通道阻滞剂	心率增快、面部潮红、头痛、下肢水肿等	对老年患者有较好的降压疗效，可用于合并糖尿病、冠心病或外周血管病患者，长期治疗还具有抗动脉粥样硬化作用；不能嚼服；服药过程中监测血压，观察有无不良反应
血管紧张素转换酶抑制剂	刺激性咳嗽和血管性水肿、皮疹、心悸	限制钠盐摄入或联合使用利尿剂可使疗效增强
		随访检查白细胞计数及分类计数，最初3个月每2周一次，此后定期检查，有感染迹象时随即检查；尿蛋白检查每月一次
		老年人应用本品须酌减剂量，严重肾功能衰竭或双侧肾动脉狭窄禁用
血管紧张素受体拮抗剂	血管性水肿、皮疹、心悸	同血管紧张素转换酶抑制剂的指导
β受体阻滞剂	对心肌收缩力、窦性心律有抑制作用，疲乏、眩晕	心率＜45次/min、心源性休克、急性心力衰竭等禁用
		不能嚼服，服用时至少半杯温开水送服
		观察有无头疼、头晕、心动过缓等
		长期使用本品时如欲中断治疗，须逐渐减少剂量
		老年患者用量与年轻人等同

【特别关注】

（1）高血压病人的健康宣教；

（2）高血压病人的用药护理。

【知识拓展】

2014年美国成人高血压治疗指南（JNC8）要点

（1）对年龄＜60岁的一般患者，当收缩压≥140mmHg或舒张压≥90mmHg时考虑采取降压药物治疗。目标血压为＜140/90mmHg，舒张压限值要基于高度可靠证据获得。

（2）对年龄≥60岁的一般患者，当收缩压≥150mmHg或舒张压≥90mmHg时开始采取降压药物治疗。目标血压为＜150/90mmHg。

（3）对有糖尿病或慢性肾病的患者，启动药物治疗的血压阈值为140/90mmHg。目标血压为＜140/90mmHg。

（4）对非黑人患者，起始降压药物应包括噻嗪类利尿剂、钙通道阻滞剂（CCBs）、血管紧张素转换酶抑制剂（ACEI）和血管紧张素受体拮抗剂（ARBs）。

（5）对黑人患者初始降压治疗药物应包括噻嗪类利尿剂或CCBs。

（6）有慢性肾病的患者一般需要接受ACEI和ARBs治疗。

（7）如果患者需要进一步治疗，可根据个体情况将初始药物剂量逐渐加大至最大剂量，或联合其他药物并可使用最大剂量。

（郑　萍　杨婉玲）

第八节　老年冠心病与护理

冠心病是冠状动脉性心脏病（coronary heart disease）的简称，是指冠状动脉粥样硬化使血管腔狭窄或阻塞，和（或）因冠状动脉功能性改变（痉挛）导致心肌缺血缺氧或坏死而引起的心脏病。其患病率随年龄的增长而增多，70岁以上的老年人几乎都患有不同程度的冠心病，但有症状者仅有 10% ～ 20%。本病多见于糖尿病、体重超重者；有吸烟、家族史、A 型性格等易患本病；老年冠心病患者较其他冠心病患者发生急性冠脉综合征的危险性相对较大。WHO 将冠心病分为无症状性心肌缺血、心绞痛、心肌梗死、缺血性心肌病、猝死五型，其中以心绞痛、心肌梗死最多见。

老年冠心病患者的临床特点为：①病史长、病变累及多支血管，常有陈旧性心肌梗死，且可伴有不同程度的心功能不全。②可表现为慢性稳定性心绞痛，也可以急性冠脉综合征（包括不稳定性心绞痛、急性心肌梗死及冠心病猝死）为首发症状。③常伴有高血压、糖尿病、阻塞性肺气肿等慢性疾病。④多存在器官功能退行性病变，如心脏瓣膜退行性变、心功能减退等。故老年冠心病患者较其他冠心病患者发生急性冠脉综合征的危险性相对较大。

老年心绞痛患者的护理

【概述】

心绞痛（angina）是一种由于冠状动脉供血不足，导致心肌急剧的、暂时的缺血缺氧，以发作性胸痛或胸部不适为主要表现的临床综合征。

【病因及诱因】

冠状动脉疾病是其主要发病原因，动脉痉挛、主动脉瓣异常、严重的贫血等也是常见原因。

老年人心绞痛的发病诱因包括劳累、激动或精神过度紧张、寒冷的刺激、不良的饮食习惯，进食过饱、用力排便、急性循环衰竭。有时候发作时并无明显诱因。

【诊断要点】

（一）临床表现

1. 典型心绞痛　发生在胸骨中下段难以忍受的憋闷感、压迫感或紧缩感，持续 3～5 分钟，常向左臂及左手指放射，较少见的情况下疼痛向右肩放射。疼痛可以在上述一个或多个部位发生。近年来以胸痛就诊的病人也日益增多。

2. 老年人心绞痛　以不稳定型心绞痛为多见，症状多不典型。疼痛部位可以在牙部与上腹部之间的任何部位。由于痛觉减退，其疼痛程度往往较轻，而气促、疲倦、喉部发紧、左上肢酸胀、胸骨后烧灼感等疼痛以外的症状表现较多。

（二）辅助检查

1. 心电图　心绞痛发作时，可出现 ST 段压低、T 波低平或倒置；变异性心绞痛 ST 段抬高。

2. 运动负荷试验心电图　若出现 ST 段水平型或下斜型压低＞ 0.1mV，持续 0.08s 为阳性。动态心电图可提高检出率。

3. 冠状动脉造影　本检查具有确诊价值，管腔面积缩小达到 70%～75% 甚至以上会严重影响血供，管腔面积缩小 50%～70% 有一定意义。

【治疗】

（一）稳定型心绞痛

治疗目的是防止或减轻心肌缺血缓解症状。

1. 发作时治疗

（1）休息：疼痛发作时应立即停止活动或卧床休息。

（2）药物治疗：常用硝酸甘油或硝酸异山梨醇酯。

2. 缓解期治疗

（1）药物治疗：常用β受体阻滞剂、硝酸酯类、钙离子拮抗剂、抗血小板药物及调整血脂药物。

（2）经皮冠状：动脉成形术或支架植入术。

（3）冠状动脉搭桥术。

（4）运动锻炼治疗。

（二）不稳定型心绞痛

通常不稳定型心绞痛患者应入院治疗。

1. 一般处理

（1）休息。

（2）给予心电监护，密切监测患者生命体征，观察病情变化，及时给予处理。

（3）吸氧。

2. 止痛

（1）硝酸甘油、硝酸异山梨醇酯：患者可舌下含化硝酸甘油片 0.5mg，服用时需注意宜取卧位。

（2）肌内注射吗啡或哌替啶，稳定患者情绪。

（3）钙离子拮抗剂等。

3. 抗凝

（1）肝素。

（2）阿司匹林。

4. 经皮冠状动脉介入治疗

5. 其他

（1）饮食控制。

（2）改变生活方式。

（3）β受体阻滞剂、硝酸酯类、钙离子拮抗剂、抗血小板药物及调整血脂药物、活血化瘀的中药治疗。

【主要护理问题】

（1）疼痛：与心肌缺血、缺氧有关。

（2）活动无耐力：与氧的供需失调有关。

（3）焦虑：与心前区疼痛及对预后的忧虑有关。

（4）知识缺乏：缺乏控制诱发因素及预防性药物应用知识有关。

（5）潜在并发症：急性心肌梗死。

【护理目标】

（1）患者疼痛缓解，活动耐力增加。

（2）患者情绪稳定，焦虑减轻。

（3）患者了解心绞痛的发生过程和诱因，能采取合适的自我护理方法，遵守保健措施，选择适当的活动方法，发作次数减少或不发作。

（4）无并发症发生。

【护理措施】

（一）防止诱因

（1）日常生活中根据老人的心功能状态合理安排活动，避免过度劳累。

（2）保持乐观、稳定的情绪。

（3）养成少食多餐的习惯。

（4）气候变化时注意防寒与保暖。

（5）戒烟。

（二）监测病情

（1）严密观察胸痛的特点及伴随症状，随时监测生命体征、心电图的变化，注意有无急性心肌梗死的可能。

（2）观察疼痛是否缓解，观察血压、心率、心律变化，有无面色改变、大汗、恶心呕吐等。

（3）监测心电图，及时了解病情变化，有无并发症如心肌梗死，一旦出现立即告知医生。

（三）活动与休息（表 7-25）

表 7-25　老年心绞痛患者的活动与休息的护理

条目	具体内容
急性期	心绞痛发作时立即停止活动，休息
	必要时吸氧 2 ~ 4L/min
	指导患者使用放松技术
缓解期	鼓励患者参加适当的体力劳动和体育锻炼，但避免重体力劳动、竞争性运动和屏气用力动作
	若活动时出现呼吸困难、胸痛、脉搏过快，应立即停止活动，安静休息，并给予积极的处理

（四）饮食护理（表 7-26）

表 7-26　老年心绞痛患者的饮食护理

条目	具体内容
3-5-7 饮食原则	3 高：高纤维、新鲜度、植物蛋白质
	5 低：低脂肪、低胆固醇、低盐、低糖及酒精
	7 分饱
适宜食物	植物性蛋白，如豆类、豆制品
	充足的膳食纤维素，如芹菜、大白菜等
	维生素和无机盐，新鲜蔬菜和水果
限制食物	限制脂肪和胆固醇较高的食物，如肥肉、煎炸食品、动物内脏等，胆固醇 < 200mg/d
	少盐和少饮酒，盐的摄入控制在 5g/d，饮酒量在 25g/d
注意事项	控制总能量摄入，少吃甜食和含糖饮料，保持理想体重
	避免刺激性食物，不饮浓茶和咖啡
	严禁暴饮暴食

（五）用药护理（表 7-27）

表 7-27　老年心绞痛患者的用药护理

药物	不良反应	护理
硝酸甘油或硝酸异山梨醇酯	颜面潮红、头胀痛、头部跳动感、心悸、血压下降	首次使用时宜平卧 舌下含化硝酸甘油若 3 ~ 5 分钟仍不缓解，及时告知医生 口服硝酸甘油前应先用水湿润口腔，再将药物嚼碎置于舌下 有条件的老人最好使用硝酸甘油喷雾剂 对于心绞痛发作频繁或含服硝酸甘油效果者，遵医嘱静脉滴注硝酸甘油，注意控制输入速度
钙通道阻滞剂	低血压	从小剂量开始使用 观察血压动态变化 指导患者口服缓释剂勿嚼碎
β 受体阻滞剂	心率慢、气促、心慌	对伴有慢性阻塞性肺疾病、心衰或心脏传导病变的老人用药应多观察，并按照医嘱逐渐减量、停药
阿司匹林或肝素	出血	注意观察有无牙龈或皮肤出血 观察患者各项血凝指标 必要时按照医嘱减量或停药
吗啡	呼吸抑制	观察呼吸频率节律，必要时换药

（六）有介入和手术治疗患者的护理

对有介入和手术治疗的患者，积极准备并配合实施介入或外科手术治疗。

（七）心理护理及健康教育（表7-28）

表7-28 老年心绞痛患者的心理护理及健康教育

条目	具体措施
心理护理	针对患者个性特点，了解发作原因，仔细观察目前的情绪状态，与患者讨论可能与心绞痛有关的危险因素，总结预防发作的方法
	逐渐改变急躁易怒的性格，保持平和的心态
	可采取放松技术或与他人交流的方式缓解精神压力
合理膳食	宜摄入低热量、低脂、低胆固醇、低盐饮食
	多食蔬菜、水果和粗纤维食物如芹菜、糙米等
	避免暴饮暴食，注意少量多餐
控制体重	在饮食治疗的基础上，结合运动治疗
适当运动	运动方式应以有氧运动为主
	注意运动的强度和时间因病情和个体差异而不同
	必要时需要在监测下进行
戒烟	指导吸烟的老人戒烟

（八）出院指导（表7-29）

表7-29 老年心绞痛患者的出院指导

条目	具体措施
用药指导	坚持遵医嘱服药，学会观察药物副作用
	出院后遵医嘱服药，不要擅自增减药量，自我检测药物的不良反应
	外出时随身携带硝酸甘油以备急需
	硝酸甘油应放在棕色瓶内存放于干燥处，药瓶开封后每6个月更换1次，以确保疗效
定期复查	告知患者应定期复查心电图、血糖、血脂等
避免诱发因素	应注意尽量避免过劳、情绪激动、饱餐、寒冷刺激等
沐浴安全	应在身体允许的情况下洗澡
	不宜在饱餐后或饥饿时洗澡
	水温要适宜，勿过冷过热
	时间不宜过长，一般不超过20分钟
	门不要上锁，以防发生意外

条目	具体措施
病情自我检测指导	教会患者及家属心绞痛发作时的缓解方法，胸痛发作时应立即停止活动或舌下含服硝酸甘油
	如服用硝酸甘油不缓解，或心绞痛发作比以往频繁，程度加重，疼痛时间延长，应立即到医院就诊，警惕心肌梗死的发生
	不典型心绞痛发作时可能表现为压痛、上腹痛等，为防止误诊，可先按心绞痛发作处理并及时就医

【特别关注】

（1）用药护理；

（2）健康教育。

老年急性心肌梗死患者的护理

【概述】

心肌梗死（acute myocardial infarction，AMI）是指因冠状动脉血供急剧减少或中断，使相应心肌严重而持久的缺血而导致心肌坏死，属于冠心病的严重类型。

大多数心肌梗死发生后仍能存活几天的患者有望完全恢复，但大约10%的患者仍然在1年内死亡，多数发生在最初3～4个月。存在心绞痛、室性心律失常和心力衰竭的老年患者危险性更高。老年人急性心肌梗死的胸痛不典型，容易发生心衰、肺水肿、室壁瘤、心室破裂、水电解质失衡及院内感染等并发症。老年AMI患者非Q波性心肌梗死（NQMI）较多，再梗及梗死后心绞痛发生率高。

【病因及诱因】

血栓是冠状动脉阻塞最常见的原因。老年人 AMI 的发病诱发因素较中青年有差异，缺乏体育锻炼及社交活动是老年人 AMI 的主要危险因素，老年人 AMI 常可在休息或睡眠过程中发生。

【诊断要点】

（一）临床表现

1. 典型表现 心绞痛持续时间延长，超过 30 分钟，患者大汗淋漓、面色苍白、躁动不安、濒死感，含硝酸甘油不能缓解。

2. 不典型表现 多数老年 AMI 的表现不典型，较少有心前区疼痛，尤其是伴有糖尿病的高龄老人可无胸痛，老人可表现为牙、肩、腹等部位的疼痛，而较多的则有气急、疲劳、衰弱、胸闷、恶心、头昏、休克、意识障碍等表现。

（二）辅助检查

（1）心电图。

（2）冠状动脉造影。

（3）血清心肌酶检查。

（4）放射性核素及心肌显像。

（5）超声心动图检查。

【治疗】

老年人 AMI 的治疗目标是挽救濒死的心肌，防止梗死扩大，保护和维持心脏功能，减少并发症的危害，使老人度过急性期后保持尽可能多有功能的心肌。

1. 一般治疗

（1）休息。

（2）吸氧。

（3）心电监护，立即给予阿司匹林片嚼服，并且维持治疗。

2. 止痛

（1）盐酸吗啡或盐酸哌替啶。

（2）磷酸可待因。

（3）硝酸甘油或硝酸异山梨醇酯等。

3. 心肌再灌注

（1）溶栓疗法：链激酶、尿激酶和组织纤维 蛋白溶酶原激活物。

（2）经皮冠状动脉成形术或支架植入术。

（3）紧急冠状动脉搭桥术。

4. 抗心律失常　根据情况选择药物、电极除颤或起搏器治疗。

5. 抗心衰　左心衰常用利尿剂或吗啡等，右心室梗死应慎用利尿剂。

6. 抗休克　根据情况可以选择升压、扩血管、补充血容量 或纠正酸中毒；必要时进行冠状动脉搭桥术或经皮冠状动脉成形术或支架植入术。

7. 抗凝　可以选择使用肝素或阿司匹林。

8. β受体阻滞剂　如美托洛尔等以减慢心率和减弱心脏的泵血力量，可降低心脏的工作负荷。

9. 血管紧张素转换酶抑制剂（ACEI）　如卡托普利、依那普利等，以保护心肌。

10. 极化液疗法　由 10% 葡萄糖、胰岛素、10% 氯化钾及 25% 硫酸镁等配制的极化液，作用是恢复心肌细胞膜的极化状态。

【主要护理问题】

（1）疼痛：与心肌缺血坏死有关。

（2）活动无耐力：与氧的供需失调有关。

（3）有便秘的危险：与进食少、活动少、不习惯床上排便有关。

（4）潜在并发症：心律失常、心力衰竭、心源性休克。

【护理目标】

（1）患者主诉疼痛程度减轻或消失。

（2）能主动参与制订活动计划并按要求进行活动，主诉活动耐力增强，活动后无不适应。

（3）能描述预防便秘的措施，不发生便秘。

（4）患者不发生并发症，或发生并发症后能及时发现和处理。

【护理措施】

（一）病情观察

（1）任何怀疑心肌梗死的病例都应严密心脏监护，连续监测心电图、血压、呼吸 5 ～ 7 天，密切观察心律、心率和心功能的变化，每 1 ～ 2 小时测量并记录血压、脉搏和呼吸。

（2）观察有无心律失常、心力衰竭、心源性休克发生。

（3）随时监测血清酶及生化检查，了解患者血电解质、血气分析、心肌酶学改变。

（二）老年心肌梗死患者的休息与活动（表7-30）

表7-30　老年心肌梗死患者的休息与活动

条目	具体措施
急性期24小时内	绝对卧床休息
24小时后病情稳定无并发症	允许患者坐床边椅
	患者可以看电视，但电视节目内容应不引起患者紧张与激动
	指导患者进行腹式呼吸，关节被动与主动运动
	在患者活动耐力范围内，鼓励患者自理部分生活如协助患者洗漱、进餐，逐渐过渡到床边活动
	若有并发症，则应适当延长卧床时间
5～7天	病室内行走，室外走廊散步，做医疗体操
	在帮助下如厕、洗澡，试着上下一层楼梯等
第2～3周	可试着康复训练或出院
	康复训练前评估患者的年龄、病情进展、心肌梗死的梗死的面积及有无并发症等
	患者生命体征平稳，无明显疼痛，安静时心率低于100次/分，无严重心律失常、心力衰竭和心源性休克时，可进行康复锻炼
第6周后	可每日步行1～2km、打太极拳等

（三）饮食护理

（1）第1天进食流质。

（2）第2～3天以流质为主，逐步进食稀饭或面条等半流质。

（3）第3天可吃软饭。

（4）病情好转2周后可进普食，注意事项同表7-26。

（四）排便护理（表 7-31）

表 7-31　老年心肌梗死患者的排便护理

条目	具体措施
评估排便情况	评估排便的次数、形状 平时有无习惯性便秘
通便措施	是否服用通便药物 保持体位舒适，床边以坐便器替代便盆 排便时提供隐蔽条件，如屏风遮挡 一旦出现排便困难，使用开塞露或低压盐水灌肠，但急性期禁止灌肠，以免因有时更次数增加而加重心脏负担 应激状态时，采用松弛疗法减少刺激
预防便秘	增加富含纤维素的食物如水果，蔬菜的摄入，每日 800g 左右 病情允许的情况下摄入足够液体（2000ml/d） 无糖尿病者每天清晨给予蜂蜜 20ml 加温开水同饮 顺时针腹部按摩以促进肠蠕动 无腹泻时常规应用缓泻剂 适宜运动（表 7-30） 养成规律排便习惯

（五）用药护理

参考老年心绞痛患者的用药护理（表 7-27），用药注意事项如表 7-32 所示。

表 7-32　老年心肌梗死患者的用药护理

条目	具体措施
极化液	应用时注意有无电解质紊乱
血管紧张素转换酶抑制剂	注意有无头晕、乏力、肾功能损害等 用药过程中要严密监测血压、血清钾浓度和肾功能 从小剂量开始，几天内逐渐加至耐受剂量
溶栓剂、抗凝剂	从小剂量开始，几天内逐渐加至耐受剂量 注意有无出血倾向，包括皮肤黏膜出血、血尿、便血、咯血、颅内出血等

条目	具体措施
溶栓剂、抗凝剂	应密切观察有无头痛、意识改变及肢体活动障碍
	注意血压及心率的变化,是否有低血压
	及时发现脑出血的征象
	注意有无寒战、发热、皮肤过敏反应发生
	一旦出血,应紧急处置
	胃肠道出血、严重的高血压、期内发生脑卒中或心肌梗死发生前1个月以内进行过外科手术的患者一般不主张进行溶栓治疗
洋地黄类药物	急性心肌梗死后24小时内尽量避免使用
	长时间使用注意观察有无黄绿视、复视、腹泻等副作用

（六）心理护理

（1）安置患者于冠心病监护室（CCU），向患者介绍 CCU 的情况及心电监护仪的作用，消除患者的焦虑、恐惧。向患者讲明住进 CCU 后病情的任何变化都在医护人员的严密监护下，并能得到及时的治疗，最终会转危为安，以缓解患者的恐惧心理。简明扼要的解释疾病过程与治疗配合，说明不良情绪会增加心肌耗氧量而不利于病情的控制。

（2）保持环境安静，提供温馨、舒适的修养环境，避免不良刺激。将监护仪的报警声尽量调低，以免影响患者休息，增加患者的心理负担。减少探视人员和时间，确保患者得到充分休息。

（3）严重疼痛者积极采取止痛措施，烦躁不安者可肌注地西泮使患者镇静。

（4）让患者亲属也了解心肌梗死的基本知识，必要时增加探视的次数，争取家庭、社会的支持。

（5）指导患者通过深呼吸、缓解心理紧张。

（七）溶栓治疗的护理

（1）询问患者是否有脑血管病病史，活动性出血和出血倾向，严重而未控制的高血压，近期大手术或外伤史等溶栓禁忌证。

（2）溶栓前先检查血常规，出凝血时间和血型。

（3）迅速建立静脉通路，遵医嘱应用溶栓药物，注意观察有无不良反应。

（4）溶栓疗效观察 可根据下列指标间接判断溶栓是否成功：

1）胸痛 2 小时内基本消失。

2）心电图 ST 段于 2 小时内回降＞ 50%。

3）2 小时内出现再灌注性心律失常。

4）血清 CK-MB 酶峰值提前出现（14 小时以内）。

（5）溶栓后动态监测肌酸激酶（CK）、肌酸激酶同工酶（CK-MB）。

（八）健康教育

除参见"心绞痛"患者的健康指导（表 7-28）外，还应注意表 7-33。

表 7-33 老年心肌梗死患者的健康教育

条目	具体措施
饮食调节	摄入低热量、低盐、低糖、低脂、高纤维素且清淡易消化的丰富维生素饮食，禁食生冷、辛辣和煎炸等刺激性食物，以免引起便秘
	低饱和脂肪和低胆固醇饮食，要求饱和脂肪占总热量的 7% 以下，胆固醇＜ 200mg/ 天
用药指导	按医嘱服药
	了解药物的作用和不良反应
	学会定时测脉搏、血压

条目	具体措施
心理指导	患者应该保持乐观、平和的心情，正确对待自己的病情 家属对患者要积极配合和支持，并创造一个良好的身心休养环境 避免生活中的压力 当出现紧张、焦虑或烦躁等不良情绪时，寻求他人理解及疏导，必要时争取患者工作单位领导和同事的支持
疾病知识	认识并防治与冠心病有关的危险因素

（九）常见并发症护理

1. 心律失常

（1）急性期严密心电监测，及时发现心率及心律的变化，特别是在溶栓治疗即刻至溶栓后 2 小时内应设专人床边心电监测。

（2）发现频发室性期前收缩，成对出现或呈短阵室速，多源性或现象的室性期前收缩及严重的房室传导阻滞时，应立即通知医生，遵医嘱使用利多卡因等药物，警惕室颤或心脏停搏的发生。

（3）监测电解质和酸碱平衡状况，按照医嘱及时纠正。

（4）准备好急救药物和抢救设备如除颤器、起搏器等，随时准备抢救。

2. 心力衰竭

（1）急性心肌梗死患者在起病最初几天，严密观察患者有无呼吸困难、咳嗽、咳痰、少尿、颈静脉怒张、低血压、心率加快等，听诊肺部有无湿啰音。

（2）避免情绪激动、饱餐、用力排便等可加重心脏负担的因素。

（3）一旦发生心力衰竭，及时吸氧，予患者端坐卧位休息，协助医生进行强心、利尿、镇静等处理。

（十）出院指导内容

除参见"老年心绞痛患者的出院指导"（表7-29）外，还应注意表7-34。

表 7-34　老年心肌梗死患者的出院指导内容

条目	具体措施
家庭环境设置	了解环境对疾病的影响 保持居室空气清新、温湿度适宜、光线充足、清洁、整齐
睡眠指导	养成早睡早起的习惯，养成规律的睡眠 夜间突发不适应及时呼救
预防便秘	改变饮食习惯 必要时服用缓泻药，以减少老年冠心病患者因便秘而增加的危险
休养	病情许可的情况下，在恢复期逐渐增加活动量 要限制剧烈活动 日常活动以不引起胸闷、心悸、胸痛、乏力为原则
康复指导	体力活动量必须考虑年龄，心肌梗死前活动水平及体力状态等 运动中以达到患者最大心率的60%～65%的低强度长期锻炼为最佳运动方式包括步行、慢跑、太极拳、骑自行车、游泳等 每周运动3～4天，开始时每次10～15分钟，逐步延长到每天30分钟以上 避免剧烈活动和竞技性活动 参加个人卫生活动、家务劳动、娱乐活动等
性生活	无并发症的患者，心肌梗死后6～8周可恢复性生活，性生活应适度，若性生活后出现心率、呼吸增快、持续感到胸痛、心悸持续15分钟、疲惫等情况，应节制性生活

续表

条目	具体措施
家属及健康照顾者的教育	学会测量脉搏的方法
	了解运动、饮食、药物治疗的有关知识
	学会怎样创造良好的家庭护理环境
	按时服药，遵医嘱服用β受体阻滞剂、硝酸酯类、钙离子拮抗剂、血管紧张素转换酶抑制剂、降脂药及抗血小板药物等
	随身携带保健盒并告知应用方法，以便紧急时应用
	教会家属心肺复苏的基本技术以备急用
调整生活方式	注意饮食、戒烟酒、保持乐观、平和的心情
	避免饱餐
	防止便秘
门诊随诊	定期门诊随诊
	若胸痛发作频繁，程度较重，时间较长，服用硝酸酯制剂疗效较差时，提示急性心血管时间，应及时就医

【特别关注】

（1）活动与休息；

（2）用药护理；

（3）健康教育；

（4）出院指导。

【前沿进展】

经皮冠脉介入治疗及并发症护理

经皮冠脉介入治疗始于 1977 年，是用导管技术基础对冠状动脉疾病（冠状动脉狭窄、冠状动脉瘤、冠状动脉瘘等），解除冠状动脉的阻塞、消除冠脉狭窄、恢复冠状动脉前向血流的治疗。冠心病的介入治疗包括经皮腔内冠状动脉成形术（PTCA）、冠状动脉内支架植入术、冠状动脉内膜旋切术、动脉激光成形术，以及激光心肌血管重建术等。冠脉内溶栓治疗的目的为恢复梗死相关冠状动脉的前向血流，通常也归入介入范畴。该治疗方法，是血管重建的重要手段，具有开通率高、出血及并发症少的好处，因此被临床越来越多的用于冠心病的治疗。

但术后常常出现一些并发症，如出血、拔管综合征、急性血管闭塞等，需要及时的观察护理如表 7-35 所示。

表 7-35 经皮冠脉介入治疗及并发症护理

条目	具体措施
出血	术后 24 小时内医务人员对患者进行操作时动作一定要轻柔，尽量避免重复静脉穿刺
	留有动脉鞘管者，应于术后 4 小时拔管后压迫 30 分钟，而后再用 1kg 清洁沙袋压迫 6～8 小时，加压包扎 12 小时
	静脉留有静脉留置针者，注意预防针管拖出等情况造成的出血，拔除静脉留置针后，需压迫至少 5 分钟
拔管综合征	拔管前检测激活凝血酶原时间（ACT），ACT＜150 秒时即可拔管
	建立静脉通道，备好升压、解痉、扩血管及抗心律失常等急救药品
	拔管前、拔管中及拔管后观察生命体征变化
	拔出鞘管后以加压架压迫伤口 30～40 分钟
急性血管闭塞	是 PTCA 最严重的并发症，一般发生在术后 2 天内，故患者回病房后应严密观察病情
	心电图变化
	出现心绞痛症状舌下含服单硝酸异山梨酯，即可缓解症状
	急性血管闭塞立即给予抗凝，溶栓甚至急诊手术治疗

条目	具体措施
造影剂过敏反应	部分患者在应用造影剂数小时后发生造影剂过敏反应，严重者可出现过敏性休克。注意观察患者有无过敏症状，备好相关急救设备及药品。应嘱咐患者 适量饮水促进排尿。对于有糖尿病和肾功能不全的患者，必要时给予利尿剂，以利于造影剂的排出
胃肠道反应	出现恶心、呕吐时，立即给予肌注甲氧氯普胺10mg，及时清理呕吐物，适当补液对于出现腹胀者，可口服胃动力药物，严重者予肛管排气或胃肠减压，对食欲缺乏者，做好饮食指导

【知识拓展】

老年冠心病患病率与症状

冠心病患病率在老年人中随着年龄的增加而增加，60～69岁年龄组 2%，而 90～100 岁年龄组大于 25%，但是，在老年冠心病患者中有症状者仅仅占 10%～20%，这种不一致是由于：①老年人活动水平普遍下降，由于工作负荷增加引起的缺血症状较少发生；②老年人容易患神经系统疾病而改变痛觉；③与年龄相关的心肌或心包改变使缺血发生时气急较胸痛更加容易发生。④与老人的情绪、生活环境、心理因素以及饮食等各方面有着密切的联系，冠心病在发达的国家比较常见，占心脏病的 50%～75%，而老年冠心病又占很大比例。

（郭菊红 陈 茜 余 姣）

第九节　老年脑梗死与护理

【概述】

脑梗死指因脑部血液循环障碍，缺血、缺氧所致的局限性脑组织的缺血性坏死或软化。血管壁病变、血液成分病变和血流动力学改变是引起脑梗死的主要原因。脑梗死发病率为 110/10 万人口，约占全部脑卒中的 60%～80%。脑梗死的诊治重在根据发病时间、临床表现、病因及病理进行分型分期，综合全身状态，实施个体化治疗。在超急性期和急性期采取积极、合理的治疗措施尤为重要。

【病因】

引发脑梗死的原因有：①脑动脉粥样硬化；②脑动脉炎；③颈动脉粥样硬化斑块脱落引起的栓塞；④其他病变如：先天性血管畸形、肿瘤、血液高凝状态等。

【诊断要点】

（一）临床表现

（1）多数在静态下急性起病，动态起病者以心源性脑梗死多见，部分病例的前驱可有 TIA 的表现。

（2）病情多在几小时或几天内达到高峰，部分患者症状可进行性加重或波动。

（3）临床表现决定于梗死灶的大小和部位，主要为局灶性神经功能缺损的症状和体征，如偏瘫、偏身感觉障碍、失语、共济失调等，部分可有头痛、呕吐、昏迷等全脑症状。

（二）辅助检查

①血液检查：血小板、凝血功能、血糖等；②CT、MRI；③MRA或数字减影血管造影（DSA）或TCD甚至脑血管造影检查；④正电子发射断层扫描（PET）；⑤单光子发射计算机断层扫描（SPECT）。

【治疗】

脑梗死的治疗不能一概而论，应根据不同的病因、发病机制、临床类型、发病时间来选择针对性强的治疗方案，实施以分型、分期为核心的个体化治疗。在一般内科支持治疗的基础上，可酌情选用改善脑循环、脑保护、抗脑水肿降颅压等措施。通常按病程可分为急性期（1个月），恢复期（2～6个月）和后遗症期（6个月以后）。重点是急性期的分型治疗：腔隙性脑梗死不宜脱水，主要是改善循环；大、中梗死还应积极抗脑水肿降颅压，防止脑疝形成。在3～6小时的时间窗内有适应证者可溶栓治疗。

1. 内科综合支持治疗 应特别注意血压的调控。

2. 抗脑水肿、降颅高压

3. 改善脑血循环

（1）溶血栓疗法：常用药物有尿激酶、链激酶等。

（2）降纤治疗：常用药物有降纤酶、血凝酶、Ancrod等。

（3）抗凝治疗：常用药物有普通肝素、低分子肝素、类肝素。

（4）抗血小板治疗：常用药物有阿司匹林、氯吡格雷、噻氯匹啶等。

（5）扩容、升压；

（6）中药治疗；

（7）神经保护剂；

（8）外科治疗；

（9）血管内治疗。

【主要护理问题】

（1）躯体活动障碍：与偏瘫或平衡能力降低、治疗管道等有关。

（2）吞咽障碍：与意识障碍或延髓麻痹有关。

（3）语言沟通障碍：与大脑语言中枢功能受损有关。

（4）抑郁／焦虑：与脑部病变导致偏瘫、失语或社会支持缺乏等有关。

（5）有废用综合征的危险：与意识障碍、偏瘫、衰老所致长期卧床或活动缺乏有关。

（6）潜在并发症：肺部感染、尿道感染、压疮、下肢静脉血栓。与长期卧床或缺乏活动有关。

【护理目标】

（1）患者能够适应卧床或生活自理能力下降状况，能够采取有效地沟通方式表达自己需要与情感，患者卧床期间感到清洁舒适，生活需要得到满足。

（2）患者配合相应康复治疗，掌握恰当方法，各种能力如自理活动、梳头、洗脸、如厕、穿衣等逐步恢复正常。

（3）患者能够控制情绪，正确使用正当情绪，合理表达情感，保持心境的平和。

（4）患者能够描述各种并发症产生的原因及预防措施，无相关并发症发生。

【护理措施】

（一）发作时护理

对于轻型脑梗死的病人可以让其平卧，头部抬高30°左右，在 1～2 小时内将病员送往医院。重症病员应拨打急救电话，等待过程中如出院病员意识障碍、呕吐等症状，应将头偏向一侧，以免呕吐物误吸入呼吸道中，引起窒息。

1. 生活护理（表 7-36）

表 7-36　生活护理内容

项目	内　容
基础护理	做好口腔护理、尿管护理、定时翻身拍背，保持患者清洁等
防止便秘	食用含纤维素多的食物
	早晚行腹部按摩
	必要时服用缓泻药物
	使用开塞露帮助排便
饮食护理	限制脂肪摄入量
	控制总热量
	适量增加蛋白质
	限制精制糖和含糖类的甜食
	经常饮水
压疮护理	见本书第六章压疮相关内容

2. 用药护理（表 7-37）

表 7-37　用药护理内容

项目	内　容
抗凝药物	宜在饭后服药
	避免与碳酸钙等制酸剂同时服用
	注意有无皮肤淤斑，鼻出血等出血征象

项目	内 容
溶栓药物	同一肢体上建立两条静脉通道，一条专门输入溶栓药物，一条做多渠道补液，另一侧上肢用于检测血压 现配现用，观察有无出血现象，注意神志变化
降压药物	起病初期，血压不宜降得过快 观察并防止血压骤升骤降
降颅压药物	选择大血管，确保药物的快速进入
扩容药物	避免一次大量进入，防止心力衰竭

3. 安全护理（表 7-38）

表 7-38　安全护理内容

项目	内 容
防止坠床、跌倒	卧床时使用床档保护 保持地面干燥 外出活动需有专人陪同 使用辅助设备进行外出活动，如拐杖、助步器、轮椅等
防止噎呛	给予半流质饮食 加强吞咽功能的训练 必要时安置胃管
防止烫伤	禁止使用热水袋等局部加温设备

4. 康复护理（表 7-39）

表 7-39　康复护理内容

项目	内 容
肢体活动的康复	
上肢活动锻炼	先用手扶稳坐好，逐渐抬高床头的角度，当病患坐位能持续 30 分钟缓慢进行躯干仰俯、扭转和侧曲运动，配合上肢锻炼坐位时的平衡功能
下肢活动锻炼	先练习扶床站立及下蹲，然后双手扶床进行原地踏步，两侧下肢的重心转移，以患侧肢体负重练习为主；接着进行平衡与协调的练习，逐渐站稳及站久，慢慢移动身体，接着开始行走

项 目	内 容
日常生活活动锻炼	先是手指锻炼；其次是精细活动锻炼；再次是洗漱、穿戴的练习；然后由室内到室外活动，最后练习上下楼梯
循序渐进	患侧肢体应该放置功能位，防止肢体挛缩畸形，活动充分、合理适度，2～4次/天，5～30分钟/次
吞咽功能的康复	
直接训练法	直接吞咽，每日少食多餐
口、颚、下颌的训练	指导患者进行鼓腮、闭唇、张口等，以便改善口面肌肉的运动
	患者不能主动活动时，可被动或辅助运动
语言功能的康复	先学习单音，然后常用单字，接着可以逐步使用双音词、短语、短句、长句
	听话语能指物指图
	听指令行动
	回答问题
	阅读
	配合针灸哑门、同理等穴位
认知功能的康复	
早期	通过交谈、听音乐，读书报等刺激患者躯体感觉，提高患者觉醒能力和辨认环境的能力
中期	应进行记忆力、注意力、思维训练、缺补填空的能力
晚期	应增强独立和适应能力，逐步适应日常生活需要

5. 心理护理（表 7-40）

表 7-40 心理护理内容

项 目	内 容
起病初期	讲解疾病的性质，如何对待已出现的症状，让患者脑海中有一个概念，解除由疾病伴随而来的恐慌与焦虑

项目	内 容
恢复期	建立良好的护患关系和正性的情感支持，解决好不同病人的不同具体问题，评估患者心理需求，激励病人配合各项治疗，特别是康复计划，鼓励病人树立乐观情绪，面对现实

6. 并发症的处理及护理（表 7-41）

表 7-41 并发症的处理及护理

项目	内 容
肺部感染	抗炎、祛痰、解痉治疗 定时翻身，帮助拍背排痰，防止误吸的发生
尿路感染	抗炎治疗 定时更换尿管，每日进行尿管护理
静脉血栓的形成	消除紧张、恐惧情绪 抬高患肢，高于肺平面 20 ~ 30cm，以促进静脉回流 观察肢端皮温，保持室内温度 25℃左右 忌冷、热敷，忌按摩及活动

7. 健康指导（表 7-42）

表 7-42 老年脑梗死患者的健康教育

项目	内 容
清洁	保持口腔、皮肤、会阴的清洁
饮食	低盐低脂易消化饮食，限制脂肪和盐摄入
活动	保持良好的生活习惯，适量运动与体育锻炼
心理	保持情绪稳定、心情愉快，忌暴怒或忧郁，忌大喜大悲
日常生活护理	保持生活规律，忌过度劳累或休息不好，戒烟忌酒，注意保暖
复查	定期复查血压、血糖、血脂
药物	坚持在医生指导下正确服药

【特别关注】

（1）并发症护理；

（2）康复护理。

【前沿进展】

2013年急性缺血性脑梗死指南对血压处理的更新

对于血压明显增高但又不适合溶栓的病人，标准是在发病24小时内降血压降低15%。但什么水平的血压需要这样的处理还不清楚。专家一致公认，只要收缩压不高于220mmHg或舒张压不高于120mmHg，就不要使用降压药。

在急性缺血性脑梗死情况下如何选择降压药，还没有参考数据。拉贝诺尔和（或）尼卡地平是首选的，但也可以有其他的选择。

在一个24小时后，对发病前患有高血压并且神经方面稳定的病人可以考虑恢复抗高血压药。

如用溶栓药（rtPA），血压需要控制在低于185/110mmHg。这方面的建议没有改变。

【知识拓展】

再次脑梗死的预防

预防脑梗死明显优于治疗脑梗死，然而预防措施常常被忽视。老年预防再次脑梗死的发生应注意控制血压，治疗心脏病、心力衰竭、冠状动脉病、心律失常，定时复查血脂水平，戒烟，适量饮酒，不使用兴奋性药物，适度体育活动，避免暴饮暴食、少量，过度劳累，治疗并处理贫血、红细胞增多、出血性体质等问题。

（胡　雪）

第十节 老年糖尿病与护理

【概述】

老年糖尿病（diabetes mellitus，DM）是指年龄在60岁以上的老年人，由于体内胰岛素分泌不足或胰岛素作用障碍，引起内分泌失调，从而导致物质代谢紊乱，出现高血糖、高血脂及蛋白质、水与电解质等紊乱的代谢病。包括60岁以前发病，现在已＞60岁的患者。其患病率随年龄增加而上升，根据2007～2008年全国糖尿病流行病学调查结果，我国＞60岁的老年人DM的患病率＞20%。老年糖尿病绝大多数为2型糖尿病。

【病因】

不同类型的糖尿病其病因不同。引起糖尿病的病因可归纳为遗传、环境、生理性老化引起胰岛素抵抗、胰岛素作用不足等几大因素。各种致病因子作用于机体导致胰岛功能减退而引发的糖、蛋白质、脂肪、水和电解质等一系列代谢紊乱综合征。

【诊断要点】

（一）临床表现

1. 起病隐匿且症状不典型 仅有1/4或1/5老年患者有多饮、多尿、多食及体重减轻的症状，多数患者是在查体或治疗其他疾病时发现有糖尿病。

2. 并发症多 常并发呼吸、消化、皮肤及泌尿生殖等各系统的感染，且感染可作为疾病的首发症状出现。此外，老年糖尿病患者更易发生高渗性非酮症糖尿病昏迷和乳酸性酸中毒。老年糖尿病患者还易并发各种大血管或微血管症状，如冠心病、高血压、脑卒中、糖尿病肾脏病变、糖尿病视网膜病变、皮肤瘙痒等。

3. 多种老年病并存 易并存各种慢性非感染性疾病，如心脑血管病、缺血性肾病、白内障等。

4. 易发生低血糖 自身保健能力及依从性差，可使血糖控制不良或用药不当，引起低血糖的发生。

（二）实验室检查

1. 尿糖测定 尿糖阳性是发现和诊断糖尿病的重要线索，但不能准确反应血糖的变化。

2. 血糖测定 血糖升高是诊断糖尿病的主要依据，各点血糖的测定是监测和评价治疗效果的指标。

3. 葡萄糖耐量试验 当血糖值高于正常范围而又未达到诊断糖尿病标准或疑有糖尿病者需做此项检查。

4. 糖化血红蛋白测定 糖化血红蛋白（HbA_{1c}）反映 2～3 个月血糖平均水平，是评价血糖控制的"金标准"。

5. 血浆胰岛素和 C-肽测定

【治疗】

糖尿病治疗强调早期、长期、综合治疗及治疗方法个体化的原则。治疗目标应该采取因人而异、分层管理、严宽结合的治疗策略。原则上，对于糖尿病病程短、生存期长、无严重微血管或大血管并发症和没有严重低血糖风险的患者，在严密监测血糖的前提下，尽可能地将患者的血糖控制在理想状态，即空腹血糖 < 7.2mmol/L，餐后血糖 < 10mmol/L，糖化血红蛋白

< 7.0%；对不具备上述条件者应放宽标准。通过纠正患者不良的生活方式和代谢紊乱，防止急性并发症的发生和减低慢性并发症的风险，提高患者生活质量和保持良好的心理状态。

（一）饮食治疗

饮食治疗是所有糖尿病治疗的基础。做到严格控制主食，定时定量进食，同时也要做到营养均衡，维持充足的精神，才能保持老人较高的生活质量。

（二）运动疗法

当运动有利于减轻体重，提高胰岛素敏感性，改善血糖和脂代谢紊乱，还可减轻患者的压力和紧张情绪。

（三）药物治疗

1. 口服药物治疗 主要包括促胰岛素分泌剂（磺脲类和非磺脲类药物）、增加胰岛素敏感性药物（双胍类和胰岛素增敏剂）和 α- 葡萄糖苷酶抑制剂。

（1）促胰岛素分泌剂：①磺脲类，常用药物有格列本脲、格列吡嗪（美吡达、灭糖脲、灭特尼）、格列齐特（达美康）、格列喹酮（糖适平），格列吡嗪控释片（瑞易宁）；②非磺脲类，如瑞格列奈（诺和龙）和那格列奈等。

（2）增加胰岛素敏感性药物：①双胍类，常用药物有甲福明（二甲双胍）和格华止、倍顺；②噻唑烷二酮，有罗格列酮和吡格列酮两种制剂。

（3）α- 葡萄糖苷酶抑制剂：常用的药物有阿卡波糖（拜糖平）、伏格列波糖（倍欣）2 种制剂。

2. 胰岛素治疗 胰岛素的应用须在一般治疗和饮食治疗的基础上进行。按作用快慢和维持作用时间，胰岛素制剂可分为超短效、短效、中效和长效 4 类。

（四）胰腺和胰岛移植

由血糖感受器、微型电子计算机和胰岛素泵组成。

（五）健康教育

健康教育是重要的基本治疗措施之一。对糖尿病患者及家属进行健康宣教，使其了解糖尿病的知识，做好自我监测，配合医护人员、最终才能获得较好的治疗效果。

（六）并发症的治疗

例如，①低血糖；②糖尿病酮症酸中毒、高渗性昏迷；③糖尿病足；④抑郁症。

【主要护理问题】

（1）营养失调——低于机体需要量或高于机体需要量：与胰岛素分泌或作用缺陷引起糖、蛋白质、脂肪代谢紊乱有关。

（2）潜在并发症：低血糖。

（3）潜在并发症：酮症酸中毒、高渗性昏迷。

（4）潜在并发症：抑郁症。

（5）潜在并发症：糖尿病足。

【护理目标】

（1）患者体重恢复正常水平并保持稳定，血糖正常或维持理想水平。

（2）未发生糖尿病急性并发症和慢性并发症或发生时能被及时发现和处理。

【护理措施】

（一）一般护理

1. 饮食护理（表 7-43）

表 7-43　老年糖尿病患者饮食护理

护理要点	护理措施
控制总热量	总热量每千克标准体重 25～30kcal，平衡膳食
进餐分配合理	老年人的饮食最好按一日三餐至六餐分配，控制食物分量
尊重饮食习惯	烹饪方法科学，符合患者饮食习惯，避免过多变动
健康饮食搭配	做到早餐营养、午餐丰富、晚餐清淡且避免过饱
补充微量元素	老年糖尿病患者适量补充铬、锌、镁等微量元素

2. 运动护理（表 7-44）

表 7-44　老年糖尿病患者运动护理

护理要点	护理措施
运动的方式	以有氧运动为主，如慢跑、散步等，运动应量力而行
运动前评估	糖尿病的控制情况，决定运动方式、时间以及所采用的运动量
运动时监测	不宜在空腹时进行，注意补充水分，随身携带糖果，不宜单独运动
其他注意事项	随身携带糖尿病卡，急救电话以备急需

3. 用药护理（表 7-45）

表 7-45　老年糖尿病患者用药护理

药物种类	护理要点	护理措施
口服药	了解药物性质	护士应了解各类降糖药物的作用、剂量、用法、不良反应和注意事项
	指导正确服用	磺脲类降糖药治疗应从小剂量开始，每种药物餐前、随餐、餐后服用交待清楚

续表

药物种类	护理要点	护理措施
	降糖药用药原则	注意平衡收益和风险，药物治疗带来的好处应该大于药物副作用
	更新药物清单	护士应及时检查并更新患者药物清单，改善患者不合理用药的情况
胰岛素	准确用药	熟悉各种胰岛素的名称、剂型及作用特点，准确执行医嘱，做到制剂、种类正确，剂量准确，按时注射
	吸药顺序	长、短效或中、短效胰岛素混合使用时，应先抽吸短效胰岛素，再抽吸长效胰岛素，预混胰岛素注射前需充分摇匀
	部位更换	胰岛素采用皮下注射法，宜选择皮肤疏松部位，如上臂三角肌、臀大肌、大腿前侧、腹部等，注射部位要经常更换
	无菌操作	注射胰岛素时，严格无菌技术操作，针头不能重复使用
	监测血糖	每次血糖的测定，发现异常应及时通知医生
	老人用药	应从小剂量开始逐步增加，血糖控制不可过分严格

（二）并发症的护理

1. 低血糖的护理（表 7-46）

表 7-46　低血糖的护理

护理要点	护理措施
病情观察	观察低血糖的临床表现：神志改变、认知障碍、肌肉震颤、心悸、出汗、饥饿感、焦虑，严重时发生抽搐、昏迷
	老年糖尿病患者血糖不低于 2.8mmol/L 也可出现低血糖症状，应特别注重观察夜间低血糖症状的发生
急救措施	老年糖尿病患者一旦确定发生低血糖，应尽快给予糖分补充
	神志清醒者，可给予糖水、含糖饮料或饼干、面包等，15 分钟后测血糖如仍低于 2.8mmol/L，继续补充以上食物一份

护理要点	护理措施
	如病情重，神志不清者，应立即给予静注 50% 葡萄糖 40ml～60ml，或静滴 10% 葡萄糖液
预防措施	护士应充分了解患者使用的降糖药物，并告知患者和家属不能随意更改和增加降糖药物及其剂量，并且监管其定时定量服药
	老年患者容易在后半夜及清晨发生低血糖，护士应提醒其晚餐适当增加主食或含蛋白质较高的食物，并加强巡视和观察
	老年糖尿病患者血糖不宜控制过严，空腹血糖宜控制在 9mmol/L 以下，餐后 2 小时血糖在 12.2mmol/L 以下即可
	老年糖尿病患者应按时注射胰岛素，定时进餐。指导患者及家属了解糖尿病低血糖反应发生的诱因、临床表现及处理方法

2. 酮症酸中毒、高渗性昏迷的护理（表 7-47）

表 7-47 酮症酸中毒、高渗性昏迷的护理

护理要点	护理措施
病情观察	对老年糖尿病患者有诱因的，密切观察是否出现酮症酸中毒、高渗性昏迷的征象
	严密观察和记录患者神志、生命体征、24 小时液体出入量等的变化
	及时准确地做好各种检验标本的采集和送检，并将检验结果及时通知主管医生
急救与护理	立即开放两条静脉通路，准确执行医嘱，确保液体和胰岛素的输入
	患者绝对卧床休息，给予持续低流量吸氧
	加强老年糖尿病患者基础护理，注意皮肤、口腔护理，注意保暖，防止坠床
	昏迷者按昏迷常规护理

3. 抑郁症的护理（表 7-48）

表 7-48 抑郁症的护理

护理要点	护理措施
病情观察	当患者病情出现了糖尿病本身难以解释的变化时，应使用标准抑郁症量表进行筛查
	老年糖尿病患者新近或反复出现抑郁症表现，对患者本人或他人有伤害性行为时，护士应配合医生立即进行药物治疗，护士更应监管老人服药情况
	协助医生对老人在 6 周内评估疗效，及时调整用药
护理措施	老年糖尿病患者一旦确诊抑郁症按老年抑郁症常规护理

4. 糖尿病足的护理（表 7-49）

表 7-49 糖尿病足的护理

护理要点	护理措施
足部观察	每天检查老年糖尿病患者双足 1 次，观察足部皮肤有无颜色、温度改变及足背动脉搏动情况，了解足部有无感觉减退、麻木、刺痛感等
足部清洁	避免感染，嘱家属及陪护为患者勤换鞋袜，每天应用温水和中性肥皂洗脚，注意洗净趾缝，若足部皮肤干燥，清洁后可涂用护肤品
指导穿鞋	大小应选择轻巧柔软、前端宽大的鞋子，鞋底要有弹性
袜子选择	袜子以弹性好、透气及散热性好的棉毛质地为佳
预防外伤	指导老人不要赤脚走路，以防刺伤；外出时不可穿拖鞋，以免踢伤。保持鞋子里衬的平整；对有视力障碍的老年患者，应由他人帮助修剪指甲。同时应注意防止烫伤、外伤、电击伤等
说服戒烟	足溃病的预防教育应从早期指导患者控制和监测血糖开始，同时要说服吸烟的老年糖尿病患者戒烟，必要时可采用强制性戒烟，或药物辅助戒烟。防止因吸烟导致局部血管收缩而进一步导致足溃疡的发生

【健康教育】

糖尿病教育是老年糖尿病防治中的一个重要方面。药物是武器,教育是核心,达标是关键。由于老年人可能身患多种疾病,衰弱且合并认知功能障碍,因此,与其他年龄组患者教育不同的是,老年糖尿病患者的教育充分强调对患者家属和生活照护者的教育。其内容包括:

(1)详细向患者与照护者讲述糖尿病教育的重要性及自我监测血糖的方法。自我血糖监测适用于所有糖尿病患者,特别是注射胰岛素的患者。指导患者与照护者学习和掌握监测血糖、血压、体重指数的方法,如微量血糖仪的使用、血压的测量方法、体重指数的计算等。了解糖尿病的控制目标。

(2)向患者及照护者讲解获得糖尿病教育的途径。医护人员对患者进行一对一的讲解,参加正规的糖尿病教育培训班,社区医生及糖尿病专科护士提供的饮食、运动、用药等教育,订阅糖尿病书籍、报纸及杂质,浏览专业的糖尿病关怀网等。

(3)定期评估患者血糖自我监测的效果和能力,并加于指导。

(4)应当告诉患者、家属及生活照护者关于高血糖和低血糖发生的诱因、预防措施、症状、如何监测、治疗方法以及应当什么时候去糖尿病门诊等。

(5)在给予新的药物时,应告知患者所用药物的目的、服用方法、常见不良反应并定期检查。

(6)教育患者及其生活照护者足部溃疡发生的危险因素及预防措施等。

(7)预防意外发生:指导患者外出时随身携带识别卡,以便发生紧急情况时及时处理。

【特别关注】

（1）老年糖尿病饮食、运动护理；

（2）老年糖尿病用药的护理；

（3）并发症的早期观察、护理。

【前沿进展】

糖尿病基因治疗

糖尿病有着复杂的遗传背景，基因治疗可能成为其最终治疗手段。糖尿病基因治疗以胰岛素基因治疗为主，通过胰岛素基因导入，获得内源性胰岛素替代。胰岛素基因可通过载体直接导入，也可通过体外构建的基因工程细胞输入体内；在胰岛素基因治疗中，病毒载体较为常用，但人工染色体等新型载体亦已出现；而寻找理想的胰岛素基因表达调控方案，是目前胰岛素基因治疗的主要研究方向。

【知识拓展】

老年糖尿病眼病的监测及管理

（1）老年糖尿病患者眼科检查内容：①视力；②瞳孔对光反射；③散瞳后进行眼底检查（青光眼患者禁忌散瞳）；④裂隙灯检查：虹膜区、前房、前房角及视网膜；⑤间接检眼镜（单目镜），测定眼压；⑥眼底荧光造影。

（2）老年糖尿病视网膜病变的随诊：对于一般糖尿病患者，若无视网膜病变，每年随诊一次；若有视网膜病变，则按病变程度制定随诊计划。

（3）老年糖尿病患者眼部自我监护：定期测定血糖、控制血压、不吸烟、定期检查视力和眼底。

（廖再波）

第十一节 老年痴呆与护理

【概述】

老年痴呆是指发生在老年期由于大脑退行性病变、脑外伤、脑血管性病变、颅脑感染、脑肿瘤、代谢障碍等各种原因引起的以痴呆为主要表现的一组疾病。老年期痴呆主要包括阿尔茨海默病（简称老年性痴呆）、血管性痴呆、混合性痴呆和其他类型痴呆，如帕金森病、外伤等引起的痴呆。其中以老年性痴呆和血管性痴呆为主，占全部痴呆的 70% ～ 80%。阿尔茨海默病是痴呆病最常见的类型。

【病因】

1. 遗传学基础 现认为有四种基因的多态性与痴呆症有关，它们是 21 号染色体的淀粉样蛋白前体基因。14 号染色体的早老素 1 基因，1 号染色体早老素 2 基因。19 号染色体载脂蛋白 E 基因。

2. 感染及中毒因素 感染朊病毒能使机体免疫过程异常，铝和钙中毒，可和核内的染色体结合影响基因的表达，另外还参与老年斑及神经纤维缠结形成。

3. 神经递质异常 痴呆病员脑皮质和海马中胆碱乙酰转移酶及乙酰胆碱减少 40% ～ 90% 而且乙酰胆碱酯酶含量增高，导致乙酰胆碱含量不足。

4. 内分泌失调 雌激素水平的降低，可造成乙酰胆碱神经递质水平降低，导致认知功能和情绪行为障碍。

5. 其他因素 与痴呆发病相关的因素还有高龄、颅脑外伤史、文化程度、性别等。

【诊断要点】

（一）临床表现

1. 第一期轻度痴呆期　①表现为记忆减退，主要是近期发生的事情的遗忘；②对新事物茫然难解；③情感淡漠；④偶激惹；⑤多疑；⑥时间定向障碍；⑦复杂结构视空能力差；⑧言语词汇少；⑨命名困难；⑩运动系统正常。

2. 第二期中度痴呆期　①表现为远、近记忆严重受损；②简单结构视空间能力差；③时间、地点定向障碍；④辨别事物的相似点和差异点方面有严重损害；⑤不能独立进行室外活动；⑥日常生活能力下降，需他人帮助；⑦失语；⑧观念运动性失用；⑨情感由淡漠变为急躁不安；⑩有尿失禁。

3. 第三期重度痴呆期　①记忆力严重丧失，仅存片段的记忆；②全面失智状态和运动系统障碍；③生活完全不能自理，大小便失禁。

（二）辅助检查

①脑脊液中测定磷酸化神经纤维丝/PHF 值；② CT、MRI 具有诊断价值；③正电子放射成像技术；④双标免疫化法检出 NFT，立体异构生物学技术。

【治疗】

（一）胆碱酯酶抑制剂

这是目前治疗痴呆的主要药物，增强胆碱能递质系统功能的一类药物对改善临床症状有明确效果，常用有：多奈哌齐，他克林，重酒石酸卡巴拉汀，石杉碱甲，加兰他敏等。

（二）改善脑循环及脑代谢的药物

1. 心奋性氨基酸拮抗剂 拮抗 N- 甲基 -D 天冬氨酸受体，阻止谷氨酸盐释放，减少心奋性毒性作用，用于中晚期痴呆病员治疗。

2. 钙拮抗剂 如尼莫地平。

3. 吡咯烷类药物 如吡拉西坦、茴拉西坦、奥拉西坦、普拉西坦、吡硫醇等。

4. 抗氧化剂 如银杏叶制剂等。

（三）非类固醇类抗炎药

流行病学调查治疗表明这类药物如阿司匹林可降低痴呆的患病风险。

（四）雌激素替代疗法

流行病学调查治疗显示，雌激素替代治疗可使围绝经期间妇女痴呆患病风险减低，也有部分临床试验认为可延缓疾病病程，能改善认知功能。

（五）控制血管性危险因素的药物治疗

流行病学证据显示，有效控制血管性危险因素可延缓认知功能衰退，减少痴呆的发生。

【**主要护理问题**】

（1）自理缺陷：与认知，感知受损有关。

（2）语言交流障碍：与理解和使用语言的功能受损有关。

（3）躯体活动障碍：与神经，肌肉受损有关。

（4）营养失调——低于机体需要量：与咀嚼、吞咽困难有关。

（5）睡眠形态紊乱；与疾病有关。

（6）大小便失禁：与对尿意和便意的反应能力减弱

有关。

（7）思维过程改变：与疾病有关。

（8）有跌倒／坠床的危险：与感觉、运动障碍有关。

（9）有潜在皮肤受损的可能：与长期卧床有关。

【护理目标】

（1）患者能最大限度地恢复和达到自理。

（2）患者能最大限度地保持沟通的能力。

（3）患者能恢复最佳的活动功能，身体活动的能力也增强。

（4）患者能保持良好营养状态，皮肤红润，相关指标均达标。

（5）睡眠型态有明显地改善，白天睡眠减少，夜间睡眠质量提高。

（6）维持患者尚存的解大小便的能力

（7）患者的思维过程有进步。

（8）患者无跌倒／坠床。

（9）患病期间皮肤完好，未发生感染。

【护理措施】

（一）日常生活的照顾

老年期痴呆病人日常生活护理（表 7-50）。

表 7-50 老年期痴呆病人日常生活护理内容

项目	内　容
穿着	应该鼓励和指导他们自己穿脱衣服，并且告诉他们穿脱的方法和步骤 衣服质地舒适、柔软 衣服穿脱方便，简单，衣服纽扣不能过小，以弹性裤腰带取代皮带 衣裤长短要适度、合身 鞋子穿着舒适、结实、防滑

项目	内　容
进食	首先评估老人的神志状态和吞咽功能
	最好采取坐位或者半坐卧位
	提供舒适、安静光线充足的进餐环境，安排患者每天在相对固定的时间，地点，以及餐桌上进餐
	用餐准备可口、合乎老人口味的食物和饮料
	鼓励病人自己进食，并规定进食的量
	准备老人容易持握、便于使用的餐具，餐具盒食物颜色须有明显的区分
	鼓励患者最大限度发挥自己的进餐能力，进餐的时侯不要催促病人，允许病人慢慢进食，进食中间可以适当的休息，切记在吃饭时呵斥、催促老人，在患者需要帮助时候及时给予提供帮助
	食物要无刺、无骨、易于消化
	食物宜软，温度适中，食物不宜过热过冷，避免年糕、汤圆等黏性食物
	避免块状、带骨刺的食物，即使是蔬菜类菜肴也应切成小块小段，以半流质或软食为主
	对吞咽困难者，每次吞咽后，检查口腔，确保食物全部咽下后再喂第二口食物，
	进食中注意观察有无呛咳、气促，出现吞咽困难立即停止进食
	进食完毕后协助病人清洁口腔，以保持口腔的清洁舒适
	进食完毕后坐起 30 分钟～1 小时
	记录进食的份量和进食的情况
睡眠	保持病员睡眠环境的安静、安全、温度合适
	提供促进睡眠措施，如睡前排尿、温水泡脚、背部按摩等
	白天睡眠应控制在 1 小时左右，每天保证有 6～8 小时的睡眠，夜间不让病人单独居住，以免意外发生
	保持轻松、愉快心情，白天时段多为患者安排一些活动，注意睡觉前，不要让老人过多活动，培养睡前规律活动
	监控饮食，晚饭要吃易消化的食物，不要吃很多，睡前不要饮入大量水分
	对严重失眠者给予医生嘱咐的镇静药物辅助入睡
	老人烦躁时，要给予床档保护，并轻声安慰

（二）用药护理（表 7-51）

表 7-51　用药护理内容

项目	内　容
协助服药	患者的口服药应送药到口，每日的口服药按次数分次包好，写清时间
	选择恰当的服药方法，口服药应用温开水吞服，服药前先饮水湿润口腔，服药后再多饮几口水，粉剂类药物可装入胶囊获加水混成糊状在服用
	合理安排用药时间，协助并督促患者服药，检查并确定病人是否将药全部服下
	服药姿势要正确，应采取站立位、坐位、半坐位服用，卧床老人可将床头摇高后再给药
	无论采取何种方式服药后不得马上躺下
	帮助患者正确的服药方式
用药后的观察	及时与老人沟通，询问他们的主观感受，评价是否出现了不良反应，程度如何
	了解老人对口服给药的接受程度和满意程度如何

（三）康复训练（表 7-52）

表 7-52　康复训练内容

项目	内　容
语言训练	老年痴呆患者均有不同程度语言功能障碍，说话啰嗦、杂乱无章，甚至不能交谈，要有足够的耐心和恒心，主动与患者交流
	交谈始终要保持目光亲切，态度温和
	说话语言简单易懂，讲话缓慢、清晰、语调适中、吐词清晰，一次只说一件事，必要时用手势来帮助表达，直到患者听懂
	也可提问让老人回答，或者让其解释一些词语的含义，鼓励患者多说话、多读书、听广播、看电视，接受来自外界的各种刺激
	可用卡片、图片来帮助老人记忆恢复，对容易忘记的事情或者经常出错的程序，应设立提醒标志

项目	内 容
记忆训练	为老人念一串不按顺序数字,从三位数起,每次增加一位,例如123、1236、54398……念完后立即让老人复述,直至不能复述为止,以此训练老人瞬时记忆
	让老人看几件熟悉物品,如手机、苹果、笔……然后收起来,让老人回忆刚才看见了什么东西,物品数量可由少到多,看的时间可由长到短,以此训练老人短时记忆
	让老人回忆家里亲戚朋友、或者前几天看的电视内容以及家中发生的事情等等,以训练长时记忆

(四)安全照顾措施(表7-53)

表7-53 安全照顾措施内容

项目	内 容
防跌倒	确保室内有充足照明,无刺眼的反光
	移走可能将人绊倒的小块地毯和室内障碍物,妥善整理可能会将老人绊到的东西
	小心玻璃家具,在大块透明玻璃窗上面张贴上纸或者图片,以免患者撞到
	房间内、浴池及厕所的地面保持干燥、没有积水,洗手间和冲凉房应铺防滑垫,厕所或厅室墙壁上安装扶手,楼梯和台阶的路面前缘可加设色带,卫生间贴上标志,门和墙壁的颜色要有明显区分,易于老人及时找到卫生间等
	将日常物品放于患者易取处
	耐心劝说老人勿做难以承担的劳作
	注意上、下床及翻身时动作要缓慢,床边应设置保护栏杆
	活动时,有人陪同,选择安全的地方,外出活动选择在白天,避免单独出行
	外出行走勿穿拖鞋,要穿鞋底有较多纹路的防滑鞋
防烫伤	患者洗澡、喝水的水温不能太高,洗澡时需先调节好水温
	热水瓶放在不易碰撞之处,以防止烫伤

项目	内容
防走失	减少外界刺激，满足其合理要求，宣泄缓解恶劣情绪
	主动关心患者，请家属配合，及时给予心理安慰
	引导和帮助患者诉说引起焦虑、抑郁、愤怒的原因和内心感受
	为患者提供较为稳定的生活环境，尽可能避免常常搬家，如果病人到一个新环境，最好能有全程地陪同，直至病人已熟悉了新环境
	避免老人单独外出，以防止迷路走丢，需在患者衣服包内放置卡片，卡上写清患者的姓名、疾病、家庭住址、联系的电话号码等
	对走失危险明显的患者应加强防范，消除不安全因素
防自伤/伤人	在耐心的护理的同时，要严密观察，发现可疑动向
	及时排除患者可能自伤危险因素，保管好尖锐的器具、药物等
	当患者出现了暴力行为时，应保持镇定并安慰老人，必要时与医生商量，给予药物控制

（五）心理护理

（1）要尊重和理解患者，并使老人感到受尊重、重视、消除忧虑恐惧心理。

（2）帮助老人调整情绪，讲述和示范各种情绪调节法。

（3）帮助老人保持与社会的接触，安排他们适应新的生活，从生活中寻找生活动力，摆脱孤独，消除失落感和不必要的担心。

（4）帮助老人保持家庭关系和谐。

（5）通过和老人握手、互相拥抱、一起散步及互相帮助，主动地去关心照顾老年人，耐心作好解释、安慰工作，温暖老年人的心灵。

（6）要注意与老年人交流时要轻言细语，不与病员发生争吵，不强迫老人接收现实的导向，采取温和的方法引导病人。

（7）尽量花时间与患老年痴呆病的人一起沟通并倾听他们的倾诉，及时地了解患者想法，使用简单、直接、形象的语言，多给患者鼓励、肯定和赞赏。

（六）家属指导

（1）指导家属与痴呆老人进行有效沟通，指导家属或照顾者学会自我放松，合理休息，或者寻求社会支持。

（2）指导照顾者和（或）家属详细了解患者情况，为老人提供正确的日常生活照护，满足老人的基本生活需求，在照顾过程中也要尽可能地支持老人的自立性。

（3）给照顾者和（或）家属介绍疾病有关知识，让他们熟知痴呆综合征对老人所产生的影响，病程的发展和主要特征。

（4）指导家属需要从老人的角度设身处地理解他们的痛苦，给他们提供情感和心理支持。

（5）指导家属记录老人的行为及精神变化，为就医时提供信息。

痴呆患者和照顾者的生活质量，需要全社会的服务的支持，需要大家广泛宣传有关痴呆的知识，早期发现痴呆，做得到真正意义上的早期发现和治疗，彻底抛弃以往对痴呆的误解，仍然像对待具有健全心智的正常人一样对待他们，使他们受到完全的尊重，那么痴呆者就会有丰富和满意的生活，仍然能够与我们一起分享生活的美好。

【特别关注】

（1）日常生活护理；

（2）康复护理；

（3）安全照顾措施。

（王　英）

第十二节 老年前列腺增生与护理

【概述】

前列腺增生（benign prostatic hyperplasia，BPH）是因为男性前列腺内实质细胞数量增多而造成前列腺体积变大，若增大的前列腺组织明显压迫到前列腺尿道部，引起膀胱出口部分发生梗阻，而引起排尿困难等一系列症状时，即为前列腺增生症。前列腺是男性独有的器官，是男子生殖系统附属腺中最大的实质性器官，具有内外分泌腺功能。前列腺增生症是中老年男性的常见疾病，一般在40岁后开始发生增生性病理改变，50岁后出现相关症状，并且随着年龄增加，发病率也相应上升。有关统计显示50～60岁人群发病率为43%～50%，65岁约为70%，85岁则高达95%。前列腺增生虽然是老年人常见疾病，但如果不及时治疗，会导致很多并发症，影响患者的生活质量，严重时危及患者生命安全。

【病因】

前列腺增生的病因到目前为止尚不清楚，但其发生必须具备两个条件：高龄和具有正常功能的睾丸。目前主要有以下学说：

（1）激素内分泌学说：前列腺含有丰富的 5α 还原酶，可以转换睾酮为具有活性的双氢睾酮，从而刺激前列腺增大。

（2）生长因子学说：前列腺组织中生长因子具有刺激有丝分裂、形态形成、间质增生及血管生成等活性，能以旁分泌的方式刺激前列腺上皮细胞增生，引起前列腺增大。

（3）间质-上皮细胞相互作用学说：间质细胞含有雄激素受体，与前列腺的生长有重要关系，间质-上皮细胞相互作用使前列腺分化生长，刺激前列腺上皮细胞增生导致前列腺增大。

（4）细胞凋亡与基因调控学说：研究提示，前列腺增生中 DNA 合成减少，因此相对的细胞凋亡也减少，因而前列腺增大。

（5）疾病：内分泌疾病、心血管疾病、慢性前列腺炎、前列腺纤维化、睾丸炎等疾病所致。

（6）不良生活方式：长期过度劳累、吸烟、受凉、憋尿、便秘、久坐、性事无节制等。

【诊断要点】

1. 排尿困难 排尿次数增加，夜间排尿次数＞3 次；排尿不畅、尿失禁、排尿时间延长、尿线变细、排尿伴隐痛等。

2. 伴随的其他症状 血尿、急性尿潴留、尿路感染、肾功能受损、肾积水、上腹部包块等。

3. 常规检查 ①直肠指检；②尿流率检查；③前列腺特异抗原检查；④X 线检查；⑤B 超检查；⑥膀胱尿道镜检查；⑦泌尿系统造影等。

【治疗】

（一）解除梗阻

前列腺增生治疗原则就是解除梗阻，保护膀胱和肾功能。针对引起梗阻原因，采取相应治疗方法。

（二）药物治疗

1. 缩小前列腺体积的药物 如菲拉雄胺、普适泰片、伯泌松、普罗胺片等。

2. α-肾上腺素受体阻滞剂 通过作用予前列腺腺体中的平滑肌，从而缓解膀胱口梗阻。如酚妥拉明、盐酸坦索罗辛缓释胶囊、盐酸特拉唑嗪片、盐酸阿夫唑嗪缓释片等。

3. 中药治疗 癃淋安康、桂枝茯苓丸、消癃通闭胶囊、逍遥丸等。

（三）针灸治疗

可以减轻或缓解前列腺增生引起的排尿困难症状。

（四）物理治疗

通过对前列腺加热，破坏前列腺组织，使其坏死、萎缩、变性等，从而使腺体缩小。如微波热疗、激光治疗、射频治疗、针刺消融治疗等。

（五）介入治疗

尿道内支架、尿道前列腺部球囊扩张术、肛门导入疗法、前列腺内药物注射疗法等。

（六）手术治疗

耻骨上经膀胱前列腺摘除术、耻骨后前列腺切除术、经尿道前列腺电切术、经会阴前列腺切除术、耻骨后尿道外前列腺切除术等。

（七）其他治疗

安置保留尿管、膀胱造瘘等。

【主要护理问题】

（1）排尿困难：与前列腺增生引起膀胱出口梗阻有关。

（2）急性尿潴留：与受凉、饮酒、憋尿等引起交感神经兴奋有关。

（3）睡眠形态紊乱：与夜尿次数增多、尿频有关。

（4）焦虑：与疾病、治疗和检查有关。

（5）知识缺乏：缺乏对前列腺增生预防、护理和治疗等的相关知识。

（6）社交障碍：与尿频、排尿困难引起不适有关。

【护理目标】

（1）患者小便次数减少，排尿过程流畅，排尿时间减短，无尿潴留发生。

（2）患者夜间能安稳睡觉，起夜次数减少。

（3）患者白天精神饱满，能接受各项治疗及检查。

（4）患者了解前列腺增生的预防措施，能主动去除能加重前列腺增生的不良生活方式，能长期按医嘱服药治疗，主动配合医护人员的治疗。

（5）愿意外出接触朋友。

【一般护理措施】

（一）国际前列腺症状评分 I-PSS（表 7-54）

I-PSS 可以用来评价前列腺增生的治疗效果，确定患者病情的轻重程度，常用于对患者初诊的基本检查，对治疗措施有指导价值。每一个问题为 0～5 分，总的评分范围为 0～35 分，为轻、中、重三个类型：0～7 分为轻度；0～19 分为中度；20～35 分为重度。

表 7-54 I-PSS 评分表

症状	无	少于 1/5	少于 1/2	约 1/2	多于半数	几乎总是
过去一个月排尿不尽感	0	1	2	3	4	5
过去一个月排尿后 2 小时内又要排尿	0	1	2	3	4	5

续表

症状	无	少于 1/5	少于 1/2	约1/2	多于 半数	几乎 总是
过去一个月排尿时停止和 开始多次	0	1	2	3	4	5
过去一个月排尿不能等待	0	1	2	3	4	5
过去一个月感觉尿线变细	0	1	2	3	4	5
过去一个月感觉排尿费力	0	1	2	3	4	5
过去一个月夜间睡眠时起 床排尿次数	0	1	2	3	4	5

（二）心理护理

前列腺增生均为老年人，他们患病后的心理特征多表现以下几点（表 7-55）。

表 7-55　前列腺增生老年人的心理特征

心理问题	原因	表现	护理措施
孤独	家属没时间照顾 因为尿频等症 状，不愿外出 由于常漏尿，担 心被人歧视	不喜欢说话 不与人来往 不喜欢外出	与家属沟通，鼓励家属多陪 伴患者 主动与患者沟通，了解患者 心理活动情况 鼓励老人参加社会活动
抑郁悲观	担心疾病癌变 担心费用 担心拖累家庭 疾病引起安置尿 管	患者表现为 无望、精 神沮丧或 哭泣	与患者建立信任的关系，鼓 励病员说出心理感受，耐 心听病员叙述 与讲解疾病相关知识，让患 者认识到前列腺增生只是 生理老化现象，是可治可 预防的 与家属沟通，一起支持患者 治疗 讲解安置保留尿管的重要性

心理问题	原因	表现	护理措施
焦虑	住院打乱了正常的生活起居 环境改变 休息睡眠习惯被干扰 长期服药，病情经久不愈，反复发作	不习惯医院饮食，可能出现胃肠道不适 晚上睡觉出现失眠或入睡困难	提供患者热饭菜的设备，使家属能在家做好带医院里 根据老人口味喜好给予制定饭菜 与患者介绍医院环境及工作流程，探视时间 夜间病房环境保持安静，照明柔和，适宜患者入睡 有睡眠障碍患者，可以根据医嘱给予相应药物辅助睡眠 与患者讲解长期服药的必要性
不安和恐惧	害怕手术并发症 害怕术后疼痛 害怕手术失败	患者坐立不安 反复咨询 失眠	与患者讲解手术过程，以及术中注意事项，让患者术中配合手术 讲解术后注意事项及可能出现的不适，以及如何缓解不适 讲解做手术的必要性 鼓励患者多与做过类似手术的患者交流

（三）前列腺增生饮食指导（表 7-56）

表 7-56 前列腺增生饮食指导

饮食种类	内　　容
适宜饮食	多进食易消化营养丰富，富含优质蛋白质低脂肪的食物，如牛肉、鸡肉、鱼、贝类、鸡蛋、虾皮等 多吃蔬菜和水果，蔬菜水果含维生素和纤维素多，每天至少食用 300～500g，如葡萄、香蕉、梨、西瓜、芹菜、青菜、丝瓜、洋葱等 多食含钙食物及坚果种子类，如花生、葵瓜子、南瓜子、腰果等

续表

饮食种类	内　　容
适宜饮食	多餐少食，每餐吃七八分饱，避免增加内脏负担，有利于吸收
	多饮水，每天早晨空腹喝一杯温开水
禁忌饮食	少饮酒，饮酒容易引起前列腺充血水肿，使血压升高
	少进食辛辣食物，辛辣食物加重前列腺充血，加重便秘，加重排尿困难
	限量摄入动物性脂肪和高胆固醇食物
	少食盐，每天食盐量不超过 6g
	少喝浓茶和咖啡，茶中成分会刺激膀胱，引起排尿增多，夜间喝茶和咖啡影响睡眠，影响营养物质的吸收，晚上 8 点以后尽量少喝茶和咖啡

（四）前列腺增生的治疗护理（表 7-57）

表 7-57　前列腺治疗护理措施

条目	护理措施
药物指导	服用肾上腺素 α 受体药物的患者，要注意观察血压变化，防止直立性低血压的发生，常发生在服药 2 ～ 6 小时内
	起床动作要缓慢，先半卧位休息 10 ～ 30 分钟在起床
	定期进行血清 PSA 检查
	注意有无性功能障碍
	服用含激素类药物患者，注意观察有无乳腺长大，定期查血了解肝肾功能情况
尿管指导	保持尿管引流通畅，多饮水，每天饮水量 2000 ～ 2500ml
	防止尿管脱落、折叠，禁止强行自行拔管
	膀胱造瘘者，每日伤口消毒更换敷料
	尿道口用艾力克消毒，每天 2 次，大便污染时，及时清洗消毒
	引流袋定期更换，防止尿液反流

（五）前列腺增生患者生活指导（表 7-58）

表 7-58　前列腺增生患者生活指导

指导项目	内　容
环境方面	室内空气流通，温度、湿度适宜，湿度要求 50%～60%，室内温度 20～24℃
	床离卫生间距离近，方便老年人上厕所
	日常生活用品放在老人容易取放的地方
	光线适宜，夜间要有照明灯，防止老人起床跌倒
	暖瓶等危险用品远离老年人
	夜间睡觉老人宜加床档，防坠床
睡眠方面	环境保持安静，夜间照明灯柔和
	睡向尽量以头北脚南，采取习惯体位
	床铺干净，柔软度适宜，枕头高度以 10～15cm 适宜
	各项护理治疗工作集中在白天，夜间巡视动作要轻，减少患者被动觉醒
	指导病员有睡意时才上床
	早上应该准时起床，定时暴露在强光下，形成睡觉 - 觉醒节律
	午睡时间不宜过长，30～60 分钟为宜
	指导患者白天多与家属聊天，白天减少打盹时间
	睡觉前温水泡脚 20～30 分钟
	睡前 2 小时避免运动
活动方面	避免久坐，久坐会导致前列腺部慢性充血和淤血
	避免长时间骑车及骑马，长时间的骑跨姿势容易导致前列腺受压
	运动要循序渐进，最适宜的运动方式为步行
	时间由短到长，运动时间 30～60 分钟
	运动量由小到大，活动强度为运动后不感到头晕不适为宜，60 岁以上老年人，运动时心率加年龄＜170 次 / 分；60 岁以下者，运动时心率加年龄＜180 次 / 分
	指导老年人经常有规律进行肛门括约肌和肛提肌的收缩练习，每日睡前和晨起各缩肛 50 次
服饰方面	以棉质衣物为宜
	勤换内衣裤，内衣裤宜在阳光下曝晒
	寒冷季节注意保暖，预防感冒

指导项目	内　容
清洁卫生方面	毛巾、盆具专人专用，避免相互间致病菌传播
	每晚睡前洗一次下身，或用温水坐浴 15 ～ 30 分钟
	热水泡脚，15 ～ 30 分钟
大小便方面	不憋尿，有尿便排，排完小便时多待一下，尽量减少残余尿
	保持大便通畅，每日定时排便，有便秘时及时处理
	大便后温水清洗，或用温水坐浴

（六）手术治疗

长期药物治疗及保守治疗无效，身体能耐受手术时，患者可以选择手术治疗。手术治疗前列腺增生症的原则：

（1）反复出现尿潴留。

（2）排尿困难严重或残余尿 > 60ml。

（3）出现严重的肾功能损害、输尿管积水。

（4）合并尿路感染、血尿。

（5）前列腺部和膀胱颈有梗阻。

【术前护理】

前列腺增生术前准备（表 7-59）。

表 7-59　前列腺增生术前准备

条目	具体内容
心理指导	与患者讲解手术目的、注意事项、手术过程，负责医生、护士，消除患者陌生和紧张感
	与家属沟通，取得家属支持
	与患者讲解手术的必要性和安全性，介绍同病房、同病种成功事例
	鼓励亲人朋友探望，强化社会支持
皮肤准备	术前一天或手术当日备皮，备皮时注意防止皮肤破损
	清洁外阴部皮肤，更换宽松棉质内衣裤

条目	具体内容
肠道准备	告知患者禁食 12 小时，禁饮 4～6 小时 手术前晚清洁灌肠 练习床上排便
饮食准备	进食含粗纤维丰富的食物 忌辛辣，酒等刺激性大的食物 多进食易消化营养丰富，低脂肪食物，如瘦肉、鸡肉、鱼肉 多进食蔬菜和水果
预防感染	告知患者戒烟，术后卧床如何进行有效咳嗽排痰 多饮水，多排尿，增加尿量冲洗尿路，有感染者给予控制 排尿困难严重或出现急性尿潴留者应行导尿术，防止尿液 　　反流，引起泌尿系感染 及时更换污染的内衣裤，及时清洗干净并暴晒
肛提肌功能 　训练	预防及降低术后尿失禁的发生，每天练习收缩肛门，每次 　　缩肛不少于 10s 排尿时有意识地中断排尿

【前列腺术后护理措施】

（一）病情观察

（1）监测生命体征变化，根据患者血压、尿量等来调节输液速度。

（2）麻醉未醒时采用平卧位，苏醒后可采取斜坡位，利于膀胱引流。

（3）观察患者术后疼痛情况，疼痛时可做深呼吸运动，必要时予药物止痛。

（4）观察伤口及尿液有无出血，出血严重时予相应处理。

（5）观察冲洗液的颜色，根据冲洗液颜色调整冲洗速度，防止血凝块形成堵管。

（6）观察并记录 24 小时出入量。

（二）饮食

（1）术后禁食，肛门排气后慢慢开始进食清淡易消化流质，次日可进半流质饮食。

（2）适当进食蔬菜水果，补充维生素和粗纤维，保持大便通畅，术后禁止灌肠或肛管排气，必要时给予口服缓泻剂。

（3）术后避免进食产气食物。

（4）多饮水，每天 2500 ～ 3000ml。

（三）导管护理

（1）保持尿管通畅，防止折叠、受压或扭曲。

（2）安置三腔尿管进行压迫止血者，维持尿管有效固定或牵拉，防止坐起或肢体活动，保持卧床休息，直到减除牵引。

（3）每日用 0.5% 碘伏消毒尿道口，勤换内裤。

（4）定时更换尿袋，尿袋位置保持低于膀胱水平。

（5）尿管拔管时间根据手术方式不同而留置时间长短不一样，一般术后 10 天即可拔除，拔管当天要避免下床，勤解小便。

（四）膀胱护理

（1）术后膀胱冲洗速度一般根据出血情况而定，一般冲洗速度为 80 ～ 100 滴 /min，液柱高约 60cm 为宜。

（2）有腹胀或引流不畅时应立即停止冲洗。

（3）术后冲洗时间一般为 2 ～ 3 天，引流液清亮，即可停止冲洗。

（4）膀胱冲洗液温度以 20 ～ 30℃为宜，过高加快出血，过度引起膀胱痉挛。

（5）指导患者膀胱肌锻炼，拔管前，行间断夹尿管放尿，白天 2 ~ 3 小时放尿一次；夜间 3 ~ 4 小时放尿一次。

【前列腺增生术后常见并发症】

前列腺增生患者术后常见并发症的预防及护理（表 7-60）。

表 7-60　前列腺增生患者术后常见并发症的预防及护理

并发症	预防及护理
经尿道电切术（TUR）综合征	观察患者神志，及时发现 TUR 综合征，如出现烦躁、恶心、呕吐、抽搐、昏迷等 根据医嘱给予相应处理，减慢输液速度 时刻准备好进行抢救的药物和器材
尿频、尿失禁	术后第 2 ~ 3 天指导患者收缩腹肌、肛门括约肌训练，4 次 / 天，每次缩肛 10 下，不少于 10s 保持会阴部清洁干燥，防止压疮发生
出血	术后 1 周卧床休息，逐渐增加活动 保持大便通畅，避免增加腹压 有血块时，加快冲洗液速度或用 50ml 注射器抽吸无菌生理盐水推注 禁止灌肠或肛管排气 严重出血时可给予冰盐水持续膀胱冲洗，并遵医嘱给予使用止血药物
感染	保持尿管通畅，膀胱冲洗过程中严格无菌技术操作 每日行碘伏消毒尿道口 2 次 及时清洗会阴部分泌物 勤翻身，帮助排痰，防止肺部感染

【出院指导】

（1）术后 3 个月内避免过度运动，不走远路，勿做重体力活动，防止继发性出血。

（2）防便秘，多饮水，不憋尿，忌刺激性食物。

（3）术后 3 ～ 6 个月内溢尿属于正常现象，每日加强肛门括约肌的收缩功能训练，4 次 / 天。

（4）如出现阴囊肿大，发热、持续性血尿、尿潴留、尿线变细、疼痛等不适症状及时就诊。

（5）术后 3 个月复查。

【特别关注】

（1）心理护理；

（2）前列腺增生患者生活指导；

（3）前列腺增生术后护理措施。

【知识拓展】

如何鉴别前列腺增生症与前列腺癌

前列腺增生症和前列腺癌都以排尿困难为主要症状，都好发于老年男性，可以通过以下几个方面鉴别。

（1）直肠指检：前列腺增生时腺体表面光滑，质地较均匀，周围边界较清晰；前列腺癌多为不规则肿大，表面不平，边界不清，常与周围组织粘连。

（2）B 超：前列腺增生断面形态扩大近似圆形，左右对称，包膜反射连续光滑，内部反射为均匀细光点，声波无衰退；前列腺癌断面形态呈早期扩大，左右不对称，包膜反射不连续、不光滑，内部反射可见光团及暗区，声波多有减退。

（2）生化检查：前列腺癌时，血清酸性磷酸酶升高明显；前列腺增生无升高。

（4）病史：前列腺增生症病史长，发展缓慢；前列腺癌发展快，可出现明显消瘦、贫血等症状。

（钟文逸 张晓军）

参 考 文 献

蔡柏蔷，肖毅．2008．当代呼吸病学进展．北京：中国协和医科大学出版社

曹新妹主编．2009．精神科护理学．北京：人民卫生出版社

陈军利，刘箭．2014．老年前列腺增生症患者的围手术期护理．中国药物经济学，(11): 175, 176

陈茜．2013．氨氯地平对老年高血压血压晨峰的疗效观察及健康教育．护士进修杂志，28(14): 1306～1307

崔华，范利，张梦等．2104．住院老年高血压患者死亡相关因素的分析．中国应用生理学杂志，30(1): 64～68

邓荣华，李翠萍．2014．前列腺增生术前术后的护理．北方医学，11(7): 193, 194

丁仁奎，孙材江，王万春等．1997．膝关节退行性骨关节病与骨质疏松的相关关系研究．湖南医学，14(6): 323.

董碧蓉．2009．老年病学．成都：四川大学出版社

窦媛媛，徐新娟．2011．老年高血压患者餐后血压与相关因素的研究．内蒙古中医药，3: 117～120

杜克，王守志．1995．骨科护理学．北京：人民卫生出版社

付梅苏，宋玉．2012．老年患者围术期高血压及其相关因素分析．中国现代医生，50(2): 7～10

高峰．2007．急诊冠脉介入治疗急性心肌梗死的临床研究．陕西医学杂志，36(9): 1202, 1203

高血压联盟（中国），国家心血管病中心，中华医学会心血管病学分会，中国医师协会高血压专业委员．2014年简明版中国高血压患者教育指南（节选）——医务人员对患者教育的责任与内容、高血压认识的误区．中国循环杂志，29(2): 87～89

龚润秀，覃芳芳．2011．老年人常见心理问题及护理干预．检验医学与临床，8(23): 2940, 2941

韩佰花，王丹，王京等．2014．老年人胃食管反流病的临床特点．中国老年学杂志，1(34): 34, 35

郝伟 . 2008. 精神病学 . 北京：人民卫生出版社

化前珍 . 2006. 老年护理学 . 第 2 版 . 北京：人民卫生出版社

槐颖 . 2012. 老年冠心病发病的诱因分析及护理 . 中国医药指南，10(25)：629 ～ 631

霍勇 . 2014. 从美国 2014 成人高血压循证管理指南看血压管理指南的理念更新 . 中华高血压杂志，22(2)：119，120

贾建平 . 2010. 中国痴呆与认知障碍诊治指南 . 北京：人民卫生出版社

贾秀娟，贾黎，钟丽娜等 . 2013. 高龄老年骨质疏松症患者应用唑来膦酸注射液的安全 . 中国骨质疏松杂志，(10)：1080 ～ 1083

赖桂凤 . 2010. 老年高血压病的特点及临床护理 . 现代中西医结合杂志，19(7)：875，876

雷慧主编 . 2014. 精神科护理学 . 北京：人民卫生出版社

李红梅，陈喜凤 . 2011. 前列腺增生尿潴留置导尿的护理体会 . 河南外科学杂志，17(3)：139，140

李敏，柏玉萍，吕洋等 . 2013. 老年冠心病患者同伴教育研究现状 . 中国老年学杂志，33：483，484

李显红，宋士强 . 2014. 老年性前列腺增生手术的护理体会 . 当代医学论丛，12(11)：124

李小鹰 . 2011. 2010 版《中国高血压防治指南》解读——新指南，新在哪里？. 中国医学前沿杂志（电子版），3(3)：67，68

李泽佳，蒋宜伟 . 2014. 骨质疏松性脊柱骨折的研究进展 . 医学研究生学报，27(10)：1099 ～ 1102

梁万年 . 2001. 全科医学概论 . 北京：人民卫生出版社

梁小燕，高青 . 2006. 胃食管反流病的食管外表现及其临床进展 . 世界华人消化杂志，14(35)：3387 ～ 3390

刘承云，邹敏 . 2014. 从近期新指南看老年高血压治疗的新趋势 . 临床心血管病杂志，30(8)：651 ～ 653

刘熔雪 . 2012. 护理干预对老年高血压患者自我管理行为的影响研究 . 临床护理杂志，11(1)：18 ～ 20

刘霞 . 2014. 骨质疏松症合并骨折的护理 . 内蒙古中医药，2：152

刘晓霞，杨静，韩如智等 . 2013. 不同年龄段冠心病患者的临床

特点及相关影响因素研究. 中国全科医学, 16: 2082 ～ 2084

刘艳, 刘小平, 张天龙. 2013. 骨质疏松症的中医综合治疗及护理临床研究. 中医临床研究, 5(27): 87 ～ 89

刘祖玉. 2012. 良性前列腺增生症患者生活质量的影响因素及护理干预. 中国医药指南, 8(36): 156 ～ 158

鲁金莹. 2012. 社区老年前列腺增生患者的心理特点及护理对策. 包头医学, 36(2): 112, 113

陆军. 2014. 护理干预对社区老年高血压患者的影响分析. 大家健康, 8(5): 292, 293

陆再英, 钟南山. 2008. 内科学. 第 7 版, 北京: 人民卫生出版社

马艳波. 2013. 前列腺增生症患者的临床护理. 中国医药指南, 11(27): 553, 554

饶明莉. 2010. 中国脑血管病防治指南. 北京: 人民卫生出版社

眭文洁, 陈小康, 李惠玲等. 2014. 老年骨质疏松症椎体骨折患者钙营养知识及态度调查. 护理学杂志, 29(24): 31, 32

覃兴航. 2014. 不稳定型心绞痛的治疗进展. 中外医疗, 16: 192, 193

唐瑭, 刘刚, 曾道兵. 2013. 老年骨质疏松症的系统化护理干预. 实用临床医药杂志, 17(20): 131, 132

田金洲. 2012. 中国痴呆诊疗指南. 北京: 人民卫生出版社

王贵学. 2012. 前列腺增生围手术期护理体会. 中国医药指南, 10(10): 326, 327

王慧美. 2014. 前列腺增生经尿道前列腺电切术 (TUR-P) 的护理. 护理研究, 8(24): 250, 251

王香丽. 2012. 前列腺增生患者的心理护理. 河南外科学杂志, 18(3): 157, 158

王晓红. 2011. 使用无创呼吸机的护理体会. 医学信息, 24(8): 5119, 5120

吴小玲, 余小君. 2002. BIPAP VISION 在慢性阻塞性肺疾病 II 型呼吸衰竭的应用和护理. 中国呼吸与危重监护杂志, 11(4): 138 ～ 240

肖建德.2004.实用骨质疏松学.北京:科学出版社

邢桂荣,初春梅,张洪艳.2010.前列腺增生患者的护理体会.中国实用医药,5(10): 183,184

贾秀娟,贾黎,钟丽娜等.2013.高龄老年骨质疏松症患者应用唑来膦酸注射液的安全性及疗效初步分析.中国骨质疏松杂志,19(10): 1080～1083

熊恩富.2000.康复医学.成都:四川科学技术出版社

胥之梓,范秀华.2012.老年高血压患者的社区护理干预效果分析.中国社区医师.医学专业,19: 319,320

亚蒙,陈莺,林岩等.2014.卒中和短暂性缺血发作患者的卒中预防指南:美国心脏协会/美国卒中协会指南.神经病学与神经康复学杂志,11(2): 61～112

叶娣.2011.骨关节炎诊治研究进展.中西医结合研究,3(5): 254～257

殷磊.2001.老年护理学.北京:人民卫生出版社

尤黎明,吴瑛.2009.内科护理学.第4版.北京:人民卫生出版社

张建等主编.2009.老年医学.北京:人民卫生出版社

张立萍.2010.老年前列腺增生患者并发急性尿潴留98例的护理.中国误诊学杂志,10(35): 8758,8759

张玲,林寒,施新岗等.2013.老年胃食管反流病患者高分辨率食管测压压力特点分析.老年医学与保健,19: 83～85

张敏,贺清明.2013.新形势下老年人的心理问题及护理.延安大学学报(医学科学版),11(1): 69～71

张岩,赵松,任爽等.2015.胃食管反流病的诊疗,中国老年学杂志,1(35): 261～263

张珍.2011.老年高血压患者护理干预的探讨.检验医学与临床,8(22): 2803,2804

赵文彩,畅雅学,张海艳.2011.经尿道前列腺电切术治疗前列腺增生症的围手术期护理体会.当代医学,17(11): 16,17

赵英艺,劳菊莚,马倩等.2011.老年急性下壁心肌梗死静脉溶栓66例临床分析.中国慢性病预防与控制,19(4): 414,415

甄严杰，何翠竹等．2013．康复指导对老年急性心肌梗死病人恢复期的疗效．中国老年学杂志，10: 2430, 2431

中华医学会骨科学分会．2008．骨关节炎诊治指南 (2007 年版)．中国临床医生杂志，36(1): 28 ~ 30

中华医学会骨质疏松和骨矿盐疾病分会．2006．临床诊疗指南：骨质疏松和骨矿盐疾病分册．北京：人民卫生出版社

中华医学会糖尿病学分会．2013．中国 2 型糖尿病防治指南（基层版）——老年糖尿病及糖尿病管理．中国社区医生，42(29): 8, 9

中野忠澄．2007．老年糖尿病治疗指南．日本医学介绍，28(9): 395 ~ 397

周隽，何淑娟，刘涛等．2014．老年病人临床安全用药现状及对策研究．全科护理，12(36): 3393 ~ 3394

周仑．2014．83 例老年药源性高血压的临床分析．中国医院药学杂志，(34)8: 678 ~ 680

2014 Evidence-Based Guideline for the Management of High Blood Pressure in Adults Report From the Panel Members Appointed to the Eighth Joint National Committee(JNC8)，Clinical Review & Education Special Communication，2013

AISEN AM，McCUNE WJ，MacGUIRE A，et al. Sonographic evalution of the cartilage of the knee. Radiology，1984，153(3): 781 ~ 784

From Global Strategy for the Diagnosis，Management and Prevention of COPD，Global Initiative for Chronic Obstructive Lung Disease(GOLD) 2015. Available

HOR Ⅱ M，KUBO T，HIRASAWA Y. 2000. Radial MRI of the hip with moderate osteoarthritis．J Bone Joint Surg Br，82(3): 364 ~ 368

Johanson JF，Inzarry F，DoughtyA. 1997. Risk factors for fecal incontinence in a nursing home population. J Clin Gastroenterol，24 (3) : 156 ~ 160

Katz PO，Gerson LB，Vela MF，et al. 2013. Guidelines for the

diagnosis and management of gastroesophageal reflux disease. Am J Gastroenterol, 108(3): 308 ～ 328

McNALLY EG. 2002. Magnetic resonance imaging of the knee . BMJ, 325(7356): 115, 116

Rockwood TH, Cherch JM, Fleshman JW, et al. 2000. Fecal incontinence quality of life scale: quality of life insrtument for paitents with fecal incontinence. Dis Colon Rectum, 43 (1) : 9 ～ 16

Schrelle JF, Adamson GM, Gruise PA, et al. 1997. Skin disorders and moisture in incontinent nursing home residents: interrention implications . J Am Geriotr Soc, 45 (10): 1182 ～ 1188

WOLLHEIM FA. 2003. Early stages of osteoarthritis: the search or sensitive   predictors. Ann Rheum Dis, 62(11): 1031, 1032

第八章　老年人的临终关怀护理

第一节　老年人临终护理的概述

【概念】

（一）临终关怀

临终关怀（hospice care）又称善终服务、安宁照顾，是为疾病末期，生存时间有限（6个月或更少）的患者及家属提供生理、心理、社会等方面的照料、使患者生命得到尊重，生命质量得到提高，能舒适、安详无痛苦地度过人生最后时刻，并为家属的身心健康提供支持系统。因此，临终关怀应该由医师、护士、家属、社会工作者、志愿者以及营养学和心理学工作者等　多方面人员共同参与。

（二）老年人临终护理

老年人临终护理是指对老年人在疾病终末期、生命即将结束时实施的护理，是临终关怀的重要组成部分，核心是关怀和照顾。其目的是尽最大努力地减轻老年人的痛苦和对死亡的恐惧，最大限度地保存老年人的尊严，让临终老年人在亲切、温馨的环境中离世。

【临终关怀的现状】

（一）临终关怀的历史

临终护理起源于中世纪的修道院和济贫院，为重症濒死者提供精心的照料。在1967年7月，桑德斯博士在英国伦敦创建了第一所临终关怀医院——圣克里斯多弗临终关怀院，为世界各国树立了榜样。1974年，美国创建了第一个Hospice方案。1983年，临终关怀的理论与实施，获得美国联邦政府和美国国会专门法案通过。目前，世界上已有38个国家及地区建有临终关怀机构。1988年10月，我国天津医学院成立了中国第一个临终关怀研究中心。同年，上海成立了临终关怀医院——南汇护理院。1990年3月，台湾马偕医院建立第一所临终关怀安宁病房，到1998年，香港李嘉诚基金会先后在全国各地（如汕头大学医学院第一附属医院、北京天坛医院、上海新华医院、哈尔滨医科大学附属肿瘤医院、新疆医科大学附属肿瘤医院、兰州医学院第一附属医院）等20家大型综合医院中创办宁养院，该基金会每年给各家医院拨款100万元，旨在为贫困癌痛病人提供免费家居服务，使我国的临终关怀得到进一步发展。

（二）我国临终关怀服务现状

1. 临终关怀病房　20世纪90年代以来，全国大城市一些综合性医院探索开设了临终关怀病房，在肿瘤专科医院尝试设立了临终关怀病区。据不完全统计，我国城市建立了不同类型的临终关怀机构约200余家，大约有近万名医务人员从事临终关怀工作。我国城市临终关怀机构呈多元化办医格局，但是这些临终关怀机构绝大多数设在大城市，个别中等城市、小城市、乡镇和农村的临终关怀机构几乎是空白。绝大多数的临终关怀机构属卫生系统、高校附属医院所举办的临终关怀机构，其集教学、研究为一体的优势作用较为明显；少数为社区卫生服务中心举办的临终关怀机构。

2. 善终服务　香港九龙圣母医院于1982年首先提出"善终服务"。1986年成立了"善终服务会"，积极进行宣传教育,为疾病末期患者提供咨询辅导,努力推广善终服务。1992年,第一个独立的临终关怀机构——白普理宁养院在香港沙田落成。该院除照顾临终患者住院服务外,还开展了居家临终关怀服务。至今香港地区还有9家综合性医院开设临终关怀病床。1994年10月,香港医管局制定了《安老院条例》对安老院分类管理。1995年4月又制定《安老院实务守则》对混合式安老院作出了具体规定。

3. 我国台湾地区临终关怀机构 我国台湾地区于1983年,天主教康泰医疗基金会成立癌症末期患者居家照顾及服务,开创了台湾地区临终关怀居家服务之先。1990年2月,在马偕纪念医院淡水分院成立台湾地区第一家临终关怀住院机构,该地区成为世界上第18个拥有临终关怀病房的地区。1999年,台湾地区成立安宁缓和医学会;2000年,制订了《安宁缓和医学专科医师制度》;2000年5月,台湾通过《安宁缓和医疗条例》地方立法并于2002年11月修法,从此台湾地区临终关怀服务中DNR(不做心肺复苏术)正式合法。2009年3月,台湾卫生署参照世界卫生组织(WHO)临终关怀定义,放宽临终关怀服务收治对象为末期癌症患者延伸为多器官衰竭的慢性疾病进入末期状态者,由原先纳入全民健康保险给付试办计划中住院日数16天放宽到30天。

(三)影响因素

虽然临终关怀事业在我国有了较快发展,但我国老年人的临终关怀事业还存在以下问题亟待解决:

1. 服务机构 随着我国经济的发展和家庭模式的变化,我国老年人通常在养老院、医院、家里和临终关怀机构度过余生。而目前来讲,能够为老年人提供临终关怀的只有医院和临终关怀机构,养老院和家庭因为各方面条件限制不具备临终关的条件。

2. 资金来源不足　我国的临终关怀机构还没有纳入国家医疗保障体系，政府没有专门资金维持临终关怀机构的运转，临终关怀机构需向老年患者收取费用，这使低收入老年人望而却步。

3. 从事临终关怀的人员缺乏　我国能为老年人提供临终关怀的工作人员以医护人员为主，心理学家、社会工作者和志愿者几乎没有参与。这无疑使临终关怀的质量和效果大打折扣。

4. 医保政策支持不足　我国医保政策的局限性，使得在养老院、家里接受的治疗、护理费用不能纳入医保报销范围。这就导致大部分没有住院的老年人在临终时没有机会接受临终关怀服务。

【老年人临终关怀的意义】

（一）提高老年人临终生存质量

对临终老年人采取适当的治疗和护理保持其功能和独立，并帮助维持生活质量是必要的。如果只是为了延长老年临终患者的生命而采取一些有创的检查和治疗如胸腔穿刺、气管插管、有创呼吸支持等只能让老年人饱受痛苦和折磨。临终关怀为老年人的心理、精神需要提供支持，关注其躯体是否舒适，能满足老年人平静安宁无痛苦地离开人世的愿望。

（二）减轻老年人家庭照料负担

临终关怀服务一方面可以让临终老年人得到关心和照护，有尊严的、安宁的抵达人生的终点，另一方面可以满足家属尽孝道的愿望，减轻家属在经济上、精神上、体力上的负担。

（三）节约医疗资源

单纯为了延长老年患者的生命而进行地检查和治疗、护理措施不仅会增加老年人的痛苦，也会加重家属的经济负担，造成有限的医疗资源不能得到合理的应用。

【老年人临终关怀的内容】

（1）减轻患者肉体和精神症状，以减少痛苦。

（2）采取能让患者表现自己愿望的治疗手段，以维护患者的尊严。

（3）避免不适当的、有创伤的治疗。

（4）在患者还能交流时，给患者和家属提供充分的时间相聚。

（5）保证患者尽可能好的生命质量。

（6）将家属的医疗经济负担减少到最低程度。

（7）所花医疗费用要告知患者的家属。

（8）给死者家庭提供居丧方面的帮助。

【临终护理模式】

合理且适合我国国情的临终关怀模式不仅能够加快我国临终关怀事业的进程，而且能够避免资源浪费，最大限度地满足我国人口老龄化发展的需要。目前我国较公认模式是李义庭的"PDS模式"和施榕的"施氏模式"。而国外，最具有代表性的临终护理模式就是利物浦临终患者护理模式（the Liverpool care pathway for the dying patient，LCP）。

（一）LCP模式

LCP模式较全面的构建了"一个中心，三个方位，九个结合"体系，其认为临终关怀应以解除患者的病痛为中心。在服务层面上，坚持临终关怀医院、社区临终关怀服务与家庭临终关怀病房相结合；在服务主体上，坚持国家、集体、民营相结合；在服务费用上，坚持国家、集体和社会投入相结合的模式。

（二）施氏模式

施榕"施氏模式"的着眼点主要是在乡村，其认为21世纪中国临终关怀事业，必将在乡村大有发展，而家庭临终照护将成为临终关怀的主要模式。在1995年召开的东亚生命伦理学学术研讨会上，多个国家的学者认为："施氏模式"在世界内开展，无疑是解决面广、量大老年人临终照护的最佳办法之一，值得多国效仿。

（三）利物浦临终患者护理模式

利物浦临终患者护理模式是一个对濒死患者实施护理的模式，包括三部分。

（1）初步评估和护理临终患者：通过对患者评估，确定患者什么时候进入濒死阶段，确保对濒死阶段护理提供依据和指导。

（2）对濒死期患者实施护理：至少每4小时观察一次症状控制的情况，特别要注意患者的呼吸道分泌物、疼痛、烦躁、口腔护理和排尿问题。

（3）患者死亡后要对其亲属和看护者进行安慰：确定患者死亡是全关重要的，并在患者死亡后对其亲属和看护者进行安慰，提供哀伤处理的相关信息说明。

利物浦临终患者护理模式（LCP）提供了对濒死患者护理的模式，它同样适应老年临终患者。利用LCP从确定老年临终患者进入濒死阶段开始，到为濒死老年人实施身心护理，帮助老年人有尊严地死去，最后为死者亲属和看护者提供心理支持是对临终老年人实施的最佳整体护理模式。

【知识拓展】

临终患者的权益

（1）有获得尊严的临终关怀服务，包括缓和治疗与安宁护理服务的权利。

（2）有获得尊重的权利，包括享有人格尊严，民族风俗习惯得到尊重，宗教信仰得到尊重。

（3）有权自主选择医疗服务方式；包括拒绝任何指定药物、检查、处理或治疗，有权知道相应的后果。

（4）有权出院（不管临终患者的身体状况如何，可要求患者或直系亲属签订一份出院书，说明患者出院是主动自愿的）；有权转移到其他医疗机构治疗。

（5）享有知情同意的权利，包括享有获得有关患者权益保护方面知识的权利。

临终患者家属权利与义务

（1）亲属、监护人及律师对临终患者也具有选择死亡的权利。

（2）具备书面的临终患者家属的权利与义务的说明。

（3）家属有权知道所接受的服务内容与收费标准。

（4）家属对所接受的安宁护理计划，有参与制定或修改的权利，对安宁护理不同意时，可经家属会议派监护人作为决策者，并签署同意书。

（5）在临终患者意识清醒，有决定能力状况下，以尊重患者为原则，维护患者自主权，但不以伤害患者自己及他人为原则。家属有权维护患者自主权。

（6）家属所提供的资料或主诉均应受到保密。

（7）家属应受到临终关怀机构及工作人员的尊重，同时也有义务尊重其他家属的权益。

（8）家属有知情权。

临终关怀服务机构的义务

（1）提供安全的临终关怀服务的义务。

（2）提供人道主义的温馨的安宁护理的义务。

（3）提供适宜的安宁护理服务（即适宜的技术和适度的费用）。

（4）提供安宁护理服务应尽的高度注意义务（其实质是医务人员，特别是医生自己，应当以对待其他患者的同样态度来对待临终患者）。

（5）提供安宁护理服务应尽的忠实义务。

（6）提供安宁护理服务应尽的告知义务。

（7）提供安宁护理服务应尽的充分照顾义务。

（8）提供安宁护理服务应尽的保密义务。

（9）接受患者监督义务。

（张雪梅　韩曾利　高浪丽）

第二节　临终老年人的心理与护理

老年人临终前的心理反应取决于他的人格特点、教育、信仰及其传统观念，也同他在病中所体验到的不适与痛苦程度、医护人员和家人对其关心程度以及以前的生活状况、生活满意程度等有密切关系。

【临终老年人的心理】

美国的罗斯博士将临终病人的心理反应分为五个阶段。

（1）否认阶段：不承认自己身患绝症，企图逃避现实，多表现为震惊、焦虑、心神不定等。

（2）愤怒阶段：怨天尤人，常常迁怒于家属或照顾者，责怪命运不公。多表现为痛苦、愤怒、怨恨等。

（3）协议阶段：承认已患绝症的现实，乞求治疗，延长生命。

（4）抑郁阶段：已认识到治疗无望，面对死亡的来临，身心非常痛苦，表现为绝望、悲伤、消沉，甚至可发生自杀。

（5）接受阶段：接受事实，面对死亡，表现为稳定、平静、少言寡语。

【临终老年人对病情的认知】

大多数临终者是由于患了疾病才导致濒死和死亡，所以他们对于自己所患疾病病情是否察觉和了解，就会成为对他们自己心理状态影响的极为重要的因素。临终病人对自己病情认知大致可以分为以下四种类型：

（1）封闭性认知：医护人员、家属知道病人即将死亡的事实，但不告诉病人，病人不知道而处于封闭性认知状态中。封闭性认知的本质是向临终病人隐瞒病情的严重性，影响临终病人与家属间之坦诚沟通。

（2）怀疑性认知：病人开始怀疑自己身染重病，但不能肯定，而医护人员和家属仍然保持缄默。病人这时内心痛苦，情绪不稳，焦虑不安。

（3）伪装性认知：病人已知自己的真实病情，家属等也知道实情，并知道病人知道，但两者都共同回避死亡临近的事实。此时病人独自面对死亡，孤独感十分强烈。

（4）公开性认知：病人、家属及医护人员都已知道，且相互坦诚，这有利于相互分享自己感受及彼此的支持。

坦诚地告知病情往往是病人、家属及医师之间沟通最感困难的工作，在一些国家，例如美国，医师未对病患本人做病情的告知往往会带来诉讼问题。近年来，因欧美人士强调自主权、医疗界规避诉讼等问题，一般都主张对病情做清楚、诚实地告知。

【临终老年人的心理特征】

（一）恐惧

临终病人在即将死亡时，会表现出种种的恐惧心理。研究发现临终老年人有以下表现：对于临终时会产生的疼痛表现出明显的恐惧，希望能够有效减缓；依然不能把自己当做垂死病人来考虑，将自己的生命状态与垂死者做出了明确的区分；在濒死的关头，不愿表达一个明确的治疗意见而想要推给医生来做决定。调查发现，临终老年人需要帮助克服恐惧、发现生命中的希望和意义，发现心灵的宁静安详和获得精神资源。通常大多数临终老人不说也不愿与医生护士谈论垂死的话题，他们更喜欢去听一些有关希望的话题例如进一步的治疗，在生命中最珍视的是具有重要意义的家庭成员和朋友。

（二）心理障碍加重

表现为暴躁、孤僻、抑郁、依赖性增强、自我调节和控制能力差等。心情好时愿意和人交谈，差时则沉默不语。遇到一些不顺心的小事就大发脾气，事后又后悔莫及再三道歉。有的老人固执己见，不能很好地配合治疗护理，如擅自拔掉输液管和监护仪。当进入临终期时，身心日益衰竭，精神和肉体上忍受着双重折磨。感到求生不能，求死不能，这时心理特点以忧郁、绝望为主要特征。

（三）思虑后事，留恋配偶、子女儿孙

大多数老人倾向于个人思考死亡问题，比较关心死后的遗体处理：土葬还是火葬，是否被用于尸解和器官捐献移植；还会考虑家庭安排，财产分配；担心配偶的生活、子女儿孙的工作、学业等。

【临终老人的心理护理】

心理护理是临终老年人护理的重点。要使临终老人处于舒适、安宁的状态，必须充分理解老人和表达对老人的关爱。给予老人心理支持可以采取以下措施：

（一）提供舒适的临终环境

保持病室整洁，给老人一种温暖、舒适、安全的感觉，在房间里摆放家庭成员的照片，让老人随时能体会到家庭的温暖；可摆上几盆鲜花或绿叶常青植物，让老人感到生命的活力与希望；还可根据老人的喜好播放音乐或戏曲等。

（二）耐心倾听和诚恳交谈

认真、仔细地听老人诉说，使其感到被理解。临终老年人一般虚弱而无力进行语言交流，可通过表情、眼神、手势与其交流，来表达理解和爱，并以熟练的护理技术操作取得老人的信赖和配合。通过交谈，及时了解老年人真实的想法和心愿，满足他们的各种需求，尽量照顾老人的自尊心、尊重他们的权利，减轻他们的焦虑、抑郁和恐惧，使其没有遗憾地离开人世。

（三）触摸

触摸护理是大部分临终病人愿意接受的一种方法。护士在护理过程中，针对不同情况，可以轻轻抚摸临终老人的手，肩。抚摸时手温适宜，动作轻柔。通过对老人的触摸能获得他们的信赖，减轻其孤独和恐惧感，使他们有安全感和亲切感。

（四）允许家属陪护老人，参与临终护理

家属是老人的亲人，也是老人的精神支柱。临终老人最难割舍与家人的亲情，最难忍受离开亲人的孤独。

允许家属陪护、参与临终护理是一种有效的心理支持和感情交流，可使老人获得慰藉，减轻孤独感，增强安全感，有利于稳定情绪。

（五）帮助老人保持社会联系

鼓励老人的亲朋好友、单位同事等社会成员多探视老年人，以体现老人的生存价值，减少孤独和悲哀。

（六）适时有度的宣传优死意义

根据老人不同的职业、心理反应、性格、社会文化背景，在适当时机、谨言慎语地与老人、家属共同探讨生与死的意义，有针对性地进行精神安慰和心理疏导，帮助老年人正确认识、对待生命和疾病，从对死亡的恐惧与不安中解脱出来，以平静的心情面对即将到来的死亡。

（七）重视与弥留之际老人的心灵沟通

美国学者卡顿堡顿对临终老人精神生活的研究结果表明，接近死亡的人，其精神和智力状态并不都是混乱的，49%的老人直到死亡前一直是很清醒的。因此不断对临终或昏迷老人讲话是很重要而有意义的，护理人员应对老人表达积极、明确、温馨的尊重和关怀，直到他们离去。

总之，临终老人的心理变化各个过程无明显界限，但各个过程都包含了"求生"的希望。他们真正需要的是脱离痛苦和恐惧，以及精神上的舒适和放松。因此，及时了解临终病人的心理状态，满足病人的身心需要，使病人在安静舒适的环境中以平静的心情告别人生，是临终心理护理的关键。

（吴琳娜）

第三节　临终前症状与护理

当疾病进展到终末期，随着老年患者的体力、食欲和知觉日益恶化，老年人将不可避免的面临死亡的到来。此时的老年人极度虚弱，对出现的疼痛、呼吸困难、临终喉鸣等症状耐受性很差因此，除了为临终老年人提供优质的基础护理和生活护理外，还要积极采取恰当的护理措施对特殊症状进行护理干预，预防新的症状出现。

【疲劳】

在疾病末期，引起疲劳的原因很多，如贫血、感染、电解质紊乱、缺氧等。一些药物也可能导致疲劳，如抗组胺药、抗胆碱药、钙通道阻滞药等。护理人员要评估疲劳的严重程度，仔细审查患者的药物，记录每日出入量，向医生提供信息，及时修订药物治疗方案，优化液体和电解质摄入量，选用类固醇（如地塞米松）和精神兴奋药（如哌甲酯和右苯丙胺）增加幸福的感觉和能量水平。鼓励患者及其家属采取有助于保存体能的措施，如经常小睡、专业治疗、理疗。

【疼痛】

疼痛是一种令人不愉快的感觉和一种与实际的或潜在的组织损伤，或根据受伤害所作的描述的有关情感体验，即疼痛是一种躯体和心理的现象。

老年人因长期患有关节炎、骨质疏松和其他肌肉骨痛或是癌症，饱受慢性疼痛的折磨。老年临终患者随着疾病发展而产生疼痛，临终时对疼痛尤其敏感，对疼痛的耐受性极差。疼痛护理如下：

（1）药物止痛首先评估疼痛程度，根据评估结果遵医嘱按三级止痛原则给予镇痛药，并注意观察止痛效果和药物副作用，发现异常及时减量或停药。在患者疼痛反应强烈时，适当加用镇静药。止痛药的给药途径视患者情况而定，不能口服可给予静脉注射、皮下注射、舌下含化、透皮贴、直肠给药等各种方式。随着死亡的临近，家属会担心止痛药会加速老年人死亡而拒绝给予老年人止痛药，医务人员此时要加强和家属的沟通交流，耐心解释说明目前没有证据表明缓解疼痛的药物会加快死亡，为老年人减轻痛苦是终末期唯一的治疗及护理目的。

（2）加强基础护理晚期癌症患者各脏器功能相继减退，出现全身衰竭，大多数患者丧失自理能力。因此，应加强各项基础护理，注意患者皮肤、口腔、泌尿生殖道、呼吸道的管理，防止各种并发症的发生。尽量为患者创造一个安静、舒适、无痛苦的环境。

（3）心理护理临终老年人大多存在不同程度的恐惧、焦虑、悲观、失望等消极心理情绪，个别患者甚至还有轻生的念头。这些不良情绪会降低老年人的疼痛耐受力。因此，护理人员应采取有针对性的心理支持，尽量消除其不良情绪。

（4）患者的疼痛也会造成家属的焦虑与不安，而家属的心理状态对患者会有不同程度的影响。护理人员与家属交谈、向家属介绍病情、提出指导性意见来稳定家属的心理状态。允许家属在任何时候探视患者，并配合护理人员做好患者的心理护理，减轻患者心理压力。

【呼吸困难】

呼吸困难是指患者主观上感到空气不足或者呼吸费力，客观上表现为呼吸频率、深度和节律的异常，严重时出现鼻翼扇动、发绀、端坐呼吸、辅助呼吸肌参与呼吸活动。70% 的晚期肿瘤患者在死亡前几周出现呼吸困难，25% 的肿瘤患者在临终前 1 周可出现严重的呼吸困难。

对临终的老年人来说，呼吸困难是最常见的症状，表现为呼吸频率由快变慢，呼吸深度由深变浅，甚至出现潮式呼吸、张口呼吸、点头呼吸等。呼吸困难是不可逆转的。临终前若为老年人气管插管进行机械通气改善呼吸困难只能增加患者的痛苦和家属的经济负担，对延长老年人的生命毫无意义。以下干预措施可以缓解呼吸困难，控制与呼吸困难有关的痛苦，使患者感到舒适。

（1）阿片类药物随机对照试验证明阿片类药物可在不显著降低呼吸频率或减少氧饱和度情况下减轻呼吸困难。有效剂量往往比用于治疗疼痛的剂量低。阿片类药物减轻呼吸困难的作用机制包括三个方面：第一，减轻呼吸困难的主观感觉。第二，降低对缺氧和高碳酸血症的通气反应。第三，降低前负荷，特别是对心力衰竭或肾脏疾病相关症状的患者特别有效。

（2）抗焦虑药焦虑和呼吸困难有紧密联系。焦虑可能使呼吸困难加重，呼吸困难可能使焦虑加剧。苯二氮䓬类药物、放松和按摩疗法可减轻焦虑，改善呼吸困难。

（3）氧气在缺氧的情况下，吸氧可缓解呼吸困难。有研究表明，使用风扇、打开窗户或门，让微风吹到脸上，可刺激三叉神经 V2 分支，减轻呼吸困难症状。

【临终喉鸣】

临终喉鸣（death rattle）被称为死亡哮吼，是指在咽下部的分泌物随着吸气和呼气摆动所产生的吼鸣声。常见于逼近死亡的患者，通常出现在生命的最后 48 小时，表现为呼吸粗响，分泌物多，给患者的亲属和照护人员及患者带来心理痛苦。采取以下的护理可能会减轻这种症状，给家属一些心理安慰。

（1）向家属解释这是一种患者即将死亡的现象，是由于分泌物不易排出引起的，而且这些分泌物不会导致患者窒息，并告知家属没有任何治疗和护理措施可以从根本上消除这种症状。

（2）变换体位，抬高床头 $30°$，头偏向一侧，以使分泌物从咽喉或气管引流至肺部避免窒息。

（3）遵医嘱皮下注射东莨菪碱减少口咽部分泌物，此时要注意患者是否神志清楚并因感觉到口干而呈痛苦貌。当呼吸频率大于 20 次时可皮下注射吗啡通过减慢呼吸频率来减少哮吼音。必要时可用镇静药，如咪达唑仑。

（4）如果患者无意识，可通过负压吸出分泌物。负压吸引的压力要低，抽吸时间不要超过 15 秒，以免出现气道黏膜出血和呼吸停止。

【谵妄】

谵妄（又称急性精神错乱）是精神恍惚的结果，它会导致理解障碍和迷惑状态。谵妄状态在生命末期是极为常见的，特别是死亡前的几天和即将死亡前的几个小时。当死亡即将来临时 > 80% 的患者会出现谵妄。

（1）医护人员应与家属积极沟通，解释谵妄过程、计划干预的步骤和与末期疾病相关的症状，使家属有充分的心理准备。

（2）药物治疗能减轻谵妄对患者可能造成的伤害，减轻家属的不适和痛苦。一般选择氟哌啶醇。对严重激越情绪的濒死老年人，必要时加大镇静剂量，即给予足量的镇静剂把意识状态减到最低。对烦躁不安和痛苦的濒死患者的谵妄进行持续干预时，就是所谓的"末期镇静"，它是标准的姑息照护，不能认为是安乐死，也不能认为是帮助自杀。

（3）对于患者反复出现的躁动不安，护士应该密切观察，找出原因并予以处理。例如，感染、膀胱充盈、便秘、低氧血症、高钙血症、低血糖等。根据需要补液治疗。

（4）保持病室环境安静、舒适，避免房间光线太亮或太暗，让家庭成员或亲密朋友在场陪伴。

【严重出血】

严重出血是终末期的表现，临床表现为急性呕血、新鲜便血、阴道出血以及恶性溃疡侵蚀动脉（如颈、腋窝、腹股沟）引起的出血。老年临终患者如果出现严重出血，几乎没有幸存的可能，此时没有必要采取积极的复苏措施，而应该注意以下几方面的问题：

（1）向家属交代病情和愈后，让家属接受患者即将死亡的现实，争取家属的理解和配合。

（2）监测患者病情，每30分钟记录脉搏。因监测血压会影响患者的舒适，故不作为常规推荐。

（3）遵医嘱使用止血药和镇静剂。

（4）呕血患者采取易呕出的体位，防止误吸；便血频繁者，可在患者肛周垫上纸垫，患者每次排便后应拭净，保持臀部清洁；避免频繁翻动患者，防止出血加重。

（5）做好心理支持，消除患者精神紧张和情绪波动。

（6）医护人员和家属守护在老年患者身旁，并适当触摸，直到患者病情稳定或去世。

总之，护理人员要密切观察病情变化，加强巡视，做好预后的估测及抢救的准备；同时让家属做好心理准备和物质准备，安排善后事宜。

（张雪梅 高浪丽 封 燕）

第四节 老年人的临终教育

中国是世界上人口最多的国家，同时也是世界上老年人口最多、增长最快的国家之一。面对人口老龄化时代，死亡是老年人生活中迫切面对的人生主题。人们在关注生活水平提高的同时，也愈加关注死亡的质量。虽然死亡是人生自然又必然的过程，在我们周围随时发生，但死亡仍然是人们禁忌谈论的话题。老年人已经历了亲人或朋友的离开。对于死亡，有的老年人会感到恐惧、焦虑，有的会坦然面对。当老年人到了疾病终末期濒临死亡时，大多数老年人对死亡的恐惧会越来越强烈，部分老年人因饱受各种痛苦症状的折磨会感到死亡是一种解脱。对老年人及其家属进行临终教育，特别是死亡教育，可以帮助他们正确面对死亡，消除对死亡的恐惧，有助于老年人安宁地走完人生最后的旅程。

【临终教育的对象】

临终教育不仅是针对老年人，还应该包括医务人员、家属和老年人的照顾者。在老年人临终时只有医护人员、家属及其照顾者相互配合、相互尊重、相互体贴、相互关爱，才能给老年人营造一个温馨的离别环境，让老年人平静的、没有怨恨和遗憾的走完人生的最后旅程。

【临终教育的内容】

（一）对老年人的临终教育

在疾病终末期濒临死亡时，大多数老年人对死亡的恐惧会越来越强烈。对老年人进行临终教育的目的是有针对性地做好心理护理，引导老年人走出死亡心理误区，减轻老年人的心理负担及心理恐惧，毫无遗憾地离去。

死亡教育是临终教育的最重要部分，其目的在于帮助老年人克服恐惧，学习"准备死亡，面对死亡，接受死亡"。其内容包括：认识生命的极限性，死亡是整个生命的一部分，是人类不可抗拒的自然规律；树立正确的人生价值观和生命观，珍惜、善待生命，注重生命质量；树立正确的死亡观，战胜死亡恐惧，坦然面对死亡；学习处理个人失落感，并尊重、关怀他人生命。根据老年人的风俗习惯和宗教信仰，采取合适的沟通方式，让处于临终期的老年人正确认识死亡的本质，减少恐惧，提高老年人人生之旅最后阶段的生命质量。死亡教育在面对我国老年人之"生死"命题的困境时，应秉持积极老龄化的崭新理念，摆脱儒、道各家思想下衍生出的谈"死"色变的哲思阴影，力求在死亡视域下慎思生命的价值，构建老年人死亡教育的生命之维。以尊重老年人的人权为前提，以独立、参与、尊严和自我实现为原则，承认在老龄化过程中，在生活的各个方面，让老年人都享有平等的权利。积极老龄化理念及其独立、参与、尊严、自我实现的原则，呼吁生命尽头的极致绽放，积极建构老年人的意义世界，沟通生与死的隔绝，消解死亡的哲学悲戚基调，有利于老年人重构死亡观念，坦然地将死亡作为生命的一部分，也为我国笃行由"死"观"生"的老年人死亡教育提供了现实依据，较为完整地阐释了死亡教育的理论宗旨。

教育实践可依托社区具体开展老年人死亡教育，并结合学校、死亡教育机构以及医院等组织对死亡认知、死亡心理、濒死体验等方面的系统讲授，充分利用社会资源开展丰富的教育学习活动。例如，组织老年人进行遗嘱、遗体捐赠等权利与义务相关法律的学习，维护老者的尊严；欣赏以死亡与人生为题材的文学、音乐、电影等，探寻死亡的真谛；举办关于癌症、自杀等社会现象的主题茶话会，启迪人生的智慧；指导老年人闲暇时间的规划安排，挖掘生命的价值。值得注意的是，老年人死亡教育着眼于生活，不是去凭吊老年人曾经取得的成就和功绩，而是将老年人作为社会资源，在死亡的视域下审视生命，重燃老年人对生命的热爱，以极大的热忱投入社会，积极创造晚年的人生故事与传奇。

（二）对临终者家属的临终教育

死亡会夺走亲人的生命，这个残酷的事实会给家人带来巨大的悲痛。对这样的家属来说，临终教育的主要内容如下：

（1）理智面对亲人即将去世的事实，努力调整自己的悲伤情绪，花时间陪在亲人身边，了解亲人的需要和临终的愿望，耐心倾听并和亲人分享沉默。

（2）指导家属通过抚摸和在耳旁低语让患者感觉到家属的关爱；加强和医护人员的交流沟通，积极配合疾病终末期的治疗和护理。

（3）营造舒适温馨的环境和亲人诀别。

（4）利用有效途径舒解自己的悲伤情绪。

【提高护理人员临终教育的能力】

为了对老年人及家属进行有效的指导，护士要理解死亡教育的内容。可通过以下方法提高医护人员自身临终教育的能力。

（1）提高医护人员对死亡教育的认识水平：有助于了解临终老年人的心理状态，提供有力的心理社会支持，包括亲人、朋友、同事，使老年人不感到被遗忘，减少老年人焦虑、恐惧心理，使心理水平调整至最佳状态。

（2）提高医护人员与老年人及家属沟通的能力：可较好掌握老年人及家属的心理动向，给予指导并及时解决问题。如发现老年人出现自杀倾向，针对其进行心理指导，做好相关防范措施。

（3）提高医护人员照顾老年人的知识和能力：通过学习相关理论和技能充实自己，提高临终护理能力。老年人因文化程度、风俗习惯的不同，对死亡的认识也不同，因人而异地进行死亡教育，能提高老年人的信任度和安全感，护理工作也能取得更好的效果。

（4）提高医护人员在死亡过渡阶段的作用：临终患者通常经历五个反应阶段，即否认期、愤怒期、协议期、抑郁期、接受期。每个阶段都有不同的表现，护士应向患者家属讲解相关关心理知识，使其帮助患者在不同的心理阶段调节好心理反应，消除不良心理，从而正确面对死亡。

（5）提高医护人员对临终患者家属的关怀和作用：家属的抑郁心理常影响患者的情绪变化，因此，要对患者家属进行全面的死亡教育，使其处理好亲人的死亡，给家属提供心理社会支持，获得接受死亡事实的力量，正确面对亲人的离去。

（6）提高医护人员自身心理调适能力：因长期与临终患者相处，护士也有心理压力，应及时调整并维持健康的生理、心理状态，避免对生活、工作带来消极影响。

（张雪梅　韩曾利　高浪丽）

第五节　丧偶老年人及其家属的护理

丧偶是生活中最震撼心灵的事件，对老年人来说更是沉重的打击。一旦遭遇老伴亡故，常会悲痛欲绝、不知所措，继而会引发包括抑郁症在内的各种精神疾患，加重原有的躯体疾病，甚至导致死亡。有资料报道，在近期内失去配偶的老年人因心理失衡而导致死亡的人数是一般老年人死亡的 7 倍。

【丧偶老人的心理状态】

老年人丧偶后，心理反应一般要经过四个阶段。

（一）承认

很多老年人在得知老伴亡故的消息后，都会表现得麻木不仁，呆若木鸡。这种麻木不仁并不意味情感淡漠，而是情感休克的表现。麻木不仁可以看做是对噩耗的排斥，也是对自己无力驾驭的强烈情感的制服。这个阶段可能持续几个小时至一星期。

（二）内疚

在接受了老伴亡故的消息后，很多老年人会出现内疚、自责的现象。总觉得对不起逝者，甚至认为对方的死自己要负主要责任。内疚在所有居丧者中或多或少都存在，只要不太强烈，这一阶段最终会度过的。

（三）怀念

居丧的老年人在强烈的悲哀之情稍稍平息后，又会产生对死者的深深怀念。这时，在他们的头脑中会反复出现老伴的身影，时而感到失去他（她）之后，自己是多么的孤独。这种状态可能持续几个星期甚至几年。

（四）恢复

当居丧的老年人逐渐认识到"人的生、老、病、死是无法抗拒的自然规律，对老伴最好的寄托和思念是保重身体、更好地生活下去"，理智战胜了感情，身心也就能逐渐恢复常态。

【丧偶老年人的护理措施】

（一）注意休息和营养

丧偶老人因悲伤压抑等不良心理反应，可能会出现营养失衡，睡眠障碍等。因此护理人员要提醒老人注意适当休息，适当增加睡眠时间，并注意进食含较多蛋白质、维生素等营养素的清淡易消化饮食，如牛奶、鸡蛋、鱼虾等。

（二）自我心理调适

"生老病死"是人生不可或缺的四个组成部分，要帮助丧偶老人正确认识和对待亲人的离世，可以尝试以下三种办法：

首先，要帮助老人找到合适的宣泄悲伤的方法，不要让他别把负面情绪积存在心里。比较好的方法有，在亲朋好友面前痛哭一场，或将其对老伴的眷恋之情用书信或日记的形式写出来，以此抒发心怀并留作永久纪念。

其次，要设法转移老年人的注意力。尽管宣泄情绪对身心健康有益，但过度的悲伤会造成人为的精神和身体消耗。因此，可以提倡老人到亲友处小住一段时间，多参加集体活动，接触外面的世界，只有生活的视野开阔了，精神上的痛苦才能得以缓解。

最后，可以帮助老人树立"和老伴到另一个世界相聚"的期许，虽然只是一种单纯的愿望，是不可能实现的，但却可以给老人充分的精神寄托。

（三）建立新的生活方式

由于配偶的过世，老年人原有的某些生活方式被被迫改变。此时，应该帮助老人调整生活方式，让其与子女、亲友重新建立和谐的依恋关系，使老人感受到虽然失去了一个亲人，但家庭成员间的温暖与关怀依旧，感到生活的连续性，也有安全感，从而使他们尽快走出丧偶的阴影，投入新的生活。

（四）心理咨询和心理督导

对于重要亲人的临终离世，丧偶老人所受到的巨大打击是不言而喻的。如果通过各种自行调节方式仍然无法排解强烈的悲伤心情，甚至影响到自身的日常生活和功能时，应到专业的心理治疗中心进行心理咨询和心理督导，并根据医生的诊治酌情辅以药物治疗。

（五）寻求家庭社会支持

个人的力量是有限的，他人的援助可以使个体的潜能无限增长。所以要让丧偶老人学会寻求和利用家庭社会支持系统所能提供的支持和帮助，从而使他们尽快走出丧偶的阴影，勇敢地挑起社会和家庭的重担，迎着火红的夕阳，坚强、乐观地生活下去，投入新的生活。

（吴琳娜）

参 考 文 献

陈春燕,罗羽. 2005. 当前我国临终关怀模式存在的问题及对策. 护理管理杂志, 5(2): 26～28

陈世超. 2013. 由"死"观"生"的老年人死亡教育研究. 当代继续教育, 31(176): 27, 28

董碧蓉，吴红梅．2009．老年病学．成都：四川大学出版社

华前珍．2007．老年护理学．第2版．北京：人民卫生出版社

黄海珊，张静平，邓小梅．2006．刍议建设有中国特色的临终关怀．医学与社会，19(9)：36～38

李金祥．2005，姑息医学．北京：人民卫生出版社

刘茜，许丹．2009．浅谈死亡教育在肿瘤专科护理中的应用．吉林医学，12(23)：3111，3112

刘新美．2007．临终患者的心理护理．实用医技杂志，14(4)：1936

施永兴，王光荣．2009．缓和医学理论与生命关怀实践．上海：上海科学普及出版社，186

施永兴，王光荣．2010．中国城市临终关怀服务现状与政策研究．上海：上海科技教育出版社，10(1)：4，5

苏一芳．2005．临终关怀本土化发展初探．中国医学伦理学，180：30，31

严勤，施永兴．2012．中国临终关怀服务现状与伦理探讨．生命科学，24(11)：1296～1300

余秀君，李虹．2003．临终关怀的护理进展．华西医学，18(3)：430

张春霞译．2006．治疗指南：姑息治疗分册．北京：化学工业出版社

张雪银．2000．94例老年患者临终关怀的临床分析．中国民政医学杂志，12(4)：245

Jeffrey B. Halter，Joseph G. Ouslander 等．2015．哈兹德老年医学：第6版．李小鹰，王建业译．北京：人民军医出版社

Max S. Watson，CarolineF. Lucas 等．2006．牛津临床姑息治疗手册．任军，马力文等译．北京：人民卫生出版社

Melanie EW. 2006. Tackles healthcare costs. Mod Healthcare，36(27)：20，21

第九章　老年人安全风险防范护理

第一节　老年人安全概述

老年人由于衰老及疾病的影响各器官逐年退化，视力、听力、记忆力、适应和反应能力日益衰退、免疫和应激水平下降，老年患者较年轻人容易出现安全问题，严重影响老年人的健康和生活质量、自理能力，甚至导致患者死亡，给社会和家庭带来沉重的负担。

【定义】

老年安全是指老年人处于一种不受威胁和损害的状态。其包括两个层次，一是指老年群体处于确保其各种合法权益不受损害以及与社会保持良好协调关系的状态；二是指老年人处于能够避免外在力量对其人身、思想和合法权益进行侵害的状态。老年安全保障涉及经济、医疗、生命、权益、思想及情感等方面。

【老年安全理论】

老年安全理论包括如下观点：

（1）在老龄社会中，老年安全是老年保障的主要目标。

（2）老年安全是社会安全的重要基础。

（3）老年安全关注老年经济保障安全，也关注老年思想保障安全。

（4）完善多维的养老助老保障系统和促进老年群体再社会化水平是建立老年安全体系的两个关键环节。

【影响老年人安全的因素】

（一）内因

老年人生理老化的过程在所难免，那么护理人员必须意识到导致老年人安全问题的潜在内因，以帮助更好地评估老年人的安全威胁。

1. 视力减弱 随着年龄的增加，角膜的功能减弱，角膜透明度降低，再加上缩瞳现象的发生，使到达视网膜的光线变少。老年人视觉上的这些改变，使老年人对照明的需求量增多，对照明的要求也增高。

2. 听力减弱 耳功能的退化，使得老年人在潜在安全问题来临时，缺乏敏捷的反应力和时效性。如公共场合躲闪车辆时不能做出迅速正确的反应。

3. 嗅觉减弱 嗅球萎缩，使得嗅觉的灵敏性降低。加之短程记忆力的下降，常使得老年人在烹调食物时，可能因为忘记或者瞌睡而引发意外。

4. 肌肉的张力 肌肉张力和强度的减弱，关节僵硬等致使老年人平衡能力的下降，从而增加了由于体位改变引起的困难。

5. 疾病因素 老年患者多数患有多种疾病如高血压、心律失常、脑血管意外后遗症、老年性痴呆、白内障、帕金森病等，这些均影响老年人的活动及注意力而威胁老年人的安全。

（二）外因

1. 心理因素 老年人大多有不愿意麻烦他人，不服老，甚至不听劝阻的心理，并且不能正确评价自己，这些是造成老年患者发生意外的重要原因。

2. 药物因素 老年人服用的睡眠药、强镇静剂、抗精神障碍药、降压药、利尿剂、抗过敏药（富马酸酮替芬）等，因药物的不良反应造成的头晕、低血压，或者伴随的尿频、夜尿等问题，使老年人容易发生跌倒、坠床等意外事故。

3. 环境因素 地面有水、照明灯光不适当、地面无防滑设施及标识、浴室及病房走廊缺乏扶手和防滑地毯、楼梯设置不合理等问题，是影响老年人住院安全常见的环境因素。

（三）医护因素

护理人员在日常护理中由于业务素质不高，对患者病情变化未能及时发现或对病情发展缺乏预见性，失去抢救时机；医生对老年患者及家属未及时进行病情变化的沟通，导致老年人发生病情变化时出现意外事件；医护人员对新设备和高新技术不能正确应用；责任心不强、安全意识淡薄，未及时向老年患者进行安全知识宣教；医护人员法律意识淡薄，工作量大等均会对老年患者的安全造成不好的影响。

（四）管理因素

医疗机构护理安全管理制度不健全；没有建立和健全安全评估防护制度，没有安全风险防范和处理流程；医护人员缺乏有效的职业道德教育和安全教育培训，这些因素均在一定程度影响老年人安全。

【老年人安全风险事件】

由于衰老、疾病、治疗、住院环境等的综合作用，住院老年人发生的安全风险事件主要包括：跌倒、坠床、噎呛、窒息、烫伤、压疮、走失、药物误服及中毒、自杀、交叉感染等安全问题。

【老年人安全护理管理】

（一）建立和健全安全评估防护制度

预防老年患者安全问题的发生，首先要及早、全面、动态地评估老年人安全的影响因素和危险因素，制定老年住院患者安全评估制度，制定防范措施，并作为交接班重要内容。

（二）建立安全风险防范和处理流程

建立防止走失、压疮、噎呛、跌倒及坠床等安全事故的预防流程和处理流程等。对患者及家属发放告知书，做好安全指导等工作，并在老年病区实行每月患者不安全事件报告制度。

（三）强化安全意识

利用各种温馨提示卡、健康教育栏、座谈会、个别讲解、发放告知书、安全教育视频等多种形式，对老年患者开展安全宣教。

（1）对存在压疮、噎呛、跌倒、坠床、走失等危险的老年患者实行床头挂安全警示卡。

（2）进行护理人员老年安全教育培训，树立护理安全意识。

（3）培训护理人员业务技能，提高护理人员的业务及综合素质。

（4）加强安全风险事故分析及护理质量控制，发现问题及时整改。

（四）加强对重点患者、重点时间段的安全防护

对评估出有安全隐患的患者，班班交接。在早上起床、晚上睡觉、午睡等患者容易发生安全事故时段加强值班护理人员的巡视。关注节假日期间住院老年患者的情

绪变化，鼓励家属来院探视，减少老年患者孤寂情绪。

（五）改善病区环境

具体参照本章第二节。

（六）适当的器具

（1）新入院老年患者熟悉病区和房间环境，呼叫器使用。

（2）容易跌倒的患者在康复师的指导下用适当的助步器、拐杖、轮椅。

（3）所有患者佩戴有联系信息的腕带或联系卡。

（4）必要时，卧床患者使用床栏、气垫床、水袋等。

前面老年综合征已经介绍老年人跌倒、噎呛及压疮的护理，下面将介绍老年人的安全与环境，住院老年人常见安全问题坠床、走失、药物误服及中毒、烫伤与护理。

（陈　茜　王晓玲）

第二节　老年人的安全与环境

安全是人类生活最基本的需要，是保障其他一切活动顺利开展的前提。由于老化的发生，老年人的身心功能逐渐减退，抗外界侵袭的能力也相应降低。因此必须重视老年人的安全问题，防止意外事故的发生。

【老年人生活与环境的关系】

环境与人类密切相关，人类主要依赖健全的感官功能与环境产生充分的互动。老化的发生，使得老年人的感官功能日益减退，对环境的适应力也朝负性发展。因此，对老年人而言，环境会更加直接影响着老年人的安全，并进一步影响其晚年的生活质量。老年人需要更长的时间来与环境相处，来重新实现与环境的和谐状态。巴扣斯（Bakos，1980）等人的研究显示，经过改造后的居家环境，可以提高老年人参与各种活动的程度，进而也增加与其他人接触的机会，以维持其身心功能的正常。例如，将室内的家具摆设进行改变，使老年人能够较长时间地离开床单位，并继而逐步提高其身体的活动性就是此方面的明显事例。当然，如果在环境设置改变的过程中，适度地让老年人参加进来，则他们的适应能力会更好。因此，对环境的熟悉不仅可以帮助老年人满足其生理层面的需求，而且可以使其心理层面和社会层面上的需求达到满足。

【环境系统的评估】

对于老年人来讲，其所处环境应该满足安全性、可操作性及舒适性等。而这些特性符合 HDQ（home for the aged description questionnaire）所提出的 5 项原则。通过与对 HDQ 所提出的 5 项原则的对比，护理人员可以发现老年人的居住环境是否有改进的需要。这 5 项原则是：

1. 隐私　如老年人沐浴、如厕等活动等是否可以保证其隐私性，家属是否能为老年人交代的事情保密等。

2. 自由　如老年人能否可以对经济的支配、活动的安排拥有主动权等。

3. 提供活动时有意义的社会角色　环境中的特性及设计是否使活动进行得顺利，或有阻碍活动的进行，活动的设计是否考虑到老年人的限制与喜好；老年人是否仍感受到自己是有意义的社会角色等。

4. 增加与外界接触的机会　如居住环境中窗户的高度、宽度的设计是否可以满足老年人观察外面变化的需要。

5. 工作人员与老年人之间的关系　原本护患关系主

要强调的是治疗性的帮助关系，而随着优质护理服务的大力倡导和开展，需要护理人员更加人性化的对待患者，达到护患之间心与心的直接交流。社会、文化习俗的束缚，使护理人员不得不面对一项全新的挑战。

平时所说的环境，往往留下是抽象的一种概括。大多时候，护理人员会把环境归结为硬件设施，但是随着护理的发展，与人性关怀相关的内环境也越来越多的引起更多人的关注。因此，讨论老年人的环境与安全的关系，首当其冲的是要充分考虑到老年人的真正需要。而护理人员是这方面的专业人才，因此，在对老年人的所处环境设计和安排时，护理人员的参与是很必要的。只有借助专业与专业之间的沟通、协作与交流，才会使得老年人的居住环境达到最完满的状态。

【安全护理的评估】

对于老年人而言，安全问题的出现往往是多个相关因素共同作用的结果。因此，对老年人安全问题的评估并不能单纯地集中于某种具体的范围，所需考虑的范围是多维度、多层次的。对老年人安全问题的评估，可以帮助护理人员更加快速地筛选出安全问题的高危人群和高危因素，这对繁忙的工作有实质性的帮助作用。当然，评估是一个连续性的过程，不应只是在双方初次见面时发生，而应该贯穿于护理服务的始终，并且在中间的过程中继续维持、及时修改或补充，以期实现高质量的护理服务。

（一）过去的安全史

有关老年人过去的安全经历是很值得护理人员了解的。借助它们，可以帮助护理人员分析问题发生的原因，甚至可以从中发现避免该危险再次发生的方法。例如老年人曾经在家发生过跌倒的意外，深究原因是因在老年人半夜如厕时，居室走廊中没有相应的灯光，也没有相应的扶手等支撑物而致。因此，发生跌倒后，除了对损伤给予相应的处理外，还应考虑到对该事件的深入探讨，借此改善环境中的疏忽之处，继而预防类似事件的再度发生。

（二）身心社会状况

老年人的身心状况评估包括：基本的身体功能评估；日常生活能力的评估；疾病影响程度的评估；目前心理状态的评估；社会支持系统的评估。老年人的生理状态可能会受到老化及疾病的影响，老年人的活动能力除了关于日常生活活动能力相关量表的客观性评估外，还需要考虑到老年人的主观感受。如果在评估的过程中，发现其主观的能力高于客观评估的能力时，护理人员应仔细分析是客观评估低估了老年人的主观能力，还是老年人自己高估了其主观的能力，评估这些方面的内容非常重要，因为主客观评估的落差可以帮助护理人员了解老年人安全上的危机。

（三）环境的评估

无障碍环境构造是环境要求的基本。对老年人环境的评估，应以老年人的活动范围为主，如灯光、地板、门窗、楼梯、厕所及浴室等。当然，除了上述方面以外，室内物品的摆放也应该做好仔细的评估。其他如辅助用具使用的正确性和适当性、使用物品的正确维修方法、水电的安全性等也需考虑在内。

（四）评估工具的使用

目前已有针对不同的问题或群体所研发出了的相应的、具体的评估工具，如跌倒评估量表、吞咽障碍评估量表、日常生活活动能力评估量表等，通过这些评估工具的使用，护理人员可以尽早筛查出老年患者中的危险人群，做到预防为主。

【老年人安全护理的实施】

（一）居住环境的色彩

各种颜色均有其作用，因此，选择什么样的颜色至今没有明确的定论。老年人的视觉会发生黄化现象，因此黄色与白色不易区分；深蓝色和绿色可使肌肉松弛、身心放松；较高亮度的色彩容易引起疲惫感。因此可以将绿色等暖色系作为休息时的优先考虑色彩，黄色作为提示老人特别注意需要警示的色彩，为了避免意外的发生，可考虑以不同的颜色区分安全的特定区域。当然，除了考虑安全因素，也要尊重老年人个人的喜好及其民族风情。

（二）环境控制

环境除了涉及有形的、可视的物体外，也与空气、温度、噪声等这些看不见的因素相关。它本身的特性如质量的高低、数量的多少等也决定了对人影响的好坏。如果护理人员可以很好地把握与环境有关的因素，那么就可以间接地促进老年人的身体健康，提高其生活质量。关于对环境的控制，主要考虑下述几个因素。

1. 温度与相对湿度 影响舒适最直接的因素是温度与相对湿度，二者常呈反比关系。一般来说，适宜的温度在 20 ～ 24℃，相对湿度在 50% ～ 60%。

2. 噪声 较强的噪声对人的生理与心理会产生不良影响。日常的工作环境中，噪声会损伤听力功能，干扰休息、思考。我国关于环境噪声容许的分贝范围是 6：00 ～ 22：00，不超过 40dB；22：00 ～次日 6：00，不超过 30dB。

（三）无障碍的安全居住环境

1. 门、走廊 门和走廊宽度的设计应该考虑到是否可以允许轮椅的进出，走廊上尽量避免堆放杂物，尽量安装扶手，以防发生意外。

2. 地面 应以防滑为重点，并尽量保持地面平整，或者将高低落差进行斜坡化处理。根据日本建筑学会及日本健康环境体系研究会的建议，斜坡的坡度最好是 1/14 以下，不过一般以 1/12 以下为标准，短距离或补助性的向下避难途径则需在 1/20 以下。设计目的主要是希望在紧急的情况下，老年人可以较容易地缩短通过的时间以增加效率。

3. 楼梯、电梯 注意防滑，注意配备扶手，注意阶梯的高度，注意照明设备的有无。同时，对于残疾者、感官功能障碍者，要有相应的设施，以体现人性化服务。

4. 家具 遵循简单、适用及方便的原则。如选择有扶手稳固的椅子及沙发，方便老年人起身及坐下。

5. 厕所和浴室 因为在中国居家环境设施安排中，浴室和厕所通常是连在一起的。因此，护理人员需要针对老年人的自身情况，帮助他们选择合适的便器，日本建筑学会建议马桶的高度以 42 ～ 45cm 为宜，而且最好能够配合轮椅的高度，以方便轮椅使用者；中重度消瘦的老年人，可以考虑在便器加软垫，减少摩擦。浴室内安装老年人发生意外时可紧急呼叫的装置，以防老年人发生意外时可得到及时救助。

（四）其他

（1）选择佩戴适当的眼镜，保证老年人视物更清晰，避免意外的发生。

（2）选择适合的助听器。由于助听器会将环境中的任何声音放大，造成使用者安静状态下也受到干扰。因此，应该选择一些开关可以自主控制的助听器，以提高其对助听器的接受程度。使用期间要注意检查电池的状态，避免降低其功能。

（3）无特殊需要时，告知老年人避免睡前过多饮水，以减少夜间如厕的次数。条件允许时，可将老年人的卧室安排在靠近厕所的地方，且夜间通往厕所的通道应有照明设施，同时避免通道过长。

（4）老年人的床单位不宜安放火炉、暖气等，保暖装备如热水袋、烤灯等要注意使用温度和时间，避免发生烫伤。有吸烟者劝其戒烟，防止烟头点燃，引发火灾意外。

（5）做好安全宣教：可定期向患者进行安全教育，发放安全手册，在病房内循环播放安全教育视频，还可与老年人进行互动，请老年人参与安全讲座，提高老年人的自我安全防护意识。

（陈　茜　王晓玲　郑玉霞）

第三节　老年人的坠床与防范护理

【概述】

坠床（falling bed）是指从床上掉落在地上。其可造成局部皮肤破损、肌肉损伤、骨折、颅内出血，是我国伤害死亡的第四位原因，而在 65 岁以上的老年人中则为首位。老年人在住院期间发生跌倒、坠床，不仅影响患者的身心健康，延长住院时间，增加医疗费用，同时还会成为医疗纠纷的隐患。北京的一项对医院、养老机构、社区

2895 名老年人的调查结果显示，坠床的发生率为 3.9%。坠床多发生在体力不支、改变体位、床上取用物、睡梦中翻身及下床时。坠床发生时间以夜间最多，其次是早晨及午睡起床时。

【病因及危险因素】

（1）生理因素：随着年龄增加，老年人对刺激源的接受传达、反应能力及平衡能力，纠正失衡的功能降低。

（2）疾病因素：骨关节病、帕金森病、心脑血管疾病、眼科疾病（白内障、青光眼等）、内耳眩晕症、直立性低血压、癫痫、老年痴呆、精神病等疾病，可增加坠床的危险。

（3）药物因素：镇静催眠药、抗精神病药、麻醉镇痛药、强心药、抗组胺药、肌肉松弛药等药物可引起头晕、疲劳和视物模糊，增加坠床的危险。

（4）环境因素：物品放置不合理，拿取不方便，如水杯、电灯开关、电话、呼叫器等未放置在随手可取的地方；床的稳定度差，床的高度、宽度、软硬度不合适，缺少床档等都可造成坠床。

（5）护理人员因素：护理人员对坠床的危险因素预测不足，没有加强预防。

（6）坠床的相关健康教育，没有引起患者和陪护人员的重视或巡视病房不及时，使坠床的风险增加。

（7）其他

1）注意力下降：老年人睡眠质量差、床上辗转反侧、酗酒、意识障碍（躁动的患者）、认知功能障碍者。

2）护理方法不当：搬运老年人时，由于人力不足，方法不正确，照顾者缺乏对翻身方法的培训，或因责任心不强，动作过大、过猛。

3）自身因素：肥胖及自我防护不当者。

缺乏照顾：患者自理能力差又无人照顾，加上性格内向或固执，不愿麻烦别人，未请护士帮忙就自行起床或上厕所而发生坠床。

长期卧床：卧床超过2周者，身体虚弱，起床后易出现眩晕，发生跌倒。

【诊断要点】

（1）坠床史：坠床的时间、地点，坠床前不适，坠床后损伤。

（2）体格检查：观察生命体征，意识状态、面容及姿势等，详细检查外伤、头部伤及骨折的严重程度。

（3）辅助检查：X线检查、CT、B超及诊断性穿刺等。

【急救】

（一）医院内急救

（1）立即评估患者的伤情，在此基础上进一步处理。

（2）注意保暖，防止患者"长躺"造成其他伤害，正确搬运患者。

（3）呼吸心搏骤停者，立即就地心肺复苏。

（二）自我急救

（1）立即高声呼救。

（2）在无人帮助的情况下，安全起身。如果是背部先着地，就应弯曲双腿，挪动臀部到铺有毯子或垫子的椅子或床铺旁。

（3）然后使自己较舒适地平躺，盖好毯子，保持体温。

（4）按铃或用其他方法向他人寻求帮助。

（5）如找不到他人帮助，在休息片刻、体力有所恢复后，尽力使自己向椅子方向翻转身体，变成俯卧位。双手支撑地面，抬臀、弯膝。

（6）然后尽力使自己面向椅子跪立，双手扶住椅面，以椅子为支撑尽力站起来。

（7）再休息片刻，然后打电话寻求帮助。

【治疗】

（1）骨折治疗：按照复位、固定、功能锻炼的处理原则。

（2）伤口处理：及时彻底清创缝合。

（3）冷热治疗：软组织伤初期局部冷敷，12小时后改用热敷或红外线照射。

（4）康复治疗：预防并发症和继发性残疾，避免功能进一步减退。

【主要护理问题】

（1）疼痛：与坠床后损伤有关。

（2）有受伤的危险：与坠床有关。

（3）恐惧：与害怕再坠床有关。

（4）躯体活动障碍：与坠床后损伤有关。

【护理目标】

（1）老年人主述疼痛减轻或消失。

（2）能够积极主动地进行自我防护，发生坠床时能够得到合适的处理和护理。

（3）老年人对坠床的恐惧感减弱或消除。

（4）保证老年人活动安全。

（5）增加与坠床相关的预防知识。

【预防措施】

（一）坠床危险因素评估

坠床危险评分（表 9-1）如果坠床危险评分表评分≥ 4 分以上，患者属于坠床高危人群。

表 9-1 坠床危险评分表

项目	评分
最近一年曾有不明原因坠床或跌倒经历	1
意识障碍	1
近期有癫痫病史	1
视力障碍	1
活动障碍、肢体偏瘫	3
年龄（≥65 岁）	1
体能虚弱	3
头晕、眩晕、直立性低血压	2
服用影响意识或活动的药物：散瞳剂或镇静安眠剂或降压利尿剂或镇痉抗癫剂或麻醉止痛剂	1
吸毒、酗酒史	1
住院中无家人或其他人员陪伴	1
气垫床使用	1

（二）其他评估

1. 认知功能评估 选择简易智力状态检查（MMSE）、简易操作智力状态问卷（SPMSQ）或画时钟等方法评估患者认知功能。

2. 日常生活能力评估 用 Katz ADL 量表、Barthel ADL 量表或 Lawton ADL 量表评估。

3. 老年人坠床的预防措施（表 9-2）

表 9-2　老年人坠床的预防措施

条目	具体措施
加强健康教育	做好相关知识的健康教育，增加积极预防坠床的意识
密切观察巡视	住院老年人应定时巡视病房，特别是夜间应增加巡视次数，以随时发现不安全隐患
	保证患者需要离床时自己能够安全离开或者有人协助
	发现老人睡在床边缘时，应将老人调整到床中央
注意夜间安全	有直立性低血压，服用镇静催眠及降压药的老年人，尽量夜间不去厕所排尿，应在床边备好所需物品和便器
	床旁配备呼叫装置
	夜间留地灯
确保床的安全	首先床要稳固，如有脚轮，应处于制动状态
	床的高矮要适合老年人上下床，床的宽度应稍宽一些
	过窄的床或翻身容易坠床的患者并根据情况适当加床档保护，但保证其希望离开床时能够自己去除床档，或者随时有人帮助离开床
	躁动者可以将床垫放在地板上让患者休息而不是约束患者
	床垫不要太软，以免翻身时滑落坠地
	当变换体位时动作要慢，幅度要小，确保安全
挂安全提示卡	在患者床旁挂小心跌倒 / 坠床提示卡，防止坠床

【一般护理措施】

（一）加强预防坠床的管理

（1）对存在高危因素的老年人加强预防措施的督导。特别是无人陪护时间段，意识障碍躁动的老年人应加强护理，避免坠床的发生。

（2）对已发生坠床的老年人，执行上报制度，分析坠床原因，加强管理。

（3）改善病室环境，特别是确保地面干燥，床单元设置的合理性。

（4）进行护理人员预防坠床相关知识培训。

（二）健康教育（表 9-3）

表 9-3 老年人坠床的健康教育

条目	具体内容
正确使用设备	正确使用信号铃 卧床时正确及时使用床档 病房内保证有合适的灯光照明
小心改变体位	遵守"三部曲"，即平躺 30 秒、坐起 30 秒、站立 30 秒后再行走，避免突然改变体位，尤其是夜间等 下床时出现头晕、下肢无力、步态不稳和不能移动时，立即原地坐下或立即卧床，并叫他人帮助 长期卧床者第一次下床时需要给予帮助，指导患者起床、翻身动作不可过猛，以恒定的速度进行
日常生活注意事项	行动不便，虚弱无法自我照顾，视力下降的老年人，需有人陪同下床，协助生活 将生活用品放于易拿之处，需要帮助时及时使用呼叫铃 抬高床头，使患者容易坐起，利用床上小桌让患者可以床上就餐
用药注意事项	使用利尿剂的卧床患者应嘱其在床旁解便 尽量少用睡眠镇静药物 使用扩血管药物的患者，不可擅自调节滴速，用药后宜平卧片刻再活动，起床时动作不可过猛，宜缓慢
饮食	多食含钙丰富、低盐、适量蛋白质、足量维生素 C 和维生素 K 的食物，每天喝 250ml 牛奶
活动与晒太阳	能起床活动者注意进行平衡功能锻炼，进行力所能及的活动 多晒太阳 卧床老年人白天尽量采取坐位，抬高床头，开窗，照射阳光，活动四肢关节

【特别关注】

（1）老年人坠床的预防措施；

（2）老年人坠床的健康教育。

【前沿进展】

预防坠床的装置

近年来，为了防止老年人坠床或坠床后能够及时被预警，欧美及日本等国家开发了防坠床的报警装置、床垫及床。报警垫置于床边的地板上，当患者踩到床垫后发信报警。防坠床的床垫在患者起身而脱离床垫时，就发出报警信号，但患者如果仅仅坐起来，并无离床倾向，它也可能发出错误报警信号，较适合不能离床的患者。防坠床的护理床利用物体质心测定原理，实时监测患者的位置情况，并辅以红外线自动报警装置，可以更及时、准确地对患者坠床等情况给以报警、预防，其智能化程度有较大提高，能够及时、可靠地自动监控患者坠床，对提高老年人、残障人的康复护理的安全性与质量具有重要意义。

减少约束带和床档的使用

目前多数跌倒预防指南均指出，使用约束带和床档增加老年患者跌床的可能，应该是在床宽度合适的情况下，减少约束带和床档的使用。谵妄有躁动不安的患者，根据其活动能力的，应该首先去除引起谵妄的病因，在有监护的情况下让患者下床坐位休息、站立、行走，而不是使用约束带和床档。谵妄和个别容易翻身跌床的患者，将床降至最低，甚至可以将床垫放在地板让其休息，减少坠床。过窄的床或翻身容易坠床的患者并根据情况适当加床档保护，但保证其希望离开床时能够自己去除床档，或者随时有人帮助离开床。

（陈　茜　张晓艳　刘红琼）

第四节 老年人的走失与防范护理

【概述】

走失是指在日常生活中老年人不能确认自己的位置,不能找到目的地或起始地点的位置,而迷路或下落不明。住院走失是指住院患者入院后至出院前,或在本院就诊期间,未经医务人员同意,因各种原因发生的出走、失踪事件。走失是住院患者较常见的不良事件之一,患者一旦走失未及时寻回,使患者得不到适当的医疗及护理服务,对患者的生命安全构成重要危险,甚至引发医疗纠纷。随着人口的老龄化,走失的发生率不断增加,据估算,我国近年每年走失的老年人在30万人以上。

【病因】

(1)衰老:由于视觉、感官和认知、记忆功能等下降,老年人发生走失的概率相对较高。

(2)疾病:因疾病导致患者认知障碍、定向力障碍或精神异常,使患者思维能力、记忆力下降,无法辨认亲人、无法辨认方向、记不清家庭住址、语言障碍等。

(3)认知不足:医护人员及照顾者对老年人认知障碍认识不足,缺乏预见性的安全管理措施。

(4)环境改变:老年人住院后环境发生改变,长期居住地环境的改变,使老年人出了家就不认识路。

(5)求助设施缺乏:缺乏一个科学有效的社会老年保障体系也是老年人走失的重要因素。从目前看,我国的老年人救助与保障体系极其薄弱,城乡缺乏网络化的安全保护机制。

(6)医院管理缺陷:住院患者走失常发生在探视、

夜班及交接班。

（7）其他：冷漠是造成老年人走失的"推助器"，家庭对老年人的冷漠，老年人走失后不闻不问；社会上很多人认为老年人走失与自己无关，即使有迷路的老年人向他们求助，他们也置之不理。

【诊断要点】

（一）临床表现

（1）情绪低落，有孤独感，自卑感增长。

（2）夜间睡眠不佳。

（3）对医院环境表现出陌生感。

（4）情绪激动、易激惹、左顾右盼、心神不定、焦虑、坐卧不宁、东张西望、频繁如厕等精神症状和表现。

（5）患者记忆力下降，对近期事情遗忘快，常丢三落四。

（6）对时间、地点、方向判断力下降，曾经有过走失史。

（7）患者性格发生改变，与家人和朋友相处困难；思维不连贯，常对周围的事漠不关心。

（二）辅助检查

①认知评估；②视力检查；③CT 检查。

【应急处理】

住院患者发生走失，立即通知家属，医院和家属共同寻找；报当地公安机关。

【治疗】

（1）药物治疗：根据疾病情况服用镇静药、抗抑郁药、抗焦虑药等。

（2）其他治疗：针灸治疗、电疗、认知功能的康复治疗等。

【主要护理问题】

（1）走失：与衰老、疾病等有关。

（2）焦虑／恐惧：与环境改变有关。

（3）知识缺乏：与文化程度有关。

（4）潜在并发症：有受伤、跌倒的危险等。

【护理目标】

（1）走失能够得到预防，及时防治。

（2）患者焦虑／恐惧程度减轻，配合治疗及护理。

（3）患者能熟悉周围环境，能自行返回病房。

（4）患者及照顾者能了解防走失的方法，预防走失发生。

（5）患者对走失的知识有进一步了解。

（6）未发生相关并发症，或并发症发生后能得到及时治疗与处理。

【护理措施】

（一）观察与评估

（1）评估患者有无走失史　对有走失史的患者要加强注意。

（2）观察和评估患者有无走失可能　对患者进行走失危险性评估。对有出走企图者要心中有数，要注意观察患者的行动举止、精神状态、情绪反应，了解和掌握患者的心理状态。

（3）评估老年痴呆患者的认知程度　运用简易精神状态检查（MMSE）进行认知功能（记忆、定向、计算、理解等）评定，根据分值判断患者的痴呆程度。

（4）观察患者有无出走前的异常表现　如焦虑、坐卧不宁、东张西望、频繁如厕、一反常态等。

（5）评估用药情况　特别是是否服用镇静药、抗抑郁药、抗焦虑药等。

（6）评估患者对周围环境了解程度和辨别程度。

（二）心理护理

（1）评估患者的心理状况，探讨与走失相关的病理生理心理因素，开展心理疏导。

（2）指导病人正确认识疾病，树立战胜疾病的信心，由被动接受治疗变为主动配合治疗。

（3）耐心倾听病人陈述的同时，给病人以分析，安慰解释，消除其思想负担，同时帮助其解决一些实际性的问题，使其安心住院。

（三）预防走失措施（表9-4）

表 9-4　预防走失措施

条目	具体措施
安全方面	禁止有走失可能的住院患者单独活动或外出，若外出必须有人陪伴并按要求 24 小时留陪伴
	禁止在危险场所逗留
	远离人流量大的区域
	避免过多迁居
	入院时即刻戴上标明医院、科室、床号、姓名、住院号的腕带，并在腕带上注明科室联系电话
	在患者衣服口袋里放一张随身卡片，写明姓名、医院科室、病情、家庭地址和联系电话，准备近照以便走失时找寻
医护方面	与患者家属沟通，让家属对患者情况做到心中有数，及时配合医护人员做好安全护理
	加强监管力度，跟踪预防走失落实情况

条目	具体措施
医护方面	准备记录本，记录患者出入科时间、去向，陪同人员姓名及联系方式，班班交接
	加强医护人员安全培训，提高安全工作的预见性和预防性
	探视时间、夜班及交接班时间人流量多及工作人手少时，加强巡视
生活方面	满足患者的合理要求，其希望外出活动时根据情况安全人员陪同或者用其他活动转移患者外出意愿
	鼓励患者参加社会活动，训练患者的自理生活能力
	培养良好的睡眠习惯，严防病人夜间走失
环境方面	鼓励家属探视，减少患者的孤独感
	减少外界不良刺激，创造舒适、方便、安全的生活、治疗环境
	病房设置要有醒目标记，物品放置简单明了，让患者容易辨认
	病区安装智能门锁，由医护人员管理，防止患者自行走出病区
社会方面	检修门窗、进出随手关门
定位	构建老人救助与保障体系
	为老年人开通手机定位业务

【一般护理措施】

（一）功能锻炼的指导

加强老年人的功能锻炼，如智力康复训练，自理能力的训练，做到循序渐进，持之以恒。

（二）健康教育（表 9-5）

表 9-5　走失患者健康教育

条目	具体内容
知识方面	老年人及其家属、照顾者熟知所用药物以及药物副作用
	老年人自觉按时服用药物，并能妥善保管好药品
	认识到走失的危险性
	加强患者认知训练，提高记忆力

续表

条目	具体内容
生活方面	家属积极探视，带领患者干些力所能及的家务
	积极参与社会文娱活动；让老人与周围环境有接触
	有规律的睡眠
安全方面	家属或陪护24小时陪伴
	自觉佩戴腕带和随身携带个人信息卡，随身佩戴定位装置
走失急救	主动拨打110
	能正确寻找救助站

【特别关注】

（1）预防老年人走失的措施；

（2）健康教育；

（3）指导功能锻炼。

【知识拓展】

防走失的智能技术与方法

智能化床头呼叫系统与传统的床头呼叫装置相比，更适合护理人员接收信号。护理人员可以随身携带报警器，通过装置上屏幕显示，能在非护士站区域接收到是哪个病室及病床患者呼叫。

智能化求助（防走失）装置，是一种采用多种形式的无线装置，如指环式、腰带式、腕带式等。它小巧、轻便、信号强，适合老年人随身携带。走失装置有GPS定位和单一号码双向呼叫应答通话功能，也就是说该装置只有一个按键，当老年人需要帮助时，只需要按这唯一的按键，就可以发送求助信号。佩戴智能求助装置注意点：设备完善，确保信号接收正常；老人随身佩戴，不脱落。

（钟文逸　胡翠林　陈　茜）

第五节　老年人药物误服及中毒
与防范护理

【概述】

误服是指各种原因导致吃错药、漏服或过量服药，服用变质、过期的药品。国内调查显示，有73.3%的老年人经常根据自己或他人经验而自行用药，6.2%的老年人曾经服错过药。误服药物不仅会影响治疗效果，严重者还会导致老年人发生不同程度的并发症。

药物中毒是指药物进入人体，在效应部位积累到一定量而产生损害的全身性疾病。药物中毒分为急性和慢性两大类。国内调查显示，急性药物中毒占急性中毒病例的23.4%，仅次于急性 化学物中毒，居第二位。发生急性药物中毒人数存在上升趋势。

【病因及危险因素】

现在，随着生活节奏的不断加快，工作学习压力的不断加重，从而导致一部分人群适应能力的减退，精神压力逐步加重，产生一些厌世情绪，最终导致服毒自杀。老年人导致药物中毒的危险因素可能与其他人群导致药物中毒的危险因素不太相同。老年人大多都是因为：

（1）年龄因素：老年人随着年龄的增大，往往患有多种疾病，因此服用药物种类也繁多，继而产生药物不良反应也较多。且随着年龄的增长，对药物的耐受性和敏感性与成年人不同，用药后可能产生眩晕、低血压等不良反应。

（2）记忆力下降：由于老年人记忆减退，经常造成漏服，多服药。

（3）听力下降：老年人由于听力下降，易将医嘱听错，造成多服、少服或服错药的情况发生。

（4）视力下降：老年人视力下降，易将形状相似、颜色相似的药物服错。

（5）生理性因素：老年人胃排空速度减慢，胃肠及肝血流量减少等因素均可影响口服药物的吸收；且肾血流量及肾小球滤过率降低，对药物的排泄能力下降，易出现蓄积中毒，如地高辛、抗生素或苯巴比妥等。

【诊断要点】

（一）临床表现

老年人服药时如果出现以下临床表现，考虑有药物副作用或药物中毒的可能。临床常用药物中毒表现（表9-6）。

表 9-6　常见药物中毒种类与临床表现

药物种类	药物名称	剂量	中毒表现
安眠药	阿普唑仑	2～4mg	恶心、呕吐、嗜睡、昏迷、呼吸抑制，
	艾司唑仑	5～10mg	呼吸抑制、呼吸暂停、心动过缓、休克
抗精神失常药	氯丙嗪	2.5～5g	昏迷、低血压、抽搐、呼吸衰竭、心动过速、房室传导阻滞等
心血管类药	地高辛	1.25～2.5mg	恶心、头晕、昏迷、惊厥、心源性休克
	普罗帕酮	2.5～5g	视物不清
解热镇痛药	对乙酰氨基酚片	2.5～5mg	恶心、呕吐、头晕、心率减慢、血压下降

药物种类	药物名称	剂量	中毒表现
降压药	硝苯地平	5～10mg	头晕、头痛
	卡托普利	250～500mg	心慌、头晕
	普莱洛尔	50～100mg	心率减慢
降糖药	拜糖平	150～500mg	心慌、头晕及出汗
其他	卡吗西平	3～6g	嗜睡、瞳孔扩大、心动过速
	氨茶碱	5g	烦躁不安、头痛

（二）检查

①血药浓度；②心电图；③血生化电解质等。

【药物中毒的急救】

（一）院外急救

迅速评估病情（瞳孔大小、体温、脉搏、呼吸、神志等），初步判断药物中毒的类型及程度，中毒者若神志清楚，生命体征稳定并能合作，服药剂量不太大，轻微药物中毒，可视病情情况处理，例如降糖药中毒：立即停药；检测血糖浓度；根据血糖浓度服用少量糖水、甜食或静脉滴注葡萄糖等；平卧休息。降压药中毒：立即测血压；卧床休息。中度中毒者，可指导用手指或筷子刺激喉咙先将毒物呕出，然后饮温水300～500ml再催吐，如此反复。如患者处于昏迷状态，则不能催吐，以免呕吐物反流吸入气管。保留可疑的、或长期服用的药物名称、药瓶、呕吐物等，以备检测。立即拨打急救电话，送往医院，告知当时服药时间、药物名称等具体情况，进行抢救。

（二）院内急救

（1）仔细询问用药史。

（2）病情观察，如神志、意识及生命体征等。

（3）如病员神志清楚、轻微药物中毒症状，可根据服药种类选择拮抗剂静脉应用、口服等对症处理，减轻中毒症状，密切观察病情变化。

（4）如患者已经昏迷、极其危重的情况，应立即采取急救措施，处理最危急情况。可视情况给予洗胃、利尿、催吐等治疗，必要时行气管插管、心肺复苏等其他抗休克治疗。

【药物误服的治疗】

（1）停用中毒相关药物。

（2）监测神志、意识及生命体征变化。

（3）查明原因，使用拮抗剂。

（4）根据病情变化，对症治疗。

【主要护理问题】

（1）药物中毒：与误服药、蓄积药物中毒有关。

（2）焦虑/恐惧：与害怕治疗无效或护理不适有关。

（3）知识缺乏：与对用药知识缺乏有关。

【护理目标】

（1）误服药物得到及时纠正。

（2）患者焦虑/恐惧程度减轻，配合治疗及护理。

（3）增加老年人用药相关知识。

【预防措施】

（一）预防误服及药物中毒的措施（表 9-7）

表 9-7　预防误服及药物中毒的措施

项目	内容
评估	所用药物种类、剂量、用法及药物的毒、副作用等
	有无过敏史
	是否发生过误服、药物中毒事件
	用药后的临床表现、效果及有无毒、副作用的表现
	老年人年龄、视力、听力状况及肝肾功能状况
	服药能力：老年人及家属或陪护对药物的认知情况
用药简单易行	对老年人用药应采用适宜的药物，如易于吞咽的液体制剂
	尽量减少每日服药的种类和数量
加强用药指导	对认知清楚的老年人，言简意赅地讲明药物种类及作用，可与家属或陪伴一起商讨服药计划
	告知老年人及照顾者用药的方法，特别是首次或更改药物时，应重复强调，提高记忆
	告知老年人及照顾者药物的作用和毒副作用、特殊药物的服药时间及不同药物
	需要观察的症状，如出现不良反应，及时通知医护人员，及时对症治疗
	教会老年人使用药袋或药盒，使用不同颜色的药盒，便于区分应在药袋上面注明服药的时间，遵医服药
	告知老年人勿自行增加或减少服药种类和数量，住院期间遵医用药
加强用药管理	严格执行三查七对制度
	注意观察药后的效果和副作用，及时记录
	口服药物应放置在避光、干燥的地方，护士发药时应检查药物是否变质，确保服药的安全

（二）一般护理措施

1. 病情观察

（1）观察患者的神志、意识及瞳孔的变化。

（2）监测生命体征。

（3）治疗后的改善状态。

2. 急救配合

（1）保持呼吸道通畅，防止异物吸入。

（2）监测血药浓度，正确收集标本，及时送检。

（3）对可疑或肯定有心脏毒性的中毒，应心电监护，及时发现心律失常，并监测心肌酶谱改变。

（4）记录24小时出入量，监测尿比重、血尿素氮及血肌酐等，谨防发生肾功能衰竭。

（三）心理护理

当患者脱离危险后，应及时给予心理支持和心理疏导，以安慰患者情绪，减轻或消除患者的焦虑及恐惧感。

（四）健康教育（表9-8）

表9-8　误服与药物中毒患者健康教育

项目	内容
服药-忌用饮食	钙片与菠菜：容易形成草酸钙结石，不利于钙的吸收
	抗过敏药与奶酪：可造成组胺积蓄，诱发头晕、头痛、心慌等不适
	止泻药与牛奶：更加重腹泻
	利尿药与香蕉、橘子：出现高钾血症
	维生素C与虾：形成具有毒性的"三价砷"
	降压药与西柚汁：加大降压药的副作用
	阿司匹林与酒、果汁：加重全身疼痛、还易引起胃出血
	黄连素与茶：降低黄连素的药效
中毒的观察与处理	告知家属或陪护人员，药物的作用和可能出现的如头晕、头痛、心慌、恶心、呕吐等毒副作用，如何紧急处理
	患者在服药后，出现异常反应，警惕药物中毒的可能，立即到医院就诊

【特别关注】

（1）预防误服及药物中毒的措施；

（2）健康教育。

【知识拓展】

三色服药卡在院外服药中的应用

根据 24 小时光线变化的特点，设计制作了三色服药卡，即早晨为淡黄色、中午为淡红色、晚上为淡蓝色背景，指导老年患者按时、按量、正确服用口服药。使护士针对这一特殊群体进行药物知识健康教育更具体、更直观，患者易于掌握。临床研究显示：应用三色服药卡对出院患者口服药进行管理后，极大降低了错服口服药的概率，在提高用药安全性、保证用药疗效方面起到了重要作用。

（王苑蓉　陈　茜　杨婉玲）

第六节　老年人烫伤与防范护理

【概述】

烫伤（scald）是指由于沸汤、沸水、沸油等热液或蒸汽等引起的组织损伤，是热力烧伤的一种。国内调查资料提示，烫伤在老年人中的发生率为 2.0% ～ 8.3%。烫伤不仅让老年人机体组织受到损伤，发生伤口感染，降低生活质量，同时增加了家庭负担和医药费用。

【病因及危险因素】

（1）生理因素：衰老导致老年人视力下降，末梢循环差，皮肤变薄，皮肤张力、感觉、对温度的调节能力差，对热的耐受力降低，易导致不同程度的烫伤。

（2）疾病：患有糖尿病周围神经病变，脉管炎或卒中后遗症的老人，痛温觉减退，沐浴或泡脚时，水温过高也可导致烫伤。

（3）治疗中的热应用：应用烤灯时温度、距离调节不当，药物性热疗使用不当，都很容易导致烫伤。

（4）生活中的热应用：使用热水袋、电热毯、电护手宝等取暖用品时，温度过高、外表无包裹直接接触皮肤等造成烫伤。

【诊断要点】

（1）烫伤史：老年人烫伤的部位、持续时间、面积和深度。

（2）临床表现：根据四度五分法的临床分度进行烧伤的评估（表9-9）。

表 9-9　烧伤分度

分度	临床表现
Ⅰ度烧伤	局部红斑，轻度红、肿、热、痛，无水疱，有烧灼感
浅Ⅱ度烧伤	水疱较大，去皮后创面湿润，创底鲜红、水肿，剧痛
深Ⅱ度烧伤	水疱较小，去皮后创面微湿、发白，有的可见红色小点或细小血管支，水肿明显，微痛
Ⅲ度烧伤	创面苍白或焦黄呈炭化，干燥、皮革样，多数可见粗大栓塞静脉支，疼痛消失或感觉迟钝

（3）辅助检查

1）血液检查。

2）尿液检查。

3）创面分泌物培养。

【急救】

（一）医院内急救

（1）发生烫伤后，立即判断伤情，去除伤因，迅速脱离现场。

（2）通知医生进行急救，保护创面，对症治疗。

（3）观察病情变化，监测生命体征。

（4）准确记录，做好交接班，及时向上级报告。

（5）病情危重者请相关科室协助救治，必要时转入手术室或 ICU 治疗。

（二）自我急救

（1）发生烫伤后，立即去除伤因，迅速脱离现场。

（2）冷水长时间冲洗或浸泡伤处，不要急于脱掉贴身衣服，应迅即用冷水冲洗，等冷却后才可小心地将贴身衣服脱去，以免撕破烫伤后形成的水疱，同时呼救。

（3）保护创面，用干净清洁的毛巾或床单等覆盖受伤处。

（4）尽快到医院检查治疗。

【治疗】

根据老年人烫伤部位的面积、深度、严重程度进行治疗，主要有以下几种治疗方法：

（1）冷疗。

（2）止痛治疗。

（3）抗生素。

（4）破伤风抗毒素或免疫球蛋白。

（5）手术治疗。

【主要护理问题】

（1）疼痛：与组织损伤有关。

（2）皮肤完整性受损：与烫伤后皮肤破损有关。

（3）睡眠形态紊乱：与烫伤后疼痛有关。

（4）有感染的危险：与皮肤破损有关。

（5）知识缺乏：与防止烫伤相关知识的缺乏有关。

（6）恐惧：与担心烫伤后的预后及再次烫伤有关。

【护理目标】

（1）老年人疼痛感减轻或消失。

（2）尽量保持皮肤的完整性。

（3）促进老年人睡眠形态恢复。

（4）控制或避免皮肤感染的发生。

（5）老年人和家属能够了解防止烫伤的相关知识。

【预防措施】

（一）一般情况的评估

（1）对老年人意识、年龄、视力、生活自理能力、肢体感觉、末梢循环情况、既往疾病史等进行评估。

（2）了解老年人的生活方式，老年人和照顾者对烫伤的认识程度，是否曾经发生过烫伤。

（二）治疗护理的评估

了解老年人是否应用药物热疗，是否应用热水袋、电热毯、护手宝、烤灯等，是否能够正确使用。

（三）健康教育

作好烫伤预防和急救知识的宣传，要加强对老年人的巡视和观察，对年龄大于 65 岁，视力障碍、肢体感觉障碍、大手术后危重虚弱、使用镇静安眠及止痛等影响意识或活动的药物、糖尿病等容易发生烫伤的老年人做好预防指导的工作。使其认识到正确热疗的重要性及不正确热疗的危险性，增强患者及家属的安全意识及防范意识，从而防止患者发生烫伤。

【一般护理】

（一）烫伤后的护理措施（表9-10）

表9-10　烫伤后的护理措施

项目	烫伤后的护理措施
局部护理	烫伤后应尽早进行冷疗，将烫伤部位放在自来水龙头淋洗，或直接浸入冷水中，或用冷水浸湿的毛巾等外敷
	冷疗时间无明确限制，一般到不再剧痛为止
对症处理	疼痛难忍者，如无禁忌，可口服止痛片或适当应用镇痛剂
	难以入睡者，针对原因进行处理，必要时口服镇静剂帮助睡眠
创面处理	如有水疱形成可用消毒针筒抽吸出水液，如水疱已破则用消毒棉球擦干，保持干燥，水疱的创面用清洁被单、衣物等包裹，或消毒敷料包扎
	不要弄破水疱，不要撕去腐皮，减少创面污染
	保持创面清洁干燥

（二）健康指导（表9-11）

表9-11　健康指导

项目	分类	健康指导
日常生活	倒热水、喂热汤等	乏力、视力障碍等老年人应有他人协助
	沐浴	先注入冷水，再注入热水，试过水温后再洗澡
	泡脚、坐浴	先用手试过水温后，再行使用，要将泡脚水温度控制在40℃左右
	做饭打开锅盖	注意避免蒸汽烫伤
	使用取暖用品	外表用布包裹，注意温度＜50℃，且使用时间要低于30min

续表

项目	分类	健康指导
治疗	使用红外线烤灯	注意与老人皮肤的距离应大于30cm，观察皮肤温度
	使用药物热疗	正确使用，注意观察皮肤的颜色和反应状况，如有明显红肿应停止应用，及时处理

（三）饮食指导

老年人如发生烫伤，生活上要保持乐观平静的情绪，注意保持清洁，防止感染。多吃高蛋白质的食物如鸡蛋、肉类，多喝水，少食辛辣刺激性食物，如辣椒、姜、蒜等。下面介绍几种营养成分的作用，可以促进老年烫伤患者病情恢复。

1. 蛋白质 制造肌肉和皮肤的新组织，提高免疫力，促进伤口愈合。

2. 维生素 C 促进胶原蛋白的形成，抗炎。

3. 螺旋藻 为人体提供丰富的蛋白质、维生素、抗氧化剂等，且易于吸收。

4. 维生素 E 缓解烫伤的疼痛和用来治疗瘢痕。

5. B 族维生素 参与物质代谢与合成，帮助其他营养素发挥作用。缓解患者的压力和紧张情绪。

6. β- 胡萝卜素 增强皮肤和黏膜的免疫力，提高抗感染能力。

7. 牛初乳 富含大量的免疫球蛋白，提高机体免疫力。

8. 钙 钙可以降低身体对疼痛的敏感度。镇静伤者的情绪，帮助血液凝固，促进伤口愈合。

9. 矿物质（钙、铁、铜、锌、锰） 与伤口愈合所需之蛋白质形成有关，锌可以促进维生素 E 和 β- 胡萝卜素发挥作用。

（四）上报制度

对已发生烫伤的老年人，应及时进行上报制度。

【前沿进展】

烧烫伤药物治疗的新进展

在烧烫伤治疗中，外用药治疗占到首要突出的地位，特别是中西医结合外用药物治疗备受推崇。中药黄连、大黄、黄柏等具有清热解毒、抗炎、止痛、生肌的作用，能保持创面湿润，促进坏死组织溶解，保护肉芽组织，具有加速创面愈合的作用，外用治疗在烧烫伤方面应用广泛；西药外用抗感染、生肌，促进伤口愈合、促进上皮生长等疗效也很显著目前应用较多的是抗生素类药物。有研究发现，氧化锌能够有效地加强纤维蛋白的形成及伤口的重塑，促进上皮生长，促进伤口愈合；纳米银是一种高科技超强纳米颗粒，具有抗菌作用，能有效预防和消除创面感染，促进创面愈合。有研究发现康惠尔系列敷料在治疗老年小面积低温烫伤时可以缩短愈合时间，减轻疼痛，是治疗小面积低温烫伤的理想换药敷料。这些成分制成的外用敷料运用于烧烫伤换药中，得到较好的效果。

【特别关注】

（1）烫伤后的护理。

（2）健康指导。

【知识拓展】

烫伤急救时的误区

（1）烫伤后用自来水冲洗会引起感染：自来水的清洁程度已经相对较高了，处理完毕后再到医院进行消毒处理，这样可以减轻烫伤的程度，也不会发生感染。

（2）烫伤后切忌用紫药水或红汞涂搽，以免影响观察创面的变化。烫伤后外抹牙膏、酱油和菜油等保护患处，这些东西会遮盖患处，不利于医生观察和处理，特别是酱油含盐，使组织细胞缩水，加重损伤。

（3）烫伤后感觉不疼是病情轻的表现：恰恰相反，损伤到皮肤表层和中层时，神经细胞很敏感，所以疼痛明显。当伤及皮肤深层时，疼痛也不再剧烈，病情反倒很严重。

低温烫伤相关知识

1. 什么是低温烫伤　低温烫伤是指虽然基础温度不高，皮肤长时间接触高于体温的低热物体而造成的烫伤。接触 70℃ 的温度持续 1 分钟，皮肤可能就会被烫伤；而当皮肤接触近 60℃ 的温度持续 5 分钟以上时，也有可能造成烫伤，这种烫伤就叫做"低温烫伤"。

2. 常见低温烫伤的原因　热水袋是造成低温烫伤的最常见原因，这种烫伤常发生在人体下肢，下肢与上肢及其他部位相比循环较差，从而也造成了低温烫伤集中在下肢高发，而老年人大多在冬天喜欢使用热水袋热敷保暖，老年人对温度感觉差，皮肤薄，即便是正常温度、时间长也仍然有导致烫伤的可能。

3. 低温烫伤的表现　低温烫伤创面疼痛感不十分明显，烫伤皮肤表面看上去烫伤不太严重，但创面深严重者甚至会造成深部组织坏死。如果处理不当，严重会发生溃烂，长时间都无法愈合。

为了避免发生低温烫伤，老年人最好不要长时间接触温度超过体温的物品。尤其是一些患有糖尿病、脉管炎或中风后遗症、长期卧床的老年人应特别注意。

（徐　凌　刘　敏　陈　茜）

参 考 文 献

陈黛琪，范胜兰．2014. 痴呆患者院内走失事件原因分析．神经损伤与功能重建，5: 411，412

陈妮，张彩华．2013. 老年痴呆患者走失行为的研究进展．护理学杂志，28(1): 88～91

杜国琴，何燕，罗君等．2012. 老年痴呆症患者住院期间走失防范及护理干预．中国老年保健医学，10(2): 93

张陆，高文钺．2014. 老年人求助及防走失智能技术与方法．社会福利，6: 53，54

陈秋林，俞雪飞．2013. 神经内科 13 例意外烫伤的分析及护理干预体会．大家健康，7(10): 157，158

韩志敏，2014. 住院患者烫伤的原因分析及预防措施．中医临床研究，6(2): 120，121

黄宇华，孙红梅，付加梅等．2013. 浅谈住院患者意外烫伤的护理体会．吉林医学，34: 5933，5944

刘娅萍．2014. 老年痴呆病人的安全隐患及护理研究进展．全科护理，35: 3277，3278

乔万云．2012. 医院环境与护理效应．中国现代药物应用，6(5): 135，136

王娟，谢卫国，丁汉梅等．2013. 武汉地区冬季低热烫伤住院患者的原因及人群特征分析．中华损伤与修复杂志，8(3): 266～269

吴国花．2014. 阿尔茨海默病患者住院的安全防范与护理．中国民康医学，5: 108～110

肖艳梅，赵新生．2014. 湿润烧伤膏治疗 30 例烧烫伤患者的疗效观察．中国现代医生，5(52): 53～55

郑凯兰，董杰，于翠香等．2011. 住院患者走失的高危因素及对策．当代护士（专科版），11: 177，178

第十章 老年人的健康保健护理

老年护理的对象不是老年人个体，而是老年群体；同时，老年护理强调从医院到中间医疗机构及其居家的连续全程的照护。因此，"做好老年保健和康复工作，为老年人提供满意和连续的适宜的医疗保健服务"是老年护理十分重要的任务。这不仅有利于老年人健康长寿和延长生活自理的年限，提高老年人的生活质量，还会促进社会的稳定、和谐和发展。

第一节 老年保健的基本概念

【老年保健的定义与目标】

（一）老年保健（health care in elderly）

ＷＨＯ老年卫生规划项目将老年保健定义为在平等享用卫生资源的基础上，充分利用现在的人力物力以维持和促进老年人的身心健康为目的，发展老年人保健事业，使老年人得到基本的医疗、护理、康复、保健等服务，包括建立健康手册、健康教育、健康咨询、健康体检、功能训练等保健活动，都属于老年保健范畴。

老年保健组织对于保障老年人的健康和生活具有重要意义。随着社会的进步和医学的发展，在老年保健组织中，护理人员会发挥越来越多的作用。老年保健的实施，需要在医院、社区、中间机构及临终关怀等医疗保健福利体系中完成，需要充分利用和发挥社会资源的优势，重视健康保健的长期护理需求，以期对老年人进行保健服务。

（二）老年保健的目标

老年保健的目标是为老年人提供疾病的预防、治疗、功能锻炼等综合性服务，同时促进老年保健和老年福利事业的发展，从而最大限度的延长老年期独立生活自理的时间，缩短功能丧失及在生活中对他人的依赖，达到延长健康预期寿命，提高老年人生命质量的目的，实现成功老龄化。

【老年人对医疗、保健、福利服务的要求】

老年人往往患病率、就诊率、住院率均高，而且住院时间长，医疗费用高。其中，两周患病率是反映居民健康状况及卫生服务需要量的重要指标。通过两周患病率调查来反映老年人健康状况、健康水平是目前国内统一采用的基本衡量方式之一。在第三次卫生服务调查（2003）结果显示，全国65岁及以上老年人口两周患病率平均为33.8%，是65岁以下年龄组的3倍，并呈持续增长趋势；另有调查表明老年人医疗费用是19～64岁人群的3倍。这些都显示老年人群对医疗、保健、福利服务的需求比其他年龄组的人群要高。

老年人由于老化、疾病和伤残而妨碍了正常的社会交往，降低了活动或者独立生活的能力；其次，老年人实际收入减少，参与社会和经济生活的机会减少，社会地位降低，可能会导致情感空虚，出现多余感、孤独感；还有，由于身体状况的变化会对住房和环境产生新的需要等，于是老年人希望社会福利能尽力填补因社会和经济发展造成的差距，让自己在改进的家庭、社团或其他环境中有所作为，尽快从身体和精神上的困境中解脱出来，达到自我实现。

为了满足老年人的需求，各国各地区的老年人的医疗保健福利措施由于政治经济文化不同而有所差异。但是，总体上解决老年问题的方法有如下几种：①国家立法解决养老问题，并提供有限的资金和服务；②民政部门负责对无家庭抚养的老年人提供照顾对策并实施；③国家和社区应当参与组织老年人的福利服务，尤其是住宅的适应性改造等福利设施。④国家大力支持民间的老年人照顾组织；⑤家庭养老仍然是许多国家或地区的主要养老方式，个人或家庭都有责任照顾老年人。

【影响老年人资源利用的因素】

（一）家庭结构的改变

家庭是指借助血缘、婚姻或领养关系，多人（一个或一个以上的个人）居住在一起而形成的组织或团体。从传统意义上讲，大家十分重视家庭，把它看做是分享快乐、诉说苦闷的栖息所。因此，对老年人来说，家庭的地位更是不言而喻，他们在家庭中的角色尤其重要，他们为家庭的经济及物质资源做出了毕生的贡献，同时他们的阅历与经验也是家庭的心理支持的主要资源。但是，老年人与儿童一样是家中的"脆弱人群"，是家中主要的照顾对象。老年人、成年人、未成年人居住在一起，呈现出几世同堂的现象，本来是合情合理的。但是，随着时代的变迁，社会的变革，越来越多的"4个老年人、2个成人、1个小孩"家庭呈现出来。虽然说患病老年人最期待得到家人的照顾，由于家庭结构的变化，再加上"久病床前无孝子"这种长时间照顾的弊端，家庭养老以及家庭照顾的能力明显衰退，已经不能满足老年人照护的需求。

（二）身体健康状况的改变

大多数老年人随着年龄的增长，往往会出现一种或一种以上的慢性疾病，且老年男性患者的死亡率大于老年女性患者。慢性病的发生使得老年人独立自主的生活能力受到不同程度的损害。据调查显示：老年人慢性病患病率为70.5%；患一种以上慢性病的患病率为79.4%，两种以上的患病率为51.72%；排在前5位的慢性病是骨关节病、高血压、白内障、高血脂和慢性支气管炎。另外，患慢性病对老年人的睡眠质量造成了很大的影响。有慢性病的老年人一般健康状况、体格状况、日常生活能力都会随着慢性病病情的加重、慢性病种类的增多而逐渐变差，随后引起老年人的心理状况不佳、睡眠障碍等，而睡眠障碍又会加重其疾病，从而让老年人产生对生命的挫败感，严重影响老年人的生活质量。

（三）社会健康的改变

老年人躯体健康、精神状态、生活自理能力影响生活质量，人际关系和社会参与程度也影响着生活质量。人际关系和谐、社会参与度高、婚姻的幸福度、家庭居住环境与子女及亲朋的关系等都直接影响老年人的身心健康。

（四）经济能力的改变

老年人的经济状况，对其物质生活，精神生活，健康状况及心理状态等都有着极为密切的联系。大多数老年人退出劳动服务行列后，失去了工作，主要依靠退休金或者储蓄维持生活。老年人的经济状况，很大程度决定了其接受医疗的水平。经济来源有保障，经济状况良好的老年人，才能保障其营养状况良好、医疗有保证、精神愉快、人际关系和谐。如果经济状况不好，生活满意度明显降低。长期持续下去会造成恶性循环，进一步造成早衰、死亡。

【老年保健的重点人群】

（一）高龄老年人

根据老年学的划分，高龄老年人是指 75 岁以上的老年人。高龄老年人是体质脆弱的人群，老年群体中 60%～70% 的人有慢性疾病，常有多种疾病并发。随着年龄的提高，老年人的健康状况不断退化，同时心理健康状况也令人担忧，因此，高龄老年人对医疗、护理、健康保健等方面的需求加大。

（二）空巢老年人

"空巢老年人"，一般是指子女由于工作、学习、结婚等原因而离家后，没有子女照顾、单居或夫妻双居的老年人。随着社会的发展和人口老龄化、高龄化及我国推行计划生育政策所带来的家庭结构变化和子女数的减少，家庭已趋于小型化，空巢老年人家庭比例在逐渐增高，对包括医疗保健在内的社区服务的需求量增多，如提供健康咨询，购置生活必需品等，特别是在广大农村，由于交通不便，空巢老年人很难外出看病。因此，定期巡诊，送医送药上门，或开展社区老年人保健有重要意义。

（三）丧偶老年人

丧偶老年人随着年龄的增高而增多，丧偶对老年人的生活影响很大，所带来的心理问题也非常严重，女性丧偶的概率高于男性。根据世界卫生组织的报告显示，丧偶老年人的孤独感和心理问题的发生率都高于有配偶者，这种现象对老年人的健康是有害的，尤其是近期丧偶者，常表现出原有疾病的复发。

（四）患慢性病的老年人

老年人患病后，身体状况差，生活自理能力下降，需要经过全面系统的治疗，因而加重了老年人的经济负担。为缓解经济压力，使部分老年人会自行购药、服药，而引起对病情的延误诊断和治疗。因此，应做好老年人健康检查、健康教育、保健咨询、配合医生治疗，促进老年人的康复。

（五）新近出院的老年人

近期出院的老年人由于疾病未完全康复，身体状况差，常需要继续治疗和及时调整治疗方案。因此，从事社区医疗保健的护理人员，应掌握本区域内每位近期出院患者的情况，并针对性地进行定期随访。

（六）有精神障碍的老年人

老年人中的精神障碍者主要是痴呆病人，包括血管性痴呆和老年性痴呆。随着老年人口增多和高龄老年人的增多，痴呆病人也会增加。痴呆使老年人生活失去规律，并且不能自理，常伴有营养障碍，从而加重原有的躯体疾病。因此，痴呆老年人需要的医疗和护理服务明显高于其他人群，应引起全社会的重视。

（七）刚离退休的老年人

老年人在离退休后往往出现孤独、空虚和严重的失落感，体力和精力明显减退，自卑心理等老年人离退休综合征的表现。而且有研究显示，干部与一般职员比较，干部人员有更多的心理问题，这是因为他们从比一般人更明确的工作任务及更多人际关系的社会环境退到狭小的家庭内，生活节律发生很大变化，会引起更多的心理、生活上的负荷。因此，指导和帮助老年人克服离退休时由于角色转换所产生的不适应，保持离退休老年人身心健康是老年保健的重要工作之一。

（胡秀英　胡晓宜）

第二节 老年保健的基本原则

【老年保健的全面性原则】

老年人健康包括身体、心理和社会三方面的健康，故老年保健也应该是多维度、多层次的。全面性原则包括：①老年人的躯体、心理及社会适应能力和生活质量等方面的问题。②疾病和功能障碍的治疗、预防、康复及健康促进。因此，建立一个统一的、全面的老年保健计划是非常有益的。许多国家已经把保健服务和计划纳入不同的保健组织机构，例如身体、心理和环境的组织机构中，为了使这些机构能与各种社会服务一起更好地适应老年人具体的健康需求，需要寻找一个更为统一协调的办法。

近20年来各发达国家更加重视以支持家庭护理为特色的家庭保健计划，这一计划中的医护人员或其他服务人员可以为居家的老年人提供从医疗咨询、诊疗服务、功能锻炼、心理咨询一直到社会服务的一系列支持性服务，受到老年人的欢迎。

【老年保健的区域化原则】

为了使老年人能方便、快捷地获得保健服务，服务提供者能更有效地组织保健服务，所提供的以一定区域为单位的保健，也就是以社区为基础提供的老年保健。社区老年保健的工作重点是针对老年人独特的需要，确保在要求的时间、地点，为真正需要服务的老年人提供社会援助。为此，受过专门训练的人员是非常重要的。疾病的早期预防、早期发现和早期治疗，营养、意外事故、安全和环境问题及精神障碍的识别，全部有赖于医生、护士、社会工作者、健康教育工作者、保健计划设计者所受到的老年学和老年医学方面的训练。另外，还需要有老年病学和精神病学专家在制订必要的老年人保健计划和服务方面给予全面指导。

【区域化保健原则的重点】

（1）通过在家庭、邻居、社区一级提供保健和社会服务，帮助老年人及其照顾者。

（2）已建立的长期护理机构通过专业或辅助性的服务，深入社区为老年人服务。

（3）社区保健的工作重点是针对老年人独特的需要，确保能在要求的时间和地点，向真正需要服务的老年人提供社会援助。

【老年保健在社区中应当提供的援助】

（1）由受过老年学训练者提供家庭保健和家庭帮助。

（2）具有照顾精神损害老年人的日间医院。

（3）为那些家中无人照顾者的老年人提供日间护理。

（4）为家中照顾人员提供计时服务。

（5）提供交通和护送服务。社区为老年人制订饮食和营养方案。

（6）与以上社会援助配套的社会、文娱、咨询、治疗和健康教育活动等。

【老年保健的费用分担原则】

老年保健费用的筹集是一个越来越严重的问题。一方面是日益增长的老年保健需求，一方面是日益紧缺的财政支持，这些均提示老年人保健的费用必须由可能的各种渠道分担而不仅仅是依靠政府或者某一部门。"风险共担"的原则已得到广泛认可，即政府、保险公司与个人共同承担。

【老年保健的功能化原则】

老年保健的功能分化，是随着老年保健需求的增加和老年保健管理实践的发展而产生的。它是指老年保健的功能分化即在对老年健康的全面性有充分认识的基础上，对老年保健的各个层面都有足够的重视，在老年保健的计划、组织、实施、评价方面有所体现。例如，老年人可能会存在特殊的生理、心理和社会问题，因此不仅要有从事老年医学研究的医护人员，还应当有精神病专家、心理学家和社会工作者参与到老年保健，在老年保健的人力配备基础功能显示了明确的功能分化。

【老年保健的个体化原则】

老年人的需求是多样化、个体化的，因此，采用多种学科的不同方法，对老年人的健康进行多维度、个体化的综合评估，并在此基础上提出适合个体的治疗方案和长期的护理计划，也是老年保健的重要原则之一。

【联合国老年政策原则】

联合国大会于 1991 年 12 月 16 日通过《联合国老年人原则》（第 46/91 号决议），其内容包括：老年人的独立性原则、老年人的参与性原则，老年人的保健与照顾原则，老年人的自我实现或自我成就原则、老年人的尊严性原则。

1. 独立性原则

（1）老年人应能通过自我的收入、家庭和社会支助以及自我储备等享有足够的食物、水、住房、衣着和保健。

（2）老年人应有继续参加工作的机会或其他创造收

入机会。

（3）老年人应能参与决定退出劳动力队伍的时间和节奏。

（4）老年人应能参加适当的教育和培训方案。

（5）老年人应能生活在安全且适合个人选择和能力变化的环境。

（6）老年人应能尽可能长期在家居住。

2. 参与性原则

（1）老年人应积极参与制定和执行直接影响其福祉的政策，融入社会，和年轻人分享自己的经验、知识、技能。

（2）老年人应能寻求和发展为社会服务的机会，并以志愿工作者身份担任与其兴趣和能力相称的职务。

（3）老年人应能形成自己的团体。

3. 保健和照顾性原则

（1）老年人应能获得卫生保健护理服务和社会及法律服务。

（2）老年人应利用适宜的服务机构，在一个安全，富有人情味的环境中获得保障、康复、心理精神支持。

（3）老年人能够在其归属的任何一种场所或机构中享有人权和基本自由，包括充分尊重他们的尊严、信仰、需要和隐私，并尊重他们对自己的照顾和生活品质做抉择的权利。

4. 自我充实或自我成就性原则

（1）老年人应能追寻充分发挥自己潜力的机会。

（2）老年人应能享用社会的教育、文化、精神和文娱资源。

5. 尊严性原则

（1）老年人的生活应有尊严、有保障，且不受剥削和身心虐待。

（2）老年人不论其年龄、性别、种族或族裔背景、残疾或其他状况，均应受到公平对待，而且不论其经济贡献大小均应受到尊重。

（胡秀英 胡晓宜）

第三节 老年保健的任务与策略

【老年保健的任务】

开展老年保健工作的目的主要不是简单地延长人类的寿命，而是要运用老年医学知识，开展老年病防治工作，指导老年人的日常生活和健康锻炼，延长老年人的健康预期寿命，提高老年人的生活质量。因此，老年保健任务的完成需要依赖一个完整的老年医疗保健福利体系，即需要在老年医院、中间机构、社区、家庭及临终关怀设施内开展。

老年保健的主要工作可以归纳为：以预防为主、以慢性病防治为主、以社区保健和家庭保健为主。老年保健的工作人员除了要完成对老年病人的诊疗护理，还要组织和提供对伤残老年人的康复小组或团队，对需要长期进行照顾的老年人提供照顾，并方便就医（如老年人之家或日间照顾中心），还要为社区老年人保健与社区服务机构和志愿者服务机构保持紧密的联系。另外，老年保健事业诸如建立健康手册、健康教育、健康咨询、健康体检、功能训练等保健活动，也属于老年保健工作范畴。

此外，老年保健组织对于保障老年人的健康和生活具有重要意义。随着社会的进步和医学的发展，我国老年人的保健组织和机构正在不断发展和健全。在老年人的保健组织中，护士应该能够发挥越来越大的作用。

总之，做好老年保健工作不仅可使老年人得到应有的医疗保健服务，延长生活自理的年限，促进健康长寿；还可以通过社区老年保健工作的开展，大大缩短老年人的住院时间，加快病床周转率，提高医院经济效益。通过开展老年保健工作，可使残疾老年人得到连续护理和生活服务，从而减轻家属的负担，达到解放生产力的目的。

【老年保健的策略】

（一）21世纪全球养老新策略

2007年，国际老龄联合会提出21世纪全球养老新策略：①养老由满足物质需求像满足精神需求方向发展；②养老的原则由经验养生向科学养生发展；③养老的目的是动态的，由长寿到目前健康的状态，再到21世纪老龄化社会的尊严，总之，由追求生活质量向追求生命质量转化；④21世纪的养老将彻底摆脱功利色彩，养老的意义由安身立命之本向情感心理依托转变。

（二）中国特色的老年保健策略

我国是世界上老年人数绝对多的国家，是世界上人口老化速度最快的国家之一，而我国"未富先老"与西方国家"先富未老"相比，国家的经济实力不能满足日益增长的老化需求。因此，在现有的经济和法律的基础上，建立符合我国国情的老年保健制度和体系是老年保健事业的关键。针对老年人的特点和权益，将我国的老年保健策略归纳为六个"有所"，及"老有所养"、"老有所医"、"老有所乐"、"老有所学"、"老有所为"、"老有所教"。前三者关系到老年人的生存和健康问题，后三者关系到老年人的发展和成就。

【老年人的自我保健】

（一）自我保健的概念

世界卫生组织提出自我保健是个人、家庭、邻里、亲友和同事自发的照顾生活，并作出与卫生有关的规定。其内容包括维护健康，预防疾病，自我诊断，自我治疗以及在医疗机构诊治后的继续自我保健等。自我保健属于自我保健医学的范畴，其内涵是：①自我保健中的自我，狭义上是指个人，广义上还包括家庭、亲友、邻里、同事和社区；②自我保健活动 包括个体不断的获得自我保健并形成某种机体内在的自我保健基质以及个体利用学习和掌握的保健知识，以期能够主动地、自觉地对自身健康负责，并根据自身健康保健需求而进行自我保健活动；③自我保健重视"自我"在保健中的地位和作用，充分发挥个体在健康维护及防治疾病等活动中的主观能动性，突出自我负责精神；④自我保健需要接受健康教育和指导。

因此，自我保健又是医学机构和社会保健等有关系统的参与，指导和指出下进行的一种自助的保健活动。

（二）老年人自我保健的内容

学会适应环境，学习健康保健和知识，保持与增进健康行为，实现健康促进，积极参加保健活动（社区）等均属于自我保健的内容。每位老年人都应该积极主动地去参加社区的各种疾病预防和健康保健活动，如预防接种、健康体检、个案性的健康教育等，以不断提高自我保健意识，不断增强自我保健能力。老年人自我保健的原则和内容主要体现在以下五个方面：

1. 自我观察　即通过"视、听、嗅、触"等方法观察自己的健康状态,以便了解自身的健康状态,及时发现异常,积极进行治疗。自我观察的内容包括:①与生命活动有关的重要指标,如体温、脉搏、呼吸、血压等;②观察日常的排泄和分泌物是否异常:如血尿、大便发黑等异常现象。因此,尿、大便、痰等的量、次数、颜色和气味的改变,都应引起重视。③观察外表变化和日常生活习惯变化,如面部是否水肿,饮食、睡眠是否有变化等。

2. 自我治疗　主要包括两部分内容:治疗和康复。自我治疗主要指对轻微病症或轻微伤症的自我诊断和治疗;而自我康复则主要针对急性病的康复期和(或)慢性病,通常采用非药物治疗方法进行恢复,以达到增强体质,提高生活质量,促进机体康复的目的。当然,自我治疗的顺利完成需要准备相关的物品,例如,家庭中备有健康保健的急救器材或一定量的药物,此外,对一些介绍老年人保健和老年病防治的科普读物的经常阅读,进行对照、分析和判断,并学会运用至日常生活中,可以逐步提高自我治疗和康复能力。

3. 自我护理　即是指通过增强生活自理能力,进行自我健康维护的方法。无病,可以预防疾病的发生;有病,可以用自己掌握的护理知识,促进疾病的康复。主要包括自我保护、自我照顾、自我参与和自我调节四个方面的内容。

4. 自我预防及健康查体　自我预防是自我保健的核心,即对于疾病,做到防患于未然,以预防为主。主要体现在以下几个方面:①建立良好的生活行为习惯;②注重心理卫生,做到维持心理健康,保持心理的最佳状态;③合理的膳食结构,实现营养均衡;④适度运动;

⑤定期进行健康检查，应至少每年一次，其查体内容主要包括：心电图、胸部 X 线、肝胆 B 超、血、尿、大便常规检查，妇女还应做妇科体检。

5. 自我急救 主要涉及以下几个方面的内容：①熟知各种急救电话；②外出时携带各种急救治疗卡，写明相应的信息；③患有某些疾病的患者，要随身携带急救药物，必要时家中应备有相关装置。

（胡秀英 胡晓宜）

第四节 老年人康复期的保健护理

【概述】

康复期护理，亦称重建健康的护理，针对康复对象进行躯体的、精神的、社会的（包括职业的）全面护理，与卫生和康复专业人员配合完成康复计划，帮助残疾人或患者达到康复和减轻残疾，预防并发症的目的。康复护理的主要目的是使残疾者的功能和能力得到最大程度的改善，重新回归社会和家庭，它与临床护理的最大不同点在于：康复护理既强调整体护理，更侧重于"自我护理"和"介助护理"，重视心理康复、功能锻炼和健康教育等。

康复学作为一门独立的学科发展较晚，第二次世界大战以后，康复医学得到开展。目前，世界卫生组织已将保健医学列为第一医学，预防医学为第二医学，临床医学为第三医学，康复医学为第四医学。康复医学科是和内科、外科一样的临床学科，它拥有物理治疗（PT）、作业治疗（OT），言语治疗（ST）和康复工程等特色专业治疗，在我国还吸收了针灸、推拿等传统康复技术，逐步形成了有中国特色的康复医学科。在发达国家，康复医疗早已成为老年病处理不可或缺的组成部分。

老年康复医学近年来在我国有很大进展，随着医学界"预防－医疗－康复"观念的提出和发展，康复医学得到快速的发展。康复护理人员对康复护理理论知识和临床实践的深入研究，使大家认识到康复护理在老年人治疗中的重要性。为适应医学的进步和社会的发展，康复护理作为健康保健事业得到了社会的公认和各国政府关注和支持。

【康复学的主要对象】

（1）老年人年迈体衰，患多种疾病，病后易致残，更需要康复医疗的帮助。由于平均寿命延长和人口老化，通过康复度过幸福的晚年已是当代老年人生活方式的一部分。

（2）身体残疾或精神障碍者，包括运动器官（骨、关节），视听器官、神经、循环、呼吸等内脏器官造成的功能障碍。

【老年人康复期护士的职责】

（1）提供舒适的环境：给老年人提供一个无障碍设施，防护设施良好，控制光线，温度和色彩的设施环境，营造一个舒适、安全、温馨的生活环境，维护老年人的清洁卫生，创造良好的心理环境，保障患者的休息和睡眠。

（2）鼓励患者接受伤残现实：很多老年人心理上不能接受自己伤残的事实，康复护士应密切关注老年患者的心理变化，以真诚关心的态度面对患者，用温柔的鼓励患者面对现实。

（3）预防并发症及二次残疾：老年患者因机体功能

障碍及身体抵抗力下降的原因，容易发生并发症。在护理过程中，由于护理不当或者老年患者跌倒、坠床等造成的二次残疾不仅给老年患者再次造成痛苦，还严重影响康复进程和康复效果。康复护士要有责任心，找出不安全因素和护理问题，预防并发症及二次残疾的发生。

（4）通过对老年人的检查，作出日常生活等功能的评价，制定康复护理计划，并保证康复的连续性。观察老年人的康复反应，及时准确地做好记录，必要时与医生一起调整康复计划。康复需要各方面康复人员的配合治疗，但康复治疗往往有时间的限制。护理人员应积极指导督促老年人配合康复治疗，并创造条件将训练内容和日常生活过程相结合，保证康复的连续性。

（5）对老年人和家属进行康复知识的训练，协助制定出院和康复计划。

【老年人的康复原则】

（1）康复治疗是一个长期的综合性治疗，特别要强调病人本身和家属的坚持治疗，指导家属协助老年人做好力所能及的体力活动。近年来各国康复医学界认为，康复特别是老年康复，应做好维持性康复，每周 1～2 次，以维护疗效。

（2）尽早开始康复治疗：康复应和急救同步进行，并贯彻在治疗的全过程中。在抢救时应做好预防性康复，病情稳定后，立即进行上下肢被动活动，以防止肌肉萎缩，增强肌肉张力。一般每天被动活动 1～2 次，每次 5～10 分钟，每关节活动 5～10 次，但应避免过分劳累引起痛感，伴随病情好转，可嘱患者自行活动。

（3）病情稳定后，早活动、早下床、早走路不但会使患者恢复得早、致残率低，而且对其有良好的心理安慰作用。步行是最适合老年人的体力活动，在其自主能力许可范围内，活动越多，效果越好。但要注意循序渐进，否则由于体位骤然变动而引起直立性低血压。

（4）对长期患有慢性病、功能障碍的老年人要在及早进行康复治疗，因年龄相对越小，其身体功能的潜力越大，适应能力越好，康复就越显效。

（5）大部分老年人均存在不同程度的身体功能衰退，致残后往往悲观失望，因此应进行心理治疗和疾病宣教，使之消除顾虑，理解康复治疗的重要性和必要性，积极主动配合康复训练，有信心通过康复战胜疾病。

（6）对于偏瘫和截瘫患者，康复都要依据神经生理学原则进行，根据偏瘫不同类型选择不同方法，如迟缓性瘫痪使用本体神经肌肉促通技术，效果良好。

（7）要重视基层单位在老年人康复中的作用，充分利用社区初级卫生保健网，开展社区康复。

（胡秀英　谢灵灵）

第五节　老年人的居家保健护理

老年人的生活环境以家庭为主，随着年龄的增长，老年人所患疾病也会增加。老年人患病多以两种或多种的慢性病同时存在，需要得到长期的、持续的康复与护理，因此，居家照护已被认定是使老年患者获得较人性化的护理和减少不必要的医疗资源浪费的较佳护理方式。居家照护是老年人持续性综合健康护理的一部分，有连续性、反复性、持久性的特点，其目的在于维护、恢复与促进健康，或者将残障和疾病的影响减至最低，并使老年人发挥最高的独立功能。因此，居家老年人的保健护理显得尤为重要。

【居家保健护理的原则】

1. 与家庭成员建立人际关系 与居家老年人家庭建立良好的人际关系是居家保健的工作重点。富有同情心，以尊重双方的想法、行为及隐私权为基础建立人际关系。居家保健护士在探访时要注意做到维持基本礼仪，并且尊重个人的价值观，从而达到双方信任的专业人际关系，便于护理活动的进行。

2. 提供家庭有关疾病的协助 居家保健护士在发现居家老年人有碍健康的问题后，必须劝导居家老年人早期接受治疗，并计划安排老年人就医，提供家属相关疾病照护知识与技能的训练，使家庭获得完整的医疗服务，维持与增进家庭的健康。

3. 协助家庭运用资源 为了解决居家老年人的健康问题，有效利用资源必不可少。除了家庭本身的有利条件外，支持性团体、社会性福利机构也是居家老年人可利用的资源。居家保健护士须协助家庭认清现有资源的功能并发挥其潜能，以解决家庭健康问题。

【居家保健护理对象与服务职责】

（一）居家保健护理对象

居家保健服务的对象主要是针对器官功能衰退，同时患多种慢性疾病导致身体衰弱及疾病造成各种功能障碍的老年人，使之完成基本的日常生活。

（二）居家服务职责

有学者提出居家服务职责是家庭护理的直接提供者、协调合作咨询者、个案发现者、流行病学报告者、环境改变者、健康教育者等。还要学者通过调查认为护士承担着多重角色，如专家助理、预防保健、病案管理、长短期治疗服务等。

【居家保健服务内容和服务形式】

（一）居家保健服务形式

我国老年居家照护服务提供者主要由社区护士提供，大致可以分为正式和非正式照护者两大类。正式照护者大部分是医院的临床护士、社区护士、已退休的临床护士志愿者组成，其中，社区护士占主要为老年人提供与疾病有关的相关操作、服药、各种仪器的使用等方面的照护。非正式照护者可由家人、亲戚、朋友、雇用的保姆等提供，他们在正式照护人员或医师的指导下对患者进行照顾，主要侧重生活方面的照顾。这种以团队服务的形式体现了对老年人健康的关注，受到老年人的欢迎。

（二）居家保健服务内容

各地区根据老年人的需求，开展了病情观察、家庭输液、肌内注射、伤口换药、留置胃管、服药管理、雾化吸入、灌肠、采集血、尿、便、痰标本等基础照护；高血压、冠心病、糖尿病、传染病、精神疾病等老年常见病的照护指导；疾病预防知的宣传教育；心理疏导；康复指导；社区紧急救护；临终关怀；家庭照顾者的照护咨询等。

【老年人居家环境的要求与支持】

理想的环境是实现成功老化的重要保证之一，居家护理人员应当重视良好环境的创造和选择，从"健康、安全、便利、整洁"四个方面进行考虑。老年人的环境设施改善主要涉及以下几个方面。

（一）无障碍设施

无障碍设施主要指以坡道设施或电梯代替阶梯，从而解决老年人使用轮椅或其他助理步工具而行动困难者的行走障碍。此外，电梯门应为自动关闭且延迟，以适应老年人的变化。

（二）门及门槛

老年人所居住的房间、厕所的门以轨道推拉式为宜，以方便有行动障碍的老年人使用。另外，最好不要有门槛，以防止发生老年人不小心被绊倒等安全意外。室内最好全部取消门槛，室外门槛应限制到最少，尽量选择长形门把，它比环形门把更合理。

（三）室内设施

室内设施要符合老年人的特点和活动规律，最大限度地方便他们的生活，宜简单整洁，美观大方。阳台是老年人与自然界联系的纽带之一，他们可以在阳台上享受日照，观景，养花养鸟，因此阳台尽量不要封闭，但应在窗台内设置安全栏杆。室内家具不宜过高过大，以使用方便为宜。厕所、浴室、楼道等设置扶手，以便于老年人的行走、起立、如厕等，同时预防跌倒等意外。

（四）地板应平整防滑

老年人所居住的房间、楼道、厕所、浴室等均应平整，并有防滑处置或设施，以预防老年人发生滑到等意外。

（五）噪声的控制

悦耳动听的声音，有利于大脑皮质的调节，使人心情愉快，生活轻松；而噪声则会对机体造成不良影响。护理人员应尽可能使房间保持安静，做到说话轻、走路轻、操作轻、关门轻。在杜绝噪声的同时，也应避免绝对的寂静，以免增加老年人的孤独感和隔绝感。房间内应设置电视、录像、耳机装置，根据老年人喜好选择适当的节目，悦耳动听的音乐对大脑有良好的刺激作用。

（六）合理调节室内温湿度

老年人对适应外界环境变化，调节自身的温度的能力相对减弱。室内温度以 $20 \sim 24℃$ 为宜。夏天可相对高些，以缩小室内外温差室内应备有温度计以随时了解室温变化，并根据气温变化采取保暖和防暑措施。家庭室内最佳湿度应该是 $50\% \sim 60\%$。

【老年人居家保健护士的要求】

老年人群是脆弱人群，他们的心理也很脆弱；同时，老年人往往对新人新事的接受较慢。居家保健护士要走进老年人的家里，得到老年人的认可并不容易。因此，从事老年人居家保健的护士的素质要求高，要能营造一个让老年人接受居家护理服务的新环境。

（1）要有高尚的职业道德素质：热爱护理工作，有为之奉献的敬业精神；有高尚的责任感和同情心；尊重居家老年人，为老年人保密，维护老年人的合法权益；忠于维护职业道德，不做违法和违反社会的事情。

（2）要具备良好的心理素质：要保持稳定和乐观的工作情绪，坦诚，豁达，宽容的胸怀；在态度上，要有饱满的积极、热情，以饱满的精神去影响老年人的心理状态；在能力上，要有较强的观察力、记忆力和丰富的想象和思维能力。

（3）建立良好的相处关系：面对老年人做到真诚的

理解、热情的帮助、积极的鼓励，要学会沟通，善于沟通，给老年人以最大的心理支持。

（4）帮助建立良好的家庭成员间的关系：为了避免产生消极影响，创造一种积极向上的情景氛围，家人之间互相支持、鼓励，让老年人感受到温馨从容的家庭生活。

（5）争取亲朋好友以及邻里间的心理支持：除了家属、亲朋好友以及邻里间的支持和鼓励对老年人的心理及主观能动性的激发具有不可代替的作用，所以护理人员要尽力帮助老年人建立有效的社会支持系统。

（6）选择适宜的交流方式：在交流方式上要注意尊重与关怀，为了便于老年人理解和回答，可以加上非语言性沟通方式如触摸、手势、身体语言以及写字板等，尽量减少对方的心理负担，让老年人能够从容地进行交流与沟通。

【老年人居家保健及照护护士的角色功能】

（一）综合分析能力和实际操作能力

居家照护不仅是疾病的护理，还有卫生保健工作，护士要有敏锐的思维和准确的判断，应用科学的工作方法，找出老年人的卫生问题，并对这些问题进行综合分析，以采取正确的护理保健措施。护士对居家老年人提供包括生理、心理、社交等方面的照护，比如清洗伤口、注射药物、紧急事件处理和照护、常见慢性病的照护、身体评估的知识和技巧等。

（二）主动关心老年人及其家属

因为居家照护的常见对象为老年人，绝大多数患有慢性病，其过程往往是长期的，而病人和家属身心重建是缓慢的。因此，居家保健护理者在提供服务的时候，应该主动给予关怀，分析其感受和需要，并对他们的进步给予及时鼓励，增加康复的信心。

（三）协助、教育老年人及家属以增进其自我照顾的独立性

在进行居家照护的过程中，护士一直扮演着教育者、咨询者的角色。一般而言，居家照护人员首先需要评估患者及其家属的学习能力，然后据此制定出合适的康复计划，适当的时候通过提供所需数据及相关支持，以帮助其自行处理日常生活活动的能力。

（四）与患者及其家属保持良好的沟通

运用有效的沟通技巧，共享其感受，保持良好互动，获取彼此的信任，使患者及其家属接纳自己。

（胡秀英　谢灵灵）

参 考 文 献

曹梅娟，刘晓霞．2015．老龄化背景下农村老年人生活质量状况．中国老年学杂志，35：835，836

郭学军．2008．康复护理学．郑州：郑州大学出版社

李春玉．2012．社区护理学．北京：人民卫生出版社

李士雪，曹勇，汪丽娟等．2004．家庭病床是社区卫生服务的一项重要形式．实用全科学，2：189，190

刘福青．2007．老年护理 护理专业．北京：高等教育出版社

刘丽萍．2009．人口老龄化与老年保健护理．成都：电子科技大学出版社

路丽娜．2006．老年护理学．河南：河南科学技术出版

曲镭．2006．老年病康复医疗．实用老年医学，20(2)：89～91

王世俊．2007．老年照护学．北京：人民军医出版社

徐亮.2004.社区照护.北京:高等教育出版社

杨艳玲,杨信才,王彦.2007.康复护理学.北京:北京大学医学出版社

赵国琴,戚雯琰,黄晓玉等.2006.城镇社区老年人家庭照护研究 照护学杂志, 21(3): 62, 63